护士安全用药手册丛书

U0741510

妇产科护士安全用药手册

主　编　雷兵团　孙丽明

中国医药科技出版社

内 容 提 要

本书是"护士安全用药手册丛书"之一，内容由总论、各论、附录和索引四部分组成。总论部分主要介绍合理用药的基本知识，药品的管理与储藏，特殊药品的管理，涉及妇产科护士用药的各项管理规定及女性生理期、妊娠期、分娩期和哺乳期等各时期安全用药特点等。各部分分设【适应证】【用法用量】【操作要点】【不良反应】【操作要点】【应急措施】【用药宣教】等。本书供临床护理人员合理、安全用药参考使用。

图书在版编目（CIP）数据

妇产科护士安全用药手册/雷兵团，孙丽明主编．—北京：中国医药科技出版社，2017.7

（护士安全用药手册丛书）

ISBN 978－7－5067－9399－5

Ⅰ.①妇… Ⅱ.①雷…②孙… Ⅲ.①妇产科病—用药法—手册 Ⅳ.①R710．5－62

中国版本图书馆 CIP 数据核字（2017）第 149468 号

美术编辑 陈君杞
版式设计 张 璐

出版 中国医药科技出版社
地址 北京市海淀区文慧园北路甲 22 号
邮编 100082
电话 发行：010－62227427 邮购：010－62236938
网址 www. cmstp. com
规格 787×1092mm ¹⁄₃₂
印张 12½
字数 319 千字
版次 2017 年 7 月第 1 版
印次 2017 年 7 月第 1 次印刷
印刷 三河市万龙印装有限公司
经销 全国各地新华书店
书号 ISBN 978－7－5067－9399－5
定价 38.00 元

编委会

编者序

　　临床用药安全是护理安全管理中的重中之重，是减少医疗纠纷、保证医疗质量与患者安全的有效措施。有研究报道：在美国，住院患者所受到的医疗伤害占3.5%，其中因用药疏忽或错误占7%，我国一项研究显示，与用药安全有关的缺陷占所有护理缺陷的33.5%。护士是药物治疗的直接执行者和观察者，在整个用药过程中始终处于第一线，安全有效地使用药物，是临床护士最基本的职责，也是护理管理者监控的重点。

　　护理人员是药品不良反应的直接发现者和上报者；对药品不良反应的认识也非常重要，及时正确地处理不良反应，是保证患者安全的重要因素。本丛书对于不良反应大的药物，均给出了不良反应的处理方法和预防措施。

　　安全用药离不开患者的配合，患者的用药教育，也关乎治疗的成败，甚至可以危及到患者的生命安全，由于专业知识有限，护理人员对患者的用药宣教不到位，甚至有的护理人员不会、不敢对患者进行用药宣教。如使用胰岛素的患者，护理人员应该在注射后15分钟，提醒患者进食。本丛书特别增加了【用药宣教】这一栏目，解决护理人员用药宣教的难题。

　　多年来针对护士用药安全的书籍很少，临床工作中护理人员迫切需要补充药学知识，特别是关于注射用药物配制、不良反应认知与处理、用药宣教等方面的知识。基于此，我们组织了在临床一线工作多年的药学、护理及临床的专家编写了此丛书。

本丛书根据临床特点分为五个分册，每个分册均由总论、各论和附录组成。总论部分简要介绍合理用药的基本知识，药品的管理和储藏、特殊药品的管理，以及涉及药品管理的各项管理规定、安全用药特点等。各论部分以各专业的疾病系统分类，常用药物按药理作用分类，简明介绍药物特点、临床应用和操作时注意的关键点，分设【适应证】【用法用量】【操作要点】【不良反应】【应急措施】【规格】【贮藏】及【用药宣教】等。附录部分根据专业的不同，设置不同的附录。

编写本丛书旨在为一线的护理人员合理用药、安全用药提供参考，使护理人员更好地掌握药物的特性，正确判断用药风险，及时恰当地进行用药宣教，减少不良反应的发生，避免因用药宣教不到位而发生的用药风险。

本丛书在编写过程中参考了大量的文献资料，由于水平有限，难免会出现疏漏与不足，望广大读者批评指正。随着科学的发展，药品知识更新很快，包括药品说明书的更新，具体临床实践中应以药品说明书为准。

丛书编委会
2017 年 1 月

目 录

第一章 总 论

第一节 合理用药的基本知识

一、合理用药的概念

合理用药是指根据疾病种类、患者状况和药理学理论选择最佳的药物及其制剂，制定或调整给药方案，以期有效、安全、经济地预防和治愈疾病的措施。

1. 合理用药的重要性　药物在疾病的预防、诊断和治疗中不可或缺，但其作用具有"双重性"，一方面其可以防治疾病，另一方面使用不当会造成严重不良后果。合理用药可以取得良好的治疗效果；不合理用药，轻则疗效不佳，延误诊断和治疗；重则加重病情，甚至导致死亡。随着医药技术的发展，药物的品种越来越多，为人类抵御疾病提供了有力的武器。但是不合理使用药物也会带来极大的危害。

2. 合理用药的基本概念　世界卫生组织和美国卫生管理科学中心制定了以下 7 条标准：①药物正确无误；②用药指征适宜；③药物的疗效、安全性、使用及价格对患者适宜；④剂量、用法、疗程妥当；⑤对患者没有禁忌证，可预见的不良反应最小；⑥药品调配及提供给患者的药品信息无误；⑦患者遵医嘱情况良好。

3. 合理用药原则　在使用药物时必须遵循安全、有效、经济、适当等合理用药的原则。

（1）安全性　安全性是合理用药的前提。安全性是合理用药的首要条件，体现了对患者生命安全的保护。患者应承受最小的治疗风险而获得最大的治疗效果。安全性是相对的。安全性越大即有效剂量和产生严重不良反应的剂量之间范围越宽，尽管一些药物安全性很窄，但临床上不得不用。例如华法林，作为一种抗凝血药，同时可导致出血。使用华法林的患者须经常检测了解达到抗凝效果的药量是否过量或不足。

（2）有效性　在保证安全性的前提下，有效性是合理用药的关键。"药到病除"是药物的治疗目的，通过药物的作用达到预期的治疗目的。不同的药物其有效性的表现明显不同，分别为：①根治致病原，治愈疾病；②延缓疾病进程；③缓解临床症状；④预防疾病发生；⑤避免某种不良反应的发生；调节人的生理功能。判断有效性的指标有多种，临床常用治愈率、显效率、好转率、无效率等。

（3）经济性　经济性并不是指尽量少用药或使用廉价药品，经济性的正确含义就是要以消耗最低的药物成本，实现最好的治疗效果。尽可能少的药费支出换取尽可能大的治疗收益，合理使用有限医疗卫生资源，减轻患者及社会的经济负担。

（4）适当性　合理用药最基本的要求是将适当的药品，以适合的剂量，在合适的时间内经适当的用药途径给相应的患者使用以达到预期的治疗目的。

二、合理用药注意事项

（1）合理用药是指安全、有效、经济地使用药物。优先使用基本药物是合理用药的重要措施。

（2）用药要遵循"能不用就不用，能少用不多用；能口服不肌注，能肌注不静脉输液"的原则。

（3）购买药品注意区分处方药和非处方药，处方药必须凭执业医师开具的处方购买。

（4）阅读药品说明书是正确用药的前提，特别要注意药物的禁忌、慎用、注意事项、不良反应和药物间的相互作用等事项。

（5）处方药要严格遵医嘱，切勿擅自使用。特别是抗菌药物和激素类药物，不能自行调整用量或停用。

（6）任何药物都有不良反应，非处方药长期、大量使用也会导致不良后果。

（7）孕期及哺乳期妇女用药要注意禁忌；儿童、老人和肝、肾功能不全的患者，用药应当谨慎，用药后要注意观察；从事驾驶、高空作业等特殊职业者要注意药物不良反应对工作的影响。

（8）药品存放要科学、妥善，防止因存放不当导致药物变质或失效。

（9）接种疫苗是预防一些传染病最有效、最经济的措施，国家免费提供一类疫苗。

（10）保健食品不能替代药品。

三、药物的不良反应

药物不良反应（adverse drug reactions，简称 ADR）是指正常剂量的药物用于预防、诊断、治疗疾病或调节生理机能时出现的有害的和与用药目的无关的反应。其特定的发生条件是按正常剂量与正常用法用药，在内容上排除了因药物滥用、超量误用、不按规定方法使用药品及质量问题等情况所引起的反应。

（一）药物不良反应的种类

药品不良反应分为 A、B 两大类。A 类反应主要是毒副作用，B 类反应则为特异质或特应性反应。少数特异质者对于某种或某几种药物可出现极为敏感或极不敏感的反应。特应性的意思是"一个人所具有的特性；特有的易感性；奇特的反应"。B 类反应又可进一步分为遗传药理学不良反应和药物变态反应。A 类反应又称为剂量相关的不良反应，它是药物常规药理作用的延伸和发展，它是否发生与药物在体内浓度（或剂量）密切相关。

1. 副作用　是在能够起到治疗作用的正常剂量下，药物引起的一些与治疗目的无关的作用，这种作用是该药物本身固有的性质，而并非用药的品种、剂量、方法错误所引起的。例如，胆道、肠道、泌尿道平滑肌痉挛引起的各种绞痛患者使用阿托品皮下注射时，缓解疼痛是阿托品的治疗作用；同时，阿托品还有抑制腺体分泌、散大瞳孔的作用，从而引起口干、不出汗、视物模糊、眼压升高等副作用。

2. 毒性反应 指用药剂量过大或用药时间过长，药物在体内蓄积过多引起的严重不良反应，一般比较严重，可以预知和避免的。

（1）急性毒性 短期内过量用药而立即发生的毒性。

（2）慢性毒性 长期用药在体内蓄积而逐渐发生的毒性。"致癌、致畸、致突变"三致反应也属于慢性毒性范畴。

3. 变态反应或过敏反应 指药物引起的病理性免疫反应，亦称过敏反应。过敏反应的发病率不高。主要有两种形式：一种是在用药当时就发生，称为即发反应；另一种是潜伏半个小时甚至几天后才发生，称为迟发反应。轻则表现为皮疹、哮喘、发热；重则发生休克，甚至可危及生命。青霉素的过敏反应率居各种药物变态反应的首位，其过敏性休克反应率也最高，占用药人数的0.004%～0.015%。上百种常用的药物均可不同程度地引起各种变态反应，甚至过敏性休克，临床用药时也不可忽视。对于常致过敏的药物或过敏体质的患者，用药前应进行过敏试验，阳性反应者应禁用该药。

4. 后遗效应 是指停药后原血药浓度已降至阈浓度以下而残存的药理效应。如前一天晚上服用巴比妥类催眠药后，次日早晨仍有困倦、头晕、乏力等后遗作用。

5. 继发效应 又称治疗矛盾，是由治疗效应所带来的不良后果，如长期服用广谱抗菌药物引起的二重感染。

6. 特异质反应 是一种性质异常的药物反应，通常是有害的，甚至是致命的，常与剂量无关，即使很小剂量也会发生。这种反应只在极少数患者中出现，如氯霉素导致的再生障碍性贫血发生率约为1/50000。特异质反应通常与遗传变异有关，例如伯氨喹、氨苯砜、阿霉素和一些磺胺类药物，甚至新鲜蚕豆在极少数患者中引起的溶血并导致严重贫血。就是因为这些个体的葡萄糖－6－磷酸脱氢酶（G6PD）缺乏。

7. 药物依赖性 是指在长期应用某种药物后，机体对这种药物产生了生理性或精神性的依赖和需求，分生理依赖和精神依赖两种。

具有依赖性特性的药物（或物质）有以下3类：①麻醉药品，阿片类包括天然来源的阿片及其中所含的有效成分，如吗啡、可待因，也包括人工合成或半合成的化合物如海洛因、哌替啶、美沙酮、芬太尼、可卡因、古柯叶、大麻等；②精神药物，镇静催眠药和抗焦虑药如巴比妥类和苯二氮䓬类等；中枢兴奋剂如苯丙胺、甲基苯丙胺等；致幻剂如麦角二乙胺；③其他，如乙醇、烟草、挥发性有机溶剂等。

（二）如何判断药物不良反应

1. 出现了与药物治疗目的无关的反应，而且出现时间与服药的时间有"因果"关系。

2. 出现的反应与该药说明书（或医生交代说明）中的不良反应相符。当然若不相符也不能完全排除嫌疑，也许是该药所致的新的不良反应。

3. 用药的反应不能用原有疾病或其他影响因素来解释。

4. 停用药物或减少用药剂量后，反应消失或减轻。

5. 再次服用同类药物后，出现同样的反应。一般来说，对已怀疑会出现不良反应的药物，不主张再次使用。但无意中再次用药可给判断提供依据。

6. 药物不良反应的症状，往往不同于原有疾病的症状；但有时却有些类似临床症状，应予以区别。

（三）发生药物不良反应后应对的措施

1. 出现严重的不良反应，如尿量明显减少、黄疸、乏力等，可能是药物引起肝肾功能损害、血细胞减少等，患者应立即停药，并及时就医。

2. 对药物产生过敏反应，或者由于遗传因素造成的特异性反应，如过敏性休克、过敏性药疹、磺胺药引起的溶血性黄疸等，一经发现，应立即停药。因为这一类不良反应与用药的剂量无关，而且反应的严重度难以预料。

3. 不良反应的产生与服药剂量有关，而且反应较重，难以耐受者需减量或改用其他药物。

4. 药物不良反应较轻，病情不允许停药时，可继续用药，同时作对症处理。

（四）不良反应上报

1. 新的药品不良反应　是指药品说明书中未注明的不良反应。该药品的说明书是判断是否为新的药品不良反应的唯一依据。注意必须在 15 日内上报。

2. 严重药品不良反应　是指因服用药品引起以下损害情形之一的反应：①引起死亡；②致癌、致畸、致出生缺陷；③对生命有危险并能够导致人体永久的显著的伤残；④对器官功能产生永久损伤；⑤导致住院或住院时间延长。

注意，严重的不良反应除死亡外必须在 15 日内上报；死亡事件要即时上报。

3. 一般的药品不良反应　是指新的、严重的药品不良反应以外的所有不良反应。

四、药物相互作用

药物相互作用（drug interation）系指两种或两种以上的药物同时应用时所发生的药效变化。即产生协同（增效）、相加（增加）、拮抗（减效）作用。合理的药物相互作用可以增强疗效或降低药物不良反应，反之可导致疗效降低或毒性增加，还可能发生一些异常反应，干扰治疗，加重病情。作用增加称为药效的协同或相加，作用减弱称为药效的拮抗，亦称谓"配伍禁忌"。

（一）药物相互作用分类

主要有药效学相互作用和药代动力学相互作用两个方面。

1. 药效学相互作用

（1）相同受体上的相互作用。药物效应可视为它与机体中存在的受体或效应器相互作用的结果，不同性质的药物对于同一受体可起到激动或抑制两种相反的作用。因此，作用于同一受体的药物联合应用，在效应上可产生加强或减弱的不同结果，例如氨基糖苷类抗生素相互作用，其抗菌作用相加，但耳毒性、肾毒性作用也同样相加；利福平和异烟肼合用，可防止结核菌产生耐药。

（2）相同生理系统的相互作用。这种药物合用的相互作用是通过受体以外的部位或相同生理系统而实现的药物效应的减低或增强，例如抗组胺药、麻醉性镇痛药、抗抑郁症药等可增强镇静催眠药的作用。

（3）某些药物的相互作用。可能是由于使体液成分和水电解质平衡发生变化，例如排钾利尿药的长期应用可造成低血钾症，与非去极化型肌松药合用可能产生持久性肌肉麻痹。

2. 药代动力学的相互作用

由于相互作用改变了药物的吸收、分布、排泄和生物转化，导致产生药理效应的可利用药量的增减变化，从而影响了药物效应。

（1）改变胃排空与肠蠕动。大多数药物主要在肠道吸收，从胃排入肠道的速度为药物到达吸收部位的限速步骤，影响胃排空，使药物提前或延迟进入肠道，将加强或减少吸收，而使药效增强或减弱。多潘立酮加强胃肠蠕动，促使同服药物提前进入肠道，加速吸收而增效，对乙酰氨基酚。相反，如对乙酰氨基酚与阿托品合用可减弱胃肠道蠕动，则可减弱对乙酰氨基酚的效果。另外，某些药物在消化道内有较固定的吸收部位，如地高辛只能小肠的某一部位吸收，莫沙必利能增强胃肠蠕动，使胃肠内容物加速运行，缩短药物与吸收部位的接触时间影响吸收而降低疗效。相反，阿托品可减弱胃肠蠕动，使药物在吸收部位滞留时间延长，由于增加吸收而增效。

（2）竞争与血浆蛋白结合。许多药物进入体内可与血浆蛋白相结合，血浆蛋白结合的药物暂时失去活性，但这种结合是可逆的，结合体可分解而重新释放出具有活性的游离型药物，因此可作为药物的暂时贮存形式。每一种药物与血浆蛋白的结合大致有一定的比率，若由于某种原因使结合率降低，则因游离型药物的增多而作用增强。各种药物与血浆蛋白的结合能力强弱不一致，两种药物合用时，结合能力强的药物可使结合能力弱的药物从血浆蛋白质中置换出来，使结合力弱的药物在血中游离体的浓度高于正常，结果是作用增强，但同时也有引起中毒的危险，如抗凝血药物华法林因合用美洛昔康而使血中游离浓度增高，可导致出血过多而危及生命。

（3）诱导药物代谢酶。苯巴比妥、卡马西平、苯妥英钠等可诱导 CYP 酶，加速经 CYP 酶代谢的药物的代谢。

（4）抑制药物代谢酶。与诱导药物代谢酶作用相反，有些药物具有抑制药物代谢酶活性的作用，往往可使与其合用药物的正常代谢受阻，致使其血浆浓度升高，结果是药效增强，同时也有引起中毒的危险，这些药物药物包括伊曲康唑、伏立康唑、克拉霉素等。

（5）尿液 pH 的改变影响药物的排泄。大多数药物是通过肾脏排泄的，尿液 pH 的变化可直接对其排泄产生影响，人尿液的pH 可随食物和药物的影响而变化，应用碱性药物可使尿液碱化，则弱酸性药物排泄加快，而弱碱性药物排泄减少，因而可影响这些药物的血药浓度，使疗效和毒性发生变化。例如，巴比妥类药物中毒时，静脉滴注碳酸氢钠，碱化血液和尿液，既可减少药物在脑中的蓄积，又可加快药物从肾排泄，有助于中毒的解救。

（6）竞争肾小管排泌。对于经肾小管分泌而随尿液排泄的药物，由于药物的性质不同，其经肾小管分泌的难易也不尽相同。如丙磺舒和青霉素合用，由于丙磺舒较青霉素易于从肾小管分泌，即与青霉素竞争肾小管载体，使青霉素排泄减少，而升高青霉素的血药浓度而增强疗效。

五、药物的剂型和贮藏

（一）药物的剂型

制剂即剂型，是指药物根据医疗需要经过加工制成便于保存与使用的一切制品。制剂约有几十种，简介如下。

1. 液体制剂及半液体制剂

（1）水剂（芳香水剂）（water）　一般是指挥发油或其他挥

发性芳香物质的饱和或近饱和水溶液。如薄荷水。

（2）溶液剂（liquor solution） 一般为非挥发性药物的澄明水溶液，供内服或外用，如苯扎氯铵溶液。一些由中药复方提制而得的口服溶液，称为"口服液（oral liquid）"。

（3）注射剂（injection） 也称"注射液"，俗称"针剂"，是指供注射用药物的灭菌溶液、混悬液或乳剂。还有供临时制配溶液的注射用灭菌粉末，有时称"粉针"，如青霉素钠粉针。供滴注用的大容量注射剂俗称"大输液"。

（4）煎剂（decoction） 是生药（中草药）加水煮沸所得的水溶液，如槟榔煎。中药汤剂也是一种煎剂。

（5）糖浆剂（syrup） 为含有药物或芳香物质的近饱和浓度的蔗糖水溶液，如复方右美沙芬糖浆。

（6）合剂（mixture） 是含有可溶性或不溶性固体粉末药物的透明液或悬浊液，一般用纯化水作溶媒，多供内服，如复方甘草合剂。

（7）乳剂（emulsion） 是油脂或树脂质与水的乳状悬浊。若油为分散相（不连续相），水为分散媒（连续相），水包于油滴之外，称"水包油乳剂"（油/水），反之则为"油包水乳剂"（水/油）。水包油乳剂可用水稀释，多供内服；油包水乳剂可用油稀释，多供外用。

（8）醑剂（spirit） 是挥发性物质的醇溶液，如樟脑醑。

（9）酊剂（tincture） 是指用不同浓度的乙醇浸出或溶解而得的醇性溶液，如复方土槿皮酊。

（10）流浸膏（liquid extract） 将生药的醇或水的浸出液浓缩（低温）而得，通常每1ml相当于原生药1g，如甘草流浸膏。

（11）洗剂（lotion） 是一种悬浊液，常含有不溶性药物，专供外用（如洗涤创面、涂抹皮肤等），如炉甘石洗剂。

（12）搽剂（liniment） 专供揉搽皮肤的液体制剂，有溶液型、混悬型、乳化型等，如酞丁安搽剂。

（13）其他浸剂（infusion） 凝胶剂（gel）、胶浆剂（mucilage）、含漱剂（gargarisma）、灌肠剂（enema）、喷雾剂（spray）、气雾剂（aerosol）、吸入剂（inhalation）、甘油剂

（glycerin）、滴眼剂（eye drops）、滴鼻剂（nasal drops）、滴耳剂（ear drops）等。

2. 固体制剂及半固体制剂

（1）散剂（powder） 为一种或一种以上的药物均匀混合而成的干燥粉末状剂型，供内服或外用，如冰硼散。

（2）颗粒剂 或称"冲剂"，系将生药以水煎煮或以其他方法进行提取，再将提取液浓缩成稠膏，以适量原药粉或蔗糖与之混合成为颗粒状，服时用开水或温开水冲服，如阿奇霉素颗粒。

（3）浸膏（extract） 将生药的浸出液浓缩（低温）使成固体状后，加入固体稀释剂适量，使每 lg 与原生药 2～5g 相当，如莨菪浸膏。

（4）丸剂（pills） 系由药物与赋形剂制成的圆球状内服固体制剂，分糖衣丸、胶丸、滴丸、肠溶丸等。滴丸是一种新剂型，由药物与基质加热熔化混匀后滴入不相混溶的冷凝液中经收缩、冷凝而制成，如复方丹参滴丸。

（5）片剂（tablets） 系由一种或多种药物与赋形剂混合后制成颗粒，用压片机压制成圆片状分剂量的制剂。新的剂型中尚有多层片、缓释片、泡腾片等。

（6）膜剂（pellicles，film；membrance） 又称薄片剂（lamellae）是一种新剂型，有几种形式：一种系指药物均匀分散或溶解在药用聚合物中而制成的薄片；一种是在药物薄片外两面再覆盖以药用聚合物膜而成的夹心型薄片；再一种是由多层药膜叠合而成的多层薄膜剂型。按其用途分有：眼用膜剂、皮肤用膜剂、阴道用膜剂、口服膜剂等，如盐酸克仑特罗膜、壬苯醇醚膜等。

（7）胶囊剂（capsules） 系将药物装于空胶囊内制成的制剂。

（8）微型胶囊（microcapsule） 简称"微囊"，系利用高分子物质或聚合物包裹于药物（固体或液体，有时是气体）的表面，使成极其微小的密封囊（直径一般为 5～400μm），起着遮盖或保护膜的作用，能掩盖药物的苦味、异臭，增加药物的稳定性，防止挥发性药物的挥散，如维生素 C 微囊。

（9）栓剂（suppository）　系供纳入人体不同腔道（如肛门、阴道等）的一种固体制剂，形状和大小因用途不同而异，熔点应接近体温，进入腔道后能熔化或软化。一般在局部起作用，也有一些栓剂，如对乙酰氨基酚栓，经过直肠黏膜吸收而发挥全身作用。

起全身作用的栓剂，已受到国内外重视，有了一些进展。它具有如下优点：①通过直肠黏膜吸收，有 50%～75% 的药物不通过肝脏而直接进入血循环，可防止或减少药物在肝脏中的代谢以及对肝脏的不良反应；②可避免药物对胃的刺激，以及消化液的酸碱度和酶类对药物的影响和破坏作用；③适于不能吞服药物的患者，尤其是儿童；④比口服吸收快而有规律；⑤作用时间长，但亦有使用不方便、生产成本比片剂高、药价较贵等缺点。

（10）软膏剂（ointment）　系药物与适宜的基质均匀混合制成的一种易于涂布在皮肤或黏膜上的半固体外用制剂、如氧化锌软膏。

（11）眼膏剂（eye ointment）　为专供眼用的灭菌软膏，如红霉素眼膏。

（12）乳膏　又称"乳霜""冷霜""霜膏"，系由脂肪酸与碱或碱性物质作用而制成的一种稠厚乳状剂型，状如日用品中的雪花膏，较软膏易于吸收，不污染衣服（因本身含皂类，较易洗去）。根据需要有时制成油包水型，但多为水包油型，如哈西奈德乳膏。

（13）糊剂（paste）　为大量粉状药物与脂肪性或水溶性基质混合制成的制剂，如干髓糊。

（14）其他　还有硬膏剂（plaster）、泥罨剂（cataplasma）、海绵剂（sponge）、煎膏剂、胶剂、脂质体、固体分散体等。

3. 控制释放的制剂　近年来有一类新发展起来的可以控制药物释放速率（缓慢地、恒速或非恒速）的制剂。制备时将药物置入一种人工合成的优质惰性聚合物中，制成内服、外用、植入等剂型。使用后，药物在体内或在与身体接触部位缓缓释放，发挥局部或全身作用。药物释放完毕，聚合物随之溶化或排出体外。本类剂型按其释放速率可分为缓释制剂和控释制剂。缓释制剂是指用药后可缓慢地非恒速释放；控释制剂是指用药后可缓慢地恒速或近恒速释放。

（1）口服缓释或控释制剂　例如缓释片或控释片，其外观与普通片剂相似，但在药片外部包有一层半透膜。口服后，胃液通过半透膜，进入片内溶解部分药物，形成一定渗透压，使饱和药物溶液通过膜上的微孔，在一定时间内（例如24h）恒速或非恒速排出。其特点是，释放速度不受胃肠蠕动和 pH 值变化的影响，药物易被机体吸收，并可减少对胃肠黏膜的刺激和损伤，因而减少药物的不良反应。血药浓度平稳、持久。

此外，还可运用控释技术，将药制成缓释或控释糖浆、缓释或控释微粉剂，撒在软食物上（如果酱、米粥等）上服用，为小儿或咽下困难的患者服药提供方便。

（2）控释透皮贴剂　这是一种用于贴在皮肤上的小膏药，其所含药物能以恒定速度透过皮肤，不经过胃肠道和肝脏直接进入血流。这种制剂属于透皮治疗系统（transdermal therapeutic system），它由几种不同的层次组成：最外面是包装层，向内是药物贮池，再向内是一层多孔的膜，里面是一黏性附着层，此层上附有一保护膜，临用前撕下。贴膏贴上后，通过多孔膜，控制药物释放的速度。也可将药物混于聚合物之中，通过扩散作用缓缓释放出药物。目前这种治疗系统还只用于小分子药物（例如东莨菪碱、硝酸甘油）。如含东莨菪碱的贴膏，贴一次可在 3 天之内防止晕动病（恶心，呕吐等）有效。改变了过去由于东莨菪碱口服吸收快，易引起不良反应，不便用于防治晕动病的状况。

（3）眼用控释制剂　如控释眼膜，薄如蝉翼，大小如豆粒，置于眼内，药物即可定量地均衡释放。国内近年试制的毛果芸香碱控释眼膜，置入 1 片于眼内，可以维持 7 天有效，疗效比滴眼剂显著，并且避免了频繁点药的麻烦，不良反应也少见。氯霉素控释眼丸为我国首创的一种控释制剂，系根据我国传统药"龙虱子"设计的薄型固体小圆片，用先进的滴丸工艺制成。放入眼内后，能恒速释药 10 天，维持药物有效浓度，相当于 10 天内每 8.4min 不间断地滴眼药水一次，因此避免了频繁用药、使用不便的缺点。

（二）药物的贮存

为保证药品在贮存期间不变质，一定要按规定的方法贮存。一般包装上均注明贮存方法，应予注意。

1. 密闭保存　这类药品宜用玻璃瓶密闭保存，用磨口瓶塞塞紧瓶口或用软木塞加石蜡熔封。开启后应立即封固。需要密闭保存的药品如下：

（1）易因引湿而变性的药品　如苯妥英钠片、维生素 B_1 片、颠茄浸膏片，以及各种胶丸、胶囊、浸膏等。

（2）易吸潮而变质的药品　如阿司匹林、硫酸亚铁、胃蛋白酶、胰酶、淀粉酶等。

（3）易风化的药品　硫酸亚铁、硫酸镁、硫酸锌、硫酸阿托品，磷酸可待因、硫酸奎宁、硼砂等。

（4）易于挥发的药品　如薄荷油、各种香精、乙醇、丁香油、水合氯醛、樟脑及各种制剂等。这类药品应密闭并在30℃以下处保存。

（5）在空气中易氧化或吸收　易氧化而变质的药品，如维生素C、硫酸亚铁。

2. 低温保存　这类药品应放置在 2～8℃ 的低温处。

（1）易受热而变质的药品　如丙种球蛋白、促皮质素、三磷酸腺苷、辅酶A、胰岛素、缩宫素、肝素、垂体后叶素注射剂各种生物制品（如脊髓灰质炎疫苗、破伤风抗毒素）等。

（2）易燃易爆易挥发的药品　如乙醚、无水乙醇、各种挥发油、芳香水、浓氨溶液、过氧化氢溶液、亚硝酸异戊酯等。这些药品除应低温存放外，还应密闭。

（3）易因受热而变形的药品　如甘油栓、对乙酰氨基酚栓等。

3. 避光保存　有些药物见光易分解或变质。这些药品大量时应装在遮光容器内，置于阴暗处或不见光的柜内；小量时可装在有色瓶中，必要时用黑纸包好。针剂应放在遮光的纸盒内。这类药品包括：利多卡因、毛花苷C、去甲肾上腺素、氢化可的松、醋酸可的松、维生素C、解磷定、硝普钠、哌替啶、普萘洛尔、甲氧氯普胺、氨茶碱、肾上腺素注射剂等。

4. 冷冻保存 有些生物制品须在冷冻条件下保存，以保证药效，如肉毒素。

5. 防止过期 药品的有效期是指药品在一定的贮存条件下，能够保持质量的期限。药品的有效期应根据药品的稳定性不同，通过稳定性实验研究和留样观察，合理制订。

到效期的药品，应根据《中华人民共和国药品管理法》规定，过期不得再使用。药品生产、供应和使用单位对有效期的药品，应严格按照规定的贮存条件进行保管，要做到近效期先出，近效期先用。

对于有效期的药品应定期检查以防止过期失效；账卡和药品上均应有特殊标记，注明有效期，以便于管理。

六、特殊药品的管理

为了确保用药安全，按照国家有关规定，医院应对麻醉药品、精神药品、毒性药品及放射性药品进行严加管理，管理内容应包括以下一些方面。

1. 麻醉药品和精神药品的管理

（1）经营资质 医疗机构需要使用麻醉药品和第一类精神药品的，应当经所在地设区的市级人民政府卫生主管部门批准，取得麻醉药品、第一类精神药品购用印鉴卡（以下称印鉴卡）。医疗机构应当凭印鉴卡向本省、自治区、直辖市行政区域内的定点批发企业购买麻醉药品和第一类精神药品。

设区的市级人民政府卫生主管部门发给医疗机构印鉴卡时，应当将取得印鉴卡的医疗机构情况抄送所在地设区的市级药品监督管理部门，并报省、自治区、直辖市人民政府卫生主管部门备案。省、自治区、直辖市人民政府卫生主管部门应当将取得印鉴卡的医疗机构名单向本行政区域内的定点批发企业通报。

医疗机构取得印鉴卡应当具备下列条件：①有专职的麻醉药品和第一类精神药品管理人员；②有获得麻醉药品和第一类精神药品处方资格的执业医师；③有保证麻醉药品和第一类精神药品安全储存的设施和管理制度。

（2）处方资质 医疗机构应当按照国务院卫生主管部门的规

定，对本单位执业医师进行有关麻醉药品和精神药品使用知识的培训、考核，经考核合格的，授予麻醉药品和第一类精神药品处方资格。执业医师取得麻醉药品和第一类精神药品的处方资格后，方可在本医疗机构开具麻醉药品和第一类精神药品处方，但不得为自己开具该种处方。

医疗机构应当将具有麻醉药品和第一类精神药品处方资格的执业医师名单及其变更情况，定期报送所在地设区的市级人民政府卫生主管部门，并抄送同级药品监督管理部门。

（3）处方管理 医疗机构应当对麻醉药品和精神药品处方进行专册登记，加强管理。麻醉药品处方至少保存 3 年，精神药品处方至少保存 2 年。为门（急）诊患者开具的麻醉药品注射剂，每张处方为一次常用量；控缓释制剂，每张处方不得超过 7 天常用量；其他剂型，每张处方不得超过 3 天常用量。

第一类精神药品注射剂，每张处方为一次常用量；控缓释制剂，每张处方不得超过 7 天常用量；其他剂型，每张处方不得超过 3 天常用量。哌甲酯用于治疗儿童多动症时，每张处方不得超过 15 天常用量。

第二类精神药品一般每张处方不得超过 7 天常用量；对于慢性病或某些特殊情况的患者，处方用量可以适当延长，医师应当注明理由。

为门（急）诊癌症疼痛患者和中、重度慢性疼痛患者开具的麻醉药品、第一类精神药品注射剂，每张处方不得超过 3 天常用量；控缓释制剂，每张处方不得超过 15 天常用量；其他剂型，每张处方不得超过 7 天常用量。

为住院患者开具的麻醉药品和第一类精神药品处方应当逐日开具，每张处方为 1 天常用量。

对于需要特别加强管制的麻醉药品，盐酸二氢埃托啡处方为一次常用量，仅限于二级以上医院内使用；盐酸哌替啶处方为一次常用量，仅限于医疗机构内使用。

医疗机构应当要求长期使用麻醉药品和第一类精神药品的门（急）诊癌症患者和中、重度慢性疼痛患者，每 3 个月复诊或者随诊一次。

药师应当对麻醉药品和第一类精神药品处方，按年月日逐日编制顺序号。

2. 毒性药品的品种与管理　毒药系指毒性极大，用量稍大即可危及生命的药品，剧药的毒性仅次于毒药，多服亦易中毒；限剧药是指剧药中较毒而又常用的品种。毒性药品使用不当，会致人中毒或死亡，因此，必须遵照有关规定严加管理。化学药品类的毒性药品包括去乙酰毛花苷 C、三氧化二砷、升汞、水杨酸毒扁豆碱、亚砷酸钾、氢溴酸东莨菪碱、士的宁。

医疗单位供应和调配毒性药品，凭医生签名的正式处方。国营药店供应和调配毒性药品，凭盖有医生所在的医疗单位公章的正式处方。每次处方剂量不得超过 2 天极量。

调配处方时，必须认真负责，计量准确，按医嘱注明要求，并由配方人员及具有药师以上技术职称的复核人员签名盖章后方可发出。

3. 放射性药品的管理　放射性药品是指用于临床诊断或者治疗的放射性核素制剂或者其标记化合物。放射性药品与其他药品的不同之处在于，放射性药品含有的放射性核素能放射出射线。医疗单位设置核医学科、室（同位素室），必须配备与其医疗任务相适应的并经核医学技术培训的技术人员。非核医学专业技术人员未经培训，不得从事放射性药品使用工作。医院必须取得《放射性同位素使用许可登记证》才能使用放射性药品。

（1）放射性药品的保管　放射性药品应由专人负责保管。

①收到放射性药品时，应认真核对名称、出厂日期、放射性浓度、总体积、总强度、容器号、溶液的酸碱度以物理性状等，注意液体放射性药品有否破损、渗漏，注意发生器是否已作细菌培养、热源检查。做好放射性药品使用登记。贮存放射性药品容器应贴好标签。

②建立放射性药品使用登记表册，在使用时认真按项目要求逐项填写。并做永久性保存。

③放射性药品应放在铅罐内，置于贮源室的贮源柜内，平时有专人负责保管，严防丢失。常用放射药品应按不同品种分类放置在通风橱贮源槽内，标志要鲜明，以防发生差错。

④发现放射性药品丢失时，应立即追查去向，并报告上级机关。

（2）放射性药品的使用

①用于患者前，应对其品种和用量进行严格的核对，特别是在同一时间给几个患者服药时，应仔细核对患者姓名及给药剂量。

②放射性药品在使用过程中除注意公众防护外，还应注意工作人员本身的防护，尽量减少对工作人员的辐射剂量，防止污染环境。

③发生意外事故（放射性药品的撒、漏等）应及时封闭被污染的现场和迅速切断污染的来源，防止事故的扩大，对受污染人员及时采取必要的去污措施，若污染严重须报告上级有关部门和领导；若发生放射性药品源丢失或被盗，应立即追查去向并向主管部门报告。

（3）放射性废物的处理 放射性药品使用后残留和剩下部分被称为放射性废物。放射性废物有固体、液体和气体三种，故称"放射性三废"。"放射性三废"处理不当会造成周围环境的放射性污染，影响工作人员和周围居民的健康。因而妥善处理"放射性三废"是十分重要的。

①固体废物的处理主要采用放置法。被放射性药物污染的固体物质应存在固定的指定地点并采用适当的屏蔽物加以防护，待其自然衰变后；当作非放射性废物处理即可。如为过期的发生器吸附柱应标明日期并用塑料袋包装后置于贮源室，待其自然衰变后再处理。

②液体废物的处理应根据放射性物质的最大容许浓度、化学性质、放射性强度、废液的容积以及下水道的排水设备等情况进行不同的处理。一般采用放置法，半衰期短的也可有稀释法达到容许排放水平。放射性强度低的废水也可直接排入下水道，但其放射性浓度不得超过露天水源中限制尝试的 100 倍。不能直接排入下水道的放射性废液，可采用衰变池贮存 10 个半衰期后排入下水道。

③气体废物的处理易产生气体的放射性药物在开瓶、分装时

应在通风橱内于通风条件下操作。通风橱排气口应高出周围 50 米以内的屋顶 3 ~ 4 米。以使放射性废气直接排入高空。通风橱排气口的过滤装置，应视使用情况定期更换。

4. 药品有效期管理 药品的有效期是指药品在一定的贮存条件下，能够保持药品质量的期限。部分药品，尤其是抗生素类、生物制品、脏器制品，由于其本身不稳定以及受外界因素的影响，会逐渐发生药效降低、毒性增加，有的甚至不能供药用。为了确保药品的质量和用药安全，对这些药品均规定了在一定贮存条件下的有效期限，应严格遵守特定的贮存条件，并在有效期限内使用，两者均不可忽视。

药品批号一般均由六位数字组成：前两位表示年份，中间两位表示月份，末两位表示日期。如批号为 830203，则表明此产品是 1983 年 2 月 3 日生产的。有的药厂在产品批号上不但包括年、月、日还包括分号。如 811011 – 4 中的 4 即为分号，以短横线连于年、月、日号之后，表明该产品是 1981 年 10 月 11 日生产的第 4 批。进口药品批号、制造日期、失效日期的缩写和原文如下。

批号：Bat. No.（Batch Number）

1ot. No.（Lot Number）

制造日期：Date of manufacture

Mft. date（Manufacture date）

Manuf. date（Manufacturedate）

失效日期：Exp. date（Expiration date 或 Expiry date）

从制造之日起 X 年内有效：x years from date of manufacture

在 X 年 X 月之前使用：Use before：month，year. 如 Use before：Nov. 2016，即在 2016 年 11 月之前使用。

英、德、法等国的药品常常以日/月/年的顺序排列；美国药品有些是以月/日/年顺序排列；日本药品则常以年/月/日顺序排列。

有效期与失效期的含义不同，二者区别为：标失效期为 1989 年 12 月者，系指该药品用到 1989 年 11 月底为止；标有效期为 1989 年 12 月者，系指用到 1989 年 12 月底为止。对有失效期限的药品，应按效期分别存放，并按月挂牌示意，使用及发放时应掌握"近期先出，陈货未尽，新货不出"的原则。凡有失效期的药品均有不稳定因素，因此应注意质量检查。

已到期的药品，如需延长使用，应送请当地药检部门检验后，根据检验结果，确定延长使用期限。

有效期药品品种及有效期限请参阅部（局）颁相关文件或药品说明书。

5. 危险性药品的管理 危险性药品系指受光、热、空气等影响可引起爆炸、自燃或具有强腐蚀性、刺激性、剧毒性的药品。对于这类药品，必须严格管理，以防发生火灾、爆炸、毒害事故，确保人员及物资安全。

易燃液体药品均具有挥发性，其蒸气与空气混合后即可成为易燃、易爆的气体（有些蒸气还有毒性）。对于这类药品，包装应紧密，库房必须通风，不可接近炉火或受日光曝晒，容器也不宜装满（不应超过容器容积的 95%），以免因受热膨胀，造成容器渗漏或爆裂。常用易燃液体危险药品有乙醚、乙醇、丙酮、苯、甲苯、石油醚、松节油、火棉胶等。

腐蚀性药品滴落于皮肤上，可引起灼伤，严重者能使组织坏死。有些还可产生刺激性的蒸气，损害呼吸道。这类药品必须严密包装，于干燥阴凉处存放，轻取轻放，防止碰击，切勿将可相互起化学反应的药品放在一起，以免引起爆炸和火灾。酸液不得露天存放，应避阳光和雨雪。常见强腐蚀性药品有：盐酸、硫酸、硝酸、冰醋酸、溴、氢氧化钠、氢氧化钾等。

氧化剂具有强烈的氧化性能，其本身虽不燃烧，但在空气中遇酸类或受潮湿、强热，或与易燃物、可燃物接触，即可分解引起燃烧和爆炸；易爆炸品在受到高热、摩擦、冲击或与其他物质接触发生作用后即可发生剧烈反应，产生大量气体和热量，引起爆炸。因此，氧化剂和爆炸性药品必须严密装封，置于干燥、阴凉、通风处，与有机物、易燃物隔离，严防碰撞，避免日晒雨淋。

七、妊娠期的安全用药原则

1. 孕妇的药动学特点

（1）吸收 孕妇的胃酸分泌减少，胃排空时间延长，肠蠕动减弱减慢，生物利用度下降。早孕呕吐也是影响药物吸收的原因。妊娠晚期血流动力学发生改变，影响皮下或肌内注射药物的吸收。此外妊娠时心排出量增加，肺容量增加，可促进吸入性药物如麻醉气体在肺部的吸收。

（2）分布　孕妇血浆容积、体重、体液总量、细胞外液均增加，药物分布容积明显增加，对脂溶性药物具有重要意义。药物还会经胎盘向胎儿分布。所以孕妇用药剂量偏大，间隔短。

妊娠期血浆白蛋白浓度降低，很多蛋白结合部位被内泌素等物质所占据，蛋白结合能力下降，药物游离部分增多，所以孕妇用药效力增高，药物被肝脏代谢及肾消除量增多，并能经胎盘输送给胎儿，给药时应考虑血药浓度及游离型和结合型的比例。

（3）代谢　由于激素的改变，药物代谢受到影响，不同的药物产生不同的效果。妊娠期多种药物的消除速度相应加快，尤其是主要经肾排出的药物，如硫酸镁、地高辛。在分娩期由于仰卧位时肾血流量减少而使药物由肾排出延缓，所以孕妇应采用侧卧位促进药物排泄。

2. 胎儿的药动学特点

（1）吸收　绒毛膜是胎盘主要功能部分，起着物质交换和分泌某些内分泌激素的作用。大部分药物经胎盘转运进入胎儿体内，也有少量药物经羊膜转运进入羊水中，胎儿通过吞饮羊水，使羊水中少量药物经胃肠道而被吸收，而经胎儿尿排入羊水的药物和代谢产物，也可随胎儿吞饮羊水又重吸收。

（2）分布　肝、脑血流量多，所以药物在肝内分布较多，胎儿血脑屏障发育不健全，药物易进入中枢神经系统，血浆蛋白含量低，因此组织中游离药物浓度较高。

（3）代谢和消除　主要经胎盘（水溶性物质难通过）清除，胎儿肝药酶缺乏，代谢能力低，肾小球滤过率低，肾排泄药物功能差，主要由母体消除。

3. 胎儿的发育特点

（1）受精后 2 周内，受精卵着床后，药物对胚胎是"全"或"无"的影响。"全"：有害药物全部或部分破坏胚胎细胞，致使胚胎早期死亡导致流产。"无"：有害药物并未损害胚胎或仅损害少量细胞，此期细胞在功能上具有潜在的多向性，可以补偿、修复损害的细胞，胚胎仍可继续发育不出现异常。

（2）受精后 3～8 周，是胚胎器官分化发育阶段，细胞开始定向发育，难以通过分化代偿来修复受损细胞，当受到有害药物作用后，即可产生形态上的异常而形成畸形，为药物的敏感期，致畸危险性最大。

（3）9 周至足月是胎儿生长、器官发育、功能完善阶段，特别是神经系统分化、发育和增长是在妊娠晚期和新生儿期达最高峰，当受到有害药物作用后，由于肝酶功能差和高血脑通透性，造成胎儿功能发育迟缓、出生体重低、功能行为异常、早产率增加等。

4. 妊娠分期（安全期、高敏期、中敏期、低敏期） 一般而言，服药时间发生在孕 3 周（停经 3 周）以内，称为安全期。由于此时囊胚细胞数量较少，一旦受到有害物质的影响，细胞损伤则难以修复，不可避免地会造成自然流产。此时服药不必为生畸形儿担忧。若无任何流产征象，一般表示药物未对胚胎造成影响，可以继续妊娠。

妊娠 3～8 周内称高敏期。此时胚胎对于药物的影响最为敏感，致畸药物可产生致畸作用，但不一定引起自然流产。此时应根据药物毒副作用的大小及有关症状加以判断，若出现与此有关的阴道出血，不宜盲目保胎，应考虑终止妊娠。

妊娠 8～20 周称为中敏期，此时是胎儿各器官进一步发育成熟的时期，对于药物的毒副作用较为敏感，但多数不会引起自然流产，致畸程度也难以预测。此时是否终止妊娠应根据药物的毒副作用大小等因素全面考虑，权衡利弊后再作决定。继续妊娠者应在妊娠中、晚期作羊水、B 超等检查，若发现胎儿异常应予引产；若染色体异常或先天性代谢异常，应视病情轻重及预后，或及早终止妊娠，或予以宫内治疗。

妊娠 20 周以上称低敏期。此时胎儿各脏器基本已经发育，对药物的敏感性较低，用药后不常出现明显畸形，但可出现程度不一的发育异常或局限性损害，如链霉素引起的耳聋等。此时服药必须十分慎重。

5. 妊娠药物安全等级　　对孕妇用药的安全性分级有几种，其中美国食品药品监督管理局（FDA）制订的标准，含义明确、科学客观，所以广为国际接受。FDA将药品的安全性分为A、B、C、D、X五级，有些药物有两个不同的危险度等级，一个是常用剂量的等级，另一个是超常剂量等级。

A级：在有对照组的早期妊娠妇女中未显示对胎儿有危险（并在中、晚期妊娠中亦无危险的证据），可能对胎儿的伤害极小。

B级：在动物生殖实验中并未显示对胎儿的危险，但无孕妇的对照组，或对动物生殖实验，显示有毒性（较不育为轻），但在早孕妇女的对照组中并不能肯定其毒性（并在中、晚期妊娠中亦无危险的证据），孕妇只有在明确需要时方可使用。

C级：在动物研究中证实对胎儿有毒性（致畸或使胚胎致死或其他），但在孕妇中无对照组或在孕妇和动物研究中无可以利用的资料。孕妇只有在潜在的益处大于对胎儿伤害的风险时，方可使用。

D级：对人类胎儿的危险有肯定的证据，一般来说孕妇禁用，但尽管有害，对孕妇用药别无选择时（如对生命垂危或疾病严重而无法应用较安全的药物或其他药物无效），方可使用。

X级：在动物或人的研究中已证实可使胎儿出现异常，或基于人类的经验知其对胎儿有危险，对人或对两者均有害，而且该药物对孕妇的应用，其危险明显地大于益处。本类药物禁用于已妊娠或将妊娠的妇女。

八、哺乳期妇女安全用药

1. 用药原则

（1）权衡利弊　　弊大于利应停药，可用可不用的药物尽量不用。

（2）选用药物要适当　　许多药物，例如氨基糖苷类、万古霉素、头孢菌素类抗生素、镁盐和大分子药物（肝素）的吸收率很低，婴儿吸收的药量几乎不可能达到严重的程度。尽量使用半衰期较短的药物。因为这些药物能够以较快的速度从母体的血液中逐渐被清除，使得进入乳汁（和婴儿体内）的药物较少。对于半衰期长的药物（或者药物的活性代谢物）要保持谨慎，因为其能够持续地在婴儿血浆内存留，如巴比妥酸盐、苯二氮䓬类和氟西汀等，这些药物在婴儿体内偶有留存水平较高的情况。

（3）关注婴儿乳汁摄取的药量 尽量在哺乳后用药，并尽可能推迟下次哺乳时间。

（4）加强用药指导 停止用药后恢复哺乳的时间应在 5~6 个半衰期后。

2. 药物哺乳危险性等级 在《药物与母乳喂养》一书中，Hale 博士将药物分为几种哺乳危险性等级。

（1）L1 最安全 许多哺乳母亲服药后，未观察到对婴儿的不良反应。在哺乳妇女的对照研究中没有证实对婴儿有危险，可能对婴儿的危害甚微；或者婴儿不能口服吸收该药物。

（2）L2 较安全 在有限数量的对哺乳母亲用药研究中没有证据显示不良反应增加。和（或）哺乳母亲使用该种药物有危险性的证据很少。

（3）L3 中等安全 没有在哺乳妇女进行对照研究，但喂哺婴儿出现不良反应的危害性可能存在；或者对照研究仅显示有很轻微的非致命性的不良反应。本类药物只有在权衡对胎儿的利大于弊后方可使用。

（4）L4 可能危险 有对婴儿危害性的明确证据，但哺乳母亲用药后的益处大于对婴儿的危害，例如母亲处在危及生命或严重疾病的情况下，而其他较安全的药物不可得或无效。

（5）L5 禁忌 对哺乳母亲的研究已证实对婴儿有明显的危害或者该药物对婴儿产生明显危害的风险较高。在哺乳妇女应用这类药物无益，本类药物禁用于哺乳期妇女。

一般来说 L1~L3 级的药物都是比较安全的，使用时不需要停止哺乳，选用药物时尽量选择 L1 和 L2 的药物。

第二节 用药管理规定

严格遵守查对制度是医嘱全面落实的根本保证；及时、准确、无误地执行医嘱，保证患者的用药安全是每个护理人员应尽的义务和责任；同时要强化操作规程，保证用药的安全；在临床用药的过程中，护理人员必须严格执行各项操作规程，包括领药、配药、发药环环把关；用药前后护理人员应对患者进行详细评估，了解患者病情、用药目的、疗效以及不良反应的观察，并向患者讲解有关用药的注意事项，随时解答患者提出的疑问；严格执行无菌操作，静脉用药现用现配，防止药品效价降低，减少感染的发生；按照医嘱的要求，准确调节滴速；注意各药物之间的配伍禁忌；口服药应准确执行给药时间；特殊用药向患者解释，看服到口。

1. 一般用药管理规定

（1）严格遵医嘱给药，抢救患者时可执行口头医嘱，护理人员在给药前和给药后分别向医生复述医嘱，两人核对给药。非抢救患者不能执行口头医嘱。

（2）应严格执行护理查对制度。

（3）给药应严格遵守无菌操作。

（4）给药后及时准确记录时间并签字；临时输液医嘱在临时医嘱单上签字。

（5）观察用药反应和疗效，及时记录。

（6）用青霉素前先看皮试结果方可给药。

（7）毛花苷 C 稀释后静脉推注，注意监测心率，缓慢静推。

（8）微量泵注入的药物要标明药名、剂量、浓度、速度。

2. 病房药品管理规定

（1）药品柜应随时保持清洁整齐，严格按照药品储藏条件保管药品。

（2）内服药、外用药、注射用药应分类分区放置，并且按有效期时限先后有计划的使用，定期检查。

（3）毒麻药品专锁专柜、专人管理、专用处方、专设使用记录。

（4）药品标签与药名相符，标签明显清晰。内服药的标签为蓝色边，外用药为红色边，剧毒药为黑色边。标签上标有药物名称、浓度、剂量和有效期。凡存在标签不清、药物过期、变色、破损、浑浊等均不能使用。

（5）口服药应保留药瓶，药瓶上注明日期和时间，对可疑过期或者变色的药物不得使用。

（6）易被光线破坏的药物应避光保存，如维生素 C、氨茶碱、硝普钠、肾上腺素等。

（7）抢救药放在抢救车内，每班清点记录并签名，用后及时补充，便于急救时使用。

（8）易燃易爆药品应放置在阴凉处，远离明火，远离易燃化学药品如过氧乙酸、乙醇、甲醛等。

（9）患者个人用药单独存放，并注明床号和姓名。

3. 抢救药管理规定

（1）抢救车内备有一定数量的抢救药及物品，做到抢救药、器械和设备齐全，随时检查和补充，确保应急使用，完好率100%。

（2）抢救药按规定放置，所有的药物应标注有效期，定期核对，及时更换并记录。

（3）建立抢救物品交接班本，班班清点交接。

（4）所有医护人员掌握抢救设备的性能及保养方法、抢救药的基本药理作用。

4. 病房毒、麻药品管理规定

（1）病房毒、麻药品只能供住院患者按医嘱使用，不得借用。

（2）专柜专锁存放，专人管理。

（3）病房毒、麻药品按需保持一定基数，每班交接清点，双方签全名。

（4）使用毒、麻药品时，需医生开具医嘱及专用处方，使用后保留空安瓿。

（5）建立毒、麻药品使用登记本，注明使用日期、时间、患者床号、姓名、使用药物名称、剂量，使用护理人员签全名。

（6）如果遇到长期医嘱，当患者需要使用时，仍需医生开具专用处方，保留空安瓿。

5. 微量泵用药的管理规定

（1）护理人员应熟练掌握微量泵的使用方法。

（2）使用微量泵前，检查微量泵的性能是否良好，再按操作流程正确连接输液导管，设置药液推注速度。

（3）加药前，根据医嘱计算药物的剂量，经双人核对无误后方可使用。

（4）微量泵注射器外应注明药物名称、剂量、浓度、滴注速度的标签，粘贴时勿将针筒的刻度完全包裹，以便观察针筒内药液的颜色、性质、余量。按照无菌操作原则。

（5）使用药物期间注意观察注射的部位有无外渗及红肿。

（6）认真记录微量泵内药物液体的容量、速度和起止时间。

（7）保证蓄电池应处于备用状态，保证微量泵正常使用，若蓄电池耗尽报警，立即接通外部电源，使其继续正常工作。

（8）巡视病房，应密切观察用药效果和不良反应。

6. 化疗药物使用管理规定

（1）化疗药物由经过专门训练的护理人员进行配制。

（2）接触化疗药物的护理人员操作前必须穿防护衣，戴防护帽子、口罩、乳胶手套，防止化疗药物接触皮肤或由呼吸道吸入。

（3）在打开粉剂安瓿时，用无菌纱布包裹；溶媒药物时，溶媒应沿安瓿壁缓缓注入瓶底，待粉剂浸透后再搅动。

（4）使用针腔比较大的针头抽取药液，所抽取药液不宜超过注射器容量的3/4，防止药液外溢。

（5）如果药液不慎溅入眼睛内或皮肤上，立即用生理盐水反复冲洗。洒在地面或桌面的药液，及时用纱布吸附且用清水冲洗。

（6）操作时确保注射器与输液管接头处衔接紧密，以免药液外漏。

（7）药液输完后拔针时戴乳胶手套。

（8）接触化疗药物的用具、污物放入专用袋集中封闭处理，化疗废弃物放在带盖的容器内，标记明显。

（9）护理人员处理化疗患者的尿液、粪便、分泌物或呕吐物时必须戴手套。

（10）医务人员尽量减少对化疗药物的不必要接触，规范操作。医院应每年定期为接触化疗药物的护理人员进行体检，合理安排休假，护理人员怀孕和哺乳期可考虑暂时脱离接触化疗药物的环境。

7. 青霉素类药物使用管理规定

（1）医嘱开具青霉素类的药物及青霉素皮试时，护理人员必须先查阅患者病史并询问患者有无药物过敏史。如有青霉素过敏史或者主诉青霉素皮试阳性者，禁止行青霉素过敏试验。若无青霉素过敏史者，可作过敏试验，皮试阴性者方可使用青霉素类药物。

（2）停用青霉素3天以上（不含第3天）或更换批号，若需再次注射青霉素时，应重新做皮试。

（3）青霉素皮试后，嘱患者不得随意外出，避免剧烈运动，观察20分钟后判断试验结果。

（4）青霉素皮试阴性者，须在当天的临时医嘱单上注明青霉素皮试阴性，在输液标签上显示出青霉素皮试（－）符号。

（5）有青霉素过敏史或青霉素皮试阳性结果者，护理人员要做到以下几点：①立即通知医生，告知患者家属；②在护理记录单上注明青霉素皮试阳性或青霉素过敏史；③在临时医嘱单上注明青霉素（＋）及产品批号；④在患者床尾卡过敏药物一栏注明青霉素（＋）标识；⑤在患者床头悬挂过敏药物警示标识。

（6）在每次注射青霉素类药物前，认真进行查对，询问青霉素过敏史并且核对皮试结果，静脉滴注青霉素类药物时，做到现用现配，滴注前需由两名护理人员共同核对后方可滴注。需要外出检查时，应停止输液或调换其他液体，门诊患者注射后嘱观察20分钟后方可离院。

（7）在青霉素类药物滴注过程中，护理人员应认真巡视，观察用药反应，若患者出现不适的症状或主诉立即停药，通知医生对症处理且加强观察，若患者出现呼吸急促、心慌、血压下降等过敏性休克征象时，立即给予平卧、保暖、吸氧，同时通知医生进行抢救。

8. 输液反应预防管理措施

（1）减少液体贮存，按有效期摆放液体；先用近效期液体，后用远效期液体；护士长定期检查液体贮存情况，确保无过期液体。

（2）按治疗室管理规定做到药品分类分区放置，标签醒目；落实清洁、消毒工作；无关人员不得随意进入；各类医疗垃圾按规定处理。

（3）护理人员在输液时检查是否有包装破损、漏液、微粒、絮状物等，严格执行无菌操作规范；选择合适的配液针头，不用大于9号的针头稀释瓶装药物，以防胶塞进入液体；实习护理人员须有护理人员带教方可配液、输液。

（4）加强医护沟通，发现医生开具医嘱与药物说明书要求的溶媒不符，或一袋液体加入多种药物、有药物配伍禁忌时或科室输液量过多时要及时与医生沟通。

9. 防止发生配伍禁忌

（1）护理人员应了解常用药物性质、注射药物配伍禁忌以及影响药物稳定性的因素。

（2）两种药物在同一输液中配伍时，应先加浓度较高者，后加浓度较低者，以降低发生反应的速度。

（3）有色的注射用药物应最后加入，以防有细小沉淀时不易被发现。

（4）注射用药物配置后现用现配，以缩短药物间的反应时间。

10. 静脉输液差错预防管理措施

（1）严格执行查对制度和无菌操作。

（2）一人一针一管，注意配伍禁忌。

（3）静脉配药时应严格核对、仔细检查药品名称、剂量、浓度、有效期，如发现药物变色、沉淀、浑浊，药物已过期，安瓿有裂痕或密封瓶盖松动等情况，均不能应用。一人加药后，保留安瓿须经另一人核对、签名方可用于患者。

（4）更换液体时，应核对输液标签与加入药物是否相符，无误后签名，并核对床号、床尾卡、反向核对患者的姓名；如遇昏迷患者，除以上查对外，应询问家属患者的名字或核对患者腕带，准确无误后方可更换。

（5）根据药物性质及患者情况控制输液滴速，特殊治疗及药物应遵医嘱随时调整滴速。

（6）输液过程中，应随时巡视病房，患者主诉不适或发现患者病情突然变化，应立即减慢或停止输液，通知值班医生，配合医生做出处理，妥善保留相关实物，并记录在案。

（7）静脉推注药物必须放置在治疗盘内。严格查对后，根据药物作用和性质，控制推注速度。

（8）护理人员对科室的所有液体每天清查，并签名。

（9）实习同学必须在带教老师的严格带教下工作。因带教不严而发生差错事故者，由带教老师负主要责任，因带教排班不明确而发生问题时，由护士长负责。

（10）每名护理人员下班前，应按工作程序检查一遍自己的工作，防止疏忽遗漏。

11. 服药差错预防管理措施

（1）严格执行查对制度。

（2）药品按给药途径分类放置，分类标志明显。

（3）护理人员在配药或发药时应精力高度集中，排出干扰因素，不可同时做其他事情。注意核对患者床号、姓名、药品名称、剂量、剂型、时间，遇到可疑之处要及时查清。

（4）药物配备完毕后，根据服药本（单）重新核对一次；发药前与另一名护理人员再次核对。

（5）给药前，详细询问患者药物过敏史，对有过敏者，应严密观察。

（6）发药时应携带服药本（单），查对床号、床头卡，询问患者姓名，得到准确回答后方可发药，并看服到口。特殊药物向患者交代注意事项。

（7）患者的所有药物应一次取离药盘，以减少遗漏。

（8）如患者提出质疑，应重新认真核查医嘱，如无错误应给予耐心解释，患者满意后再给服药。如遇患者不在，应将药品带回保管，并做好交接班，避免将药物放于患者床旁。

（9）随时观察服药情况，如有不良反应，及时处理。

12. 处理医嘱差错预防管理措施

（1）护理人员转接医嘱前后均要进行查对。

（2）转接医嘱时，注意力须高度集中，转接后经两人核对无误方可执行。

（3）护理人员转接医嘱后须经第二人核对后方可打印执行单。临时医嘱执行后应及时在临时医嘱本和临时医嘱单上签名。

（4）治疗、输液、服药、护理单转接后，须经第二人核对无误后方可使用，并保留原来的底稿，以备查阅。

（5）做到班班查对，每日总核对一次医嘱，护士长每周至少参加三次医嘱总核对。

13. 药物不良反应应急处理措施

（1）发生急性变态反应，如过敏性休克时：①停药，更换液体及输液器；②立即皮下注射0.1%盐酸肾上腺素0.5~1ml（婴儿的酌减），症状如不缓解可每隔半小时皮下或静脉注射该药0.5ml，直到脱离危险期；③遵医嘱执行各项治疗，观察病情变化并及时处理；④必要时给予吸氧、吸痰、人工呼吸、气管插管或气管切开；⑤遵医嘱及时正确给药，备好晶体液、升压药等以便补充血容量；⑥注意保暖，维持体温，观察、监测患者生命体征并记录；⑦留置导尿患者，记录尿量，了解肾功能；⑧安慰患者，做好心理护理；⑨按流程逐级上报，封存液体。

（2）患者出现寒战、高热时：①立即停药，同时通知医生，遵医嘱更换药液；②遵医嘱对患者进行各项治疗，准备抢救车，同时备好抢救药物；③监测患者生命体征，注意保暖；④当患者出现抽搐、惊厥时，迅速解开患者衣扣、裤带，应用开口器及压舌板，防止咬伤，必要时加床挡保护；⑤减少对患者的各项刺激，护理动作轻柔，保持病室安静，避免强光；⑥注意患者的末梢循环，高热、四肢厥冷、发绀提示病情加重；⑦安慰患者，给予心理支持；⑧按流程逐级上报，封存液体。

（3）患者使用药物后即刻出现荨麻疹时：①立即停药，同时通知医生，遵医嘱更换液体；②遵医嘱给予抗过敏药物；③皮肤瘙痒者注意保护皮肤勿抓伤；④给予患者心理支持，缓解患者紧张情绪。

14. 化疗药物外渗应急处理措施

（1）立即停止化疗药物的注入，用注射器抽出头皮针内化疗药物，按生理盐水静脉滴注 15～20min，如外渗明显可保留针头接无菌注射器回抽漏于皮下的药液，然后拔出针头。

（2）发生化疗药物外渗后要及时通知医生和护士长。

（3）根据不同药物选择相应的解毒剂局部封闭。

（4）外渗 24h 以内者可用冰袋局部冷敷，减少药液向周围组织扩散。冷敷期间要加强观察，防止冻伤。

（5）避免患处局部受压，外渗部位根据药物不同选择相应的药物外敷。

（6）在护理记录单上详细记录外渗药物和范围以及采取的措施。

（7）加强交接班，密切注意观察局部变化。必要时请皮肤科医生会诊。

第二章 妇产科感染性疾病安全用药

第一节 概述

妇产科感染性疾病由许多原因引起。有些是由于存在于女性生殖道内的微生物过度生长所致；有些是由于性交、外伤、抵抗力降低、手术或其他因素所造成；长期使用广谱抗生素也是导致妇产科感染性疾病的原因之一。

一、泌尿道感染

由于女性特殊的生理构造，导致尿路感染成为女性常见病和多发病，可表现有尿痛、尿频、尿急症状，有时伴有小腹痛、血尿，严重的可有腰痛、发热等。

1. 急性单纯性膀胱炎 发病突然，多与性活动有关。主要表现是膀胱刺激征，即尿频、尿急、尿痛，膀胱区或会阴部不适及尿道烧灼感；尿频程度不一，严重者可出现急迫性尿失禁，尿浑浊、尿液中有白细胞，常见终末血尿，有时为全程血尿，甚至见血块排出。一般无明显的全身感染症状，体温正常或有低热。

2. 急性单纯性肾盂肾炎

（1）泌尿系统症状包括尿频、尿急、尿痛等膀胱刺激征、血尿、患侧或双侧腰痛、患侧脊肋角有明显的压痛或叩击痛等。

（2）全身感染的症状如寒战、高热、头痛、恶心、呕吐、食欲不振等，常伴有白细胞计数升高和血沉加快。

3. 无症状菌尿 无症状菌尿是一种隐匿性尿路感染，多见于老年女性和妊娠期妇女，患者无任何尿路感染症状，发病率随年龄增长而增加。

4. 复杂性尿路感染 复杂性尿路感染临床表现差异很大，常伴有增加获得感染或治疗失败风险的其他疾病，可伴或不伴有临床症状（如尿频、尿急、尿痛，排尿困难，腰背部疼痛，脊肋角压痛，耻骨上区疼痛和发热等）。复杂性尿路感染常伴随其他疾病，如糖尿病和肾功能衰竭，其导致的后遗症也较多，最严重和致命的情况包括尿脓毒血症和肾功能衰竭。

二、外阴感染

外阴感染的种类很多，其中包括性病，阴虱、疥虫引致的寄生虫病，各种外阴阴道炎，如常见的念珠菌性阴道炎和滴虫性阴道炎。外阴感染与外阴的非感染性炎症，有相似的症状，如瘙痒，单纯用物理检查方法区别非常困难。常见的外阴感染如下。

1. 前庭大腺囊肿 是在阴唇的后半部形成一个肿块，可能造成继发感染并发展为脓肿。这种病变疼痛难忍使性交困难，甚至有时可因此诱发阴道痉挛。治疗方法是把囊肿或脓肿全部切除干净，切除不彻底会复发。

2. 尖锐湿疣（性病性赘生物） 呈丘疹样病变，湿润有蒂。可以单发，也可以在阴唇或其周围多发。病变成片时，颜色分布呈紫色、红色或暗灰色，常常呈菜花样外观。本病由病毒感染引起，可能经性交感染（男性可在包皮、龟头或阴茎的冠状沟有湿疣）。

3. 疱疹性外阴炎 是由Ⅱ型单纯疱疹病毒引起的感染性疾病。病变的特点是在阴唇和阴蒂包皮上面有密集的小疱，75%的病例在宫颈处有同样病变，这些小疱可以发生溃疡，形成大而圆或卵圆形的病灶，周围有弥散状红斑和炎症反应。外阴部或尿道口、阴道口内的小疱可以引起性交疼痛、强烈的瘙痒和烧灼感。在急性感染期间，常有发热、腹股沟淋巴结肿大和局部疼痛。本病很容易复发，复发周期由数周到数月。

三、阴道炎

阴道炎可以由感染引起，也可以是非感染性炎症。萎缩性阴道炎便是由于阴道黏膜失去了雌激素的作用。引起阴道炎的最常见的致病因子是滴虫、白色念珠菌、阴道嗜血菌属和支原体。

1. 滴虫性阴道炎 是由一种寄生在阴道内的微生物——阴道滴虫引起的。本病有阴唇、阴道瘙痒、烧灼感和性交疼痛等明显症状，阴道有大量典型的从灰白色到黄褐色泡沫状水样排出物。滴虫病可由性交感染，但男性受染者没有任何症状，因此，往往需要男女双方同时进行治疗以避免反复感染。如果单独对女方进行治疗仍有可能复发。

2. 念珠菌性阴道炎 是由一种霉菌——白色念珠菌引起的，常常发生于患糖尿病、阿狄森氏病、妊娠和用广谱抗生素或口服避孕药的妇女。念珠菌感染伴有强烈的瘙痒和有干稠的白色干酪样排出物。治疗可以采用咪唑类、制霉菌素片剂、杀念珠菌素片剂或膏剂。

3. 嗜血杆菌性阴道炎 由阴道内的嗜血杆菌引起。现在认为，这种病大约90%以上是反应性的，曾叫作非特异性细菌性阴道炎。该感染的特点是阴道流出有臭味的、白色污秽的排出物，同时伴有烧灼感和瘙痒，容易和滴虫性阴道炎混淆。

4. 非感染性阴道炎 过敏性阴道炎可由于对某些涂擦于阴道黏膜的物质的化学成分产生过敏反应而发生，这些物质包括阴道用的避孕泡沫剂、胶冻、阴道灌洗液、洗澡油等。过敏性阴道炎以瘙痒、阴道排液和阴道黏膜红斑为其特点。放射性阴道炎发生在宫颈癌局部放疗之后或其他恶性肿瘤放疗之后，普遍表现阴道黏膜萎缩和润滑度降低。通常局部应用雌激素软膏和人造润滑剂治疗，可以防止性交疼痛。

四、淋病和梅毒

1. 淋病 是淋病奈瑟菌（简称淋球菌）引起的以泌尿生殖系统化脓性感染为主要表现的性传播疾病。感染淋病的女性约有75%是不表现出任何症状的带菌者，除非采用适当的细菌培养，否则很难做出诊断。感染后开始症状轻微或无症状，一般经3~5天的潜伏期后，相继出现尿道炎、宫颈炎、尿道旁腺炎、前庭大腺炎及直肠炎等，其中以宫颈炎最常见。70%的女性淋病患者存在尿道感染。淋菌性宫颈炎常见，多与尿道炎同时出现。急性淋病如未充分治疗可转为慢性淋病。表现为下腹坠胀、腰酸背痛、白带较多等。妊娠合并淋病多无临床症状。患淋病的孕妇分娩时，可经过产道而感染胎儿，特别是胎位呈臀先露时尤易被感染，可发生胎膜早破、羊膜腔感染、早产、产后败血症和子宫内膜炎等。幼女淋菌性外阴阴道炎，表现为外阴、会阴和肛周红肿，阴道脓性分泌物较多，可引起尿痛、局部刺激症状和溃烂。

2. 梅毒　是由螺旋体感染引起的。健康人同患者的皮肤直接接触就可以被感染，经过 10～90 天的潜伏期，发展为下疳。最典型的病变是局限于外阴部的硬结性溃疡，这种溃疡通常单发，有清楚的界限。有时也发生于宫颈、直肠或身体的其他部位。下疳出现后几天，表现出一种无触痛的淋巴结肿大。因为诊断梅毒的血清学检查往往需要几个星期，因此应当对可疑病变部位取材，用暗视野显微镜观察，以尽早确诊。一旦确诊就要尽快治疗，否则会发展为第二期和第三期，后者的特点是广泛累及皮肤、中枢神经系统、肾、肝和心血管系统。

第二节　抗菌药

世界范围内抗菌药物不合理使用由来已久，由此导致的细菌耐药日益严重，我国的情况更为严峻。随着抗菌药物在医疗、农业、养殖、畜牧等各个领域的广泛使用和滥用，细菌耐药性在不断增强，细菌耐药导致患者治疗失败、医疗费用增加、病死率上升，耐药菌的进一步发展可能使人类重新面临感染性疾病的威胁。我国政府积极响应世界卫生组织的倡导，从 2011 年 4 月起开展了抗菌药物合理使用专项整治活动。

抗菌药物治疗性应用，通常为经验用药和联合用药。

1. 经验用药　抗菌治疗的药物选择是临床上最困难的用药决策。抗菌药物的经验治疗在临床中占有重要的地位和积极的作用。临床诊疗过程中，往往病情紧急，细菌的耐药性、选用何种药物、用药剂量、用药途径是否合适，药物能否达到感染部位，是否要联合用药等一系列困扰临床医生的问题需在短时间内做出决策。

首先判断：患者是单纯病毒感染、单纯真菌感染，还是细菌感染，如是单纯病毒感染或单纯真菌感染，无须使用抗菌药物。考虑为细菌感染时立即采取经验治疗。

（1）合理选用抗菌药物 根据临床特点尽快判断感染部位的常见病原菌，确定选取何种抗菌药物。首先要了解患者先前是否使用过抗菌药物，本地区甚至本医院的耐药情况如何（近期耐药性监测结果），对候选抗菌药物的抗菌谱、组织穿透性、药代动力学和药效学特征、耐药性、安全性和经济性等有所了解，结合患者的生理状态（高龄、幼、孕、哺、未成年）和病理生理状态（肝肾功能、免疫缺陷等）、既往用药情况及过敏史等确定抗菌药物。应特别注意能留取标本的一定在用药前留取！当常规检查结果出来之后，肝肾功能不全患者需要根据肝肾功能调整剂量；密切观察抗感染药物的治疗效果，在有病原学检查结果时，要注意所使用的药物是否对病原体敏感，观察感染的局部症状是否好转，如局部功能障碍是否逐渐好转，分泌物是否减少，伤口是否逐渐愈合等。若经验治疗效果不佳，此时病原学结果就可以作为选用作用强的敏感抗感染药物的重要参照，转入目标治疗。虽然临床上许多感染性疾病可以通过经验性治疗治愈，但在不同的时间、地域，致病菌的构成、种类和药物敏感性有着很大差异，临床还需重视病原学的检查，然后根据用药效果，尽快判断经验性治疗方案的有效性，参照细菌学检查结果针对性选用作用强的敏感抗菌药物，进行目标治疗。在感染诊断明确，有病原体及药物敏感试验结果时，要优先使用敏感、窄谱、低毒性、价廉、半衰期长的药物。

（2）采用正确的给药途径 对于严重感染采取静脉给药，轻症感染时采用口服给药。

（3）选择给药剂量、给药间隔 给药剂量、间隔根据患者综合情况和药物的 PK/PD 参数，对于浓度依赖型、时间依赖且半衰期短、时间依赖且具抗菌后效应的抗感染药物采用不同的给药方案，对于 β-内酰胺类应每天 2~3 次给药；氨基糖苷类、喹诺酮类、两性霉素 B 等属浓度依赖型药物，且前 2 类具有确切的抗菌后效应，可日剂量一次给药（重症感染例外），疗效不变或有所增加而耳、肾毒性明显减少。

（4）适当的疗程　疗程的长短取决于病原菌、治疗反应及并发症。一般宜用至体温正常、症状消退后 3 ~ 4 天，对于某些特殊感染如败血症、感染性心内膜炎、溶血性链球菌炎则需较长时间方能彻底治愈，以防复发。

2. 联合使用抗菌药　联合用药的目的在于增加抗菌效果，减少不良反应，减缓细菌耐药性。单一药物可有效治疗的不需联合用药。仅在：①病因尚未查明的严重感染；②单一抗感染药物不能控制的需氧菌及厌氧菌混合感染；③单一抗感染药物不能有效控制的感染性心内膜炎或败血症等重症感染；④需长程治疗，但病原菌易对某些抗感染药物产生耐药性的感染，如深部真菌感染；⑤由于药物协同抗菌作用，联合用药以减少毒性大的抗菌药物剂量，从而减少其毒性反映情况时联合使用抗菌药物。

一、青霉素类药

青霉素
（Benzylpenicillin）

【适应证】用于敏感细菌所致各种感染，如脓肿、菌血症、肺炎和心内膜炎等。

【用法用量】肌内注射；每天 80 万 ~ 200 万 U，分 3 ~ 4 次给药；静脉滴注；每天 200 万 ~ 2000 万 U，分 2 ~ 4 次给药。

【操作要点】

1. 肌内注射时，每 50 万 U 溶解于 1ml 灭菌注射用水中，超过 50 万 U 则需加灭菌注射用水 2ml，不应以 0.9% 氯化钠注射液为溶剂。

2. 静脉滴注时给药速度不能超过每分钟 50 万 U，以免发生中枢神经系统毒性反应。

3. 皮肤试验方法

（1）配制

第一步，本品钾盐或钠盐以 0.9% 氯化钠注射液配制成为 20 万 U/ml 的青霉素溶液（80 万 U/瓶，注入 4ml 氯化钠注射液即成）。

第二步，取每 20 万 U/ml 的溶液 0.1ml，加 0.9% 氯化钠注射液至 1ml，成为 2 万 U/ml。

第三步，取 2 万 U/ml 溶液 0.1ml，加 0.9% 氯化钠注射液至 1ml，成为 2000U/ml 溶液。

第四步，取 2000U/ml 溶液 0.25ml，加 0.9% 氯化钠注射液至 1ml，成为 500U/ml 的皮试溶液。

（2）试验

①用 75% 乙醇消毒前臂屈侧腕关节上约 3~5cm 处皮肤。

②抽取皮试液 0.1ml（含青霉素 50U），作皮内注射（儿童注射 0.02~0.03ml）。

③20min 后，如局部出现红肿，直径大于 1cm 或局部红晕或伴有小水疱者为阳性。

④对可疑阳性者，应在另一前臂用 0.9% 氯化钠注射液做对照试验。

（3）皮试注意事项

①极少数高敏患者可在皮肤试验后数秒至数分钟内出现过敏性休克，应立即按照过敏性休克抢救方法进行救治。

②皮试液的含药量要准确，配制后冰箱保存不应超过 24h。

③药物更换批号或停药 3 天以上，须重新做皮肤敏感性试验。

【不良反应】

1. 过敏反应　本品过敏反应较常见，包括荨麻疹等各类皮疹、白细胞减少、间质性肾炎、哮喘发作等和血清病型反应；过敏性休克偶见。

2. 毒性反应　少见，但本品大剂量静脉滴注或鞘内给药时，可因脑脊液药物浓度过高导致抽搐、肌肉阵挛、昏迷及严重精神症状等（青霉素脑病）。

3. 赫氏反应和治疗矛盾　用本品治疗梅毒、钩端螺旋体病等疾病时可由于病原体死亡致症状加剧，称为赫氏反应；治疗矛盾也见于梅毒患者，系治疗后梅毒病灶消失过快，而组织修补相对较慢或病灶部位纤维组织收缩，妨碍器官功能所致。

4. 二重感染　可出现耐青霉素金黄色葡萄球菌、革兰阴性杆菌或念珠菌等二重感染。

5. 其他　应用大剂量可因摄入大量钠盐而导致心力衰竭。

【应急措施】一旦发生过敏反应，必须就地抢救，遵医嘱立即给予患者肌内注射 0.1% 肾上腺素注射液 0.5 ~ 1ml，必要时以 5% 葡萄糖注射液或 0.9% 氯化钠注射液稀释后做静脉注射。临床指征无改善者，半小时后重复 1 次。心跳停止者，肾上腺素注射液可做心内注射，同时静脉滴注大剂量肾上腺皮质激素，并补充血容量；血压持久不升者，给予多巴胺等血管活性药。出现血管神经性水肿或荨麻疹时，给予异丙嗪或苯海拉明等抗组胺药。有呼吸困难者予以氧气吸入或人工呼吸，喉头水肿明显者，应及时行气管切开。

【用药宣教】

1. 告知患有哮喘、湿疹、花粉症、荨麻疹等过敏性疾病患者最好不用本品。

2. 详细询问患者共用药物，告知患者氯霉素、红霉素、四环素类、磺胺药等可干扰本品的杀菌活性，降低本品疗效，故不宜合用；丙磺舒、阿司匹林、吲哚美辛、保泰松、磺胺药可减少青霉素类在肾小管的排泄，使青霉素类不良反应可能增加，必须联用时应密切注意。

3. 告知哺乳期妇女患者用药时宜暂停哺乳。

4. 告知大剂量应用本品的患者应按时定期抽血检测血钾或血钠。

5. 告知患者本品可干扰多项医学诊断，如硫酸铜尿糖试验、葡萄糖酶尿糖试验、钠测定值增高、AST 或 ALT 升高，在进行医学诊断前告知诊断医师正在接受本品治疗。

阿莫西林

（Amoxicillin）

【适应证】用于敏感细菌（不产 β - 内酰胺酶菌株）所致的感染，如大肠埃希菌、奇异变形杆菌或粪肠球菌所致的泌尿生殖道感染。

【用法用量】

1. 口服 每次 0.5g，每 6~8h 一次，每天剂量不超过 4g。

2. 肌内注射或静脉滴注 每次 0.5~1g，每 6~8h 一次。

【操作要点】

1. 注射液要现用现配。

2. 本品与氨基糖苷类药（如庆大霉素、卡那霉素）、环丙沙星、培氟沙星等药属配伍禁忌，联用时不可置于同一容器中。

【不良反应】

1. 过敏反应 可出现药物热、荨麻疹、皮疹等过敏反应。

2. 消化系统 多见腹泻、恶心、呕吐等症状，偶见假膜性结肠炎等胃肠道反应。

3. 血液系统 偶见嗜酸性粒细胞增多、白细胞减少、血小板减少、贫血等。

4. 皮肤黏膜反应 偶见斑丘疹、渗出性多形性红斑、Lyell 综合征、剥脱性皮炎。

5. 肝、肾功能紊乱 少数患者用药后偶见血清氨基转移酶轻度升高、急性间质性肾炎。

6. 其他 兴奋，焦虑，失眠，头晕以及行为异常等中枢神经系统症状。静脉注射量大时可见惊厥、嗜酸性粒细胞增多。

7. 二重感觉 长期使用本药可出现由念珠菌或耐药菌引起的二重感染。

【应急措施】参见青霉素过敏反应的救治。

【用药宣教】

1. 告知患者本品口服制剂宜饭后服用，以减轻胃肠道反应。

2. 告知患者在治疗期间或治疗后出现严重持续性腹泻（可能是假膜性肠炎）时，必须停药。

3. 告知患者本品可以与牛奶等食物同服。

4. 告知患者在服用此药期间不要吃高纤维食品，如燕麦，芹菜，胡萝卜等。

5. 告知患者若患有传染性单核细胞增多症不宜使用此药。

哌拉西林

（Piperacillin）

【适应证】　主要用于铜绿假单胞菌和各种敏感革兰阴性杆菌所致的严重感染。与氨基糖苷类联合应用，亦可用于有中性粒细胞减少症等免疫缺陷患者的感染。

【用法用量】　肌内注射时，以灭菌注射用水配制成 1g/2.5ml 的浓度。每个肌内注射部位每次肌内注射量不可超过 2g。静脉滴注时，将 1g 静脉注射液再稀释至 50～100ml，于 20～30min 内滴入。

【操作要点】

1. 使用本品前必须做皮肤过敏试验，以用青霉素皮试液作皮试，阳性反应者禁用。

2. 注射液要现用现配。

3. 与氨基糖苷类药（如庆大霉素、卡那霉素）、环丙沙星、培氟沙星等药有配伍禁忌，联用时不可置于同一容器中。

【不良反应】　本品过敏反应的发生和严重程度均低于青霉素。

1. 注射局部引起静脉炎或局部红肿。

2. 消化系统反应有腹泻、恶心、呕吐，少见肝功能异常、胆汁淤积性黄疸等。

3. 可致皮疹。

4. 偶见过敏性休克。

5. 神经系统可见头痛、头晕、乏力等。

6. 少见肾功能异常、白细胞减少及凝血功能障碍。

【应急措施】　参见青霉素过敏反应的抢救。

【用药宣教】

1. 详细询问患者有无出血史，告知溃疡性结肠炎、克罗恩病或假膜性结肠炎者慎用本品。

2. 告知患者用药期间注意观察注射部位是否出现静脉炎或局部红肿。

3. 告知患者用药期间注意观察消化系统反应：如腹泻、恶心、呕吐，及胆汁淤积性黄疸等。

4. 告知患者长期用药应注意检查肝、肾功能。

美洛西林

（Mezlocillin）

【适应证】用于治疗铜绿假单胞菌及其他敏感革兰阴性杆菌所致的下呼吸道感染、尿路感染、生殖系统感染及血流感染、脑膜炎等。

【用法用量】肌内注射临用前加灭菌注射用水溶解，静脉注射通常加入 5% 葡萄糖氯化钠注射液或 5% ~ 10% 葡萄糖注射液溶解后使用。肌内注射每天 2 ~ 4 次，静脉滴注按需要每 6 ~ 8h 一次，其剂量根据病情而定，严重者可每 4 ~ 6h 静脉注射一次。每天 2 ~ 6g，严重感染者可增至 8 ~ 12g，最大可增至 15g。

【操作要点】

1. 使用本品前必须做皮肤过敏试验，以用青霉素皮试液作皮试，皮试阳性反应者禁用。

2. 用药时需严格掌握静脉注射时间，0.5g 剂量的注射时间为 15 ~ 20min；早产儿和新生儿要延长滴注时间。肾功能不全患者给药间隔时间应大于 12h。

3. 以 5% 的葡萄糖水注射液稀释本品时，在 20℃ 以下，24h 内超过 10% 的本品会分解。本品稀释溶液在冰箱内保存不得超过 24h。

4. 本品与酸性溶液（pH4.5 以下）、碱性溶液（pH8.0 以上）有配伍禁忌。

5. 本品与阿米卡星、乙胺碘肤酮、诺氟沙星、非格司亭、庆大霉素、柔红霉素、卡那霉素、哌替啶、新霉素等药有配伍禁忌。

【不良反应】

1. 本品不良反应与羧苄西林相似，但高钠血症、低钾血症以及出血时间延长均较后者少见。

2. 以变态反应较为多见，有皮疹、药物热、嗜酸性粒细胞增多等。腹泻、恶心、呕吐等胃肠道反应亦发生于少数患者，个别患者出现血清氨基转移酶升高和血小板减少、白细胞总数减少。

少数患者静脉给药时可发生血栓性静脉炎。

3. 可出现神经、肌肉过度应激，偶见癫痫发作的报道，偶见凝血功能障碍。

【应急措施】参见青霉素过敏反应的救治。

【用药宣教】

1. 告知哺乳期妇女应用本品时宜暂停哺乳。

2. 告知大剂量使用本品的患者应定期测定血钠浓度。

阿洛西林

（Azlocillin）

【适应证】用于敏感的革兰阴性菌及阳性菌所致的各种感染，以及铜绿假单胞菌感染，包括败血症、脑膜炎、心内膜炎、化脓性胸膜炎、腹膜炎，以及下呼吸道、胃肠道、胆道、肾及输尿管、骨及软组织和生殖器官感染，妇科、产科感染，外耳炎、烧伤、皮肤及手术感染。

【用法用量】静脉滴注，每天 6～10g，重症可增至每天 10～16g，分 2～4 次静脉滴注，溶媒宜用 5% 葡萄糖氯化钠注射液或 5%～10% 葡萄糖注射液。

【操作要点】

1. 使用本品前必须做皮肤过敏试验，以用青霉素皮试液作皮试，皮试阳性反应者禁用。

2. 本品宜现配现用，静脉滴注时速度不宜过快。

3. 本品溶液呈碱性，与酸性注射液配伍容易出现白色絮状沉淀。

【不良反应】

1. 本品可致过敏性休克，用药前应作过敏试验。

2. 胃肠道反应，如恶心、呕吐、腹胀、腹泻、食欲不振等，口服给药时较常见。

3. 大剂量应用可出现神经系统反应，如抽搐、痉挛、神志不清。

4. 可见药物热等过敏反应。少见氨基转移酶升高、白色念珠菌继发感染。

【应急措施】参见青霉素过敏反应的救治。

【用药宣教】

1. 告知患者本品不宜与肝素、香豆素等抗凝药合用，也不宜与阿司匹林、布洛芬等非甾体类抗炎药合用，以免引起出血。

2. 告知需限制钠盐摄入的患者慎用。

3. 告知哺乳期妇女使用本品时宜暂停哺乳。

氨苄西林

（Ampicillin）

【适应证】用于敏感菌所致的呼吸道感染、胃肠道感染、尿路感染、皮肤及软组织感染、脑膜炎、血流感染及心内膜炎等。

【用法用量】

1. 口服　每次 0.25～0.75g，每天 4 次。

2. 肌内注射　每天 2～4g，分 4 次给药，用灭菌注射用水溶解。

3. 静脉滴注/静脉注射　每天 4～8g，分 2～4 次给药，重症感染者每天剂量可为 12g，每天极量 14g。

4. 肾功能不全者　CCr 为 10～50ml/min 者，给药间隔为 6～12h；CCr＜10ml/min 者，给药间隔 12～24h。

【操作要点】

1. 患者用药前，必须先使用青霉素皮试液进行皮试。

2. 皮内注射皮试液 0.05～0.1ml，20min 后观察结果，阳性反应者禁用本品。但皮试阴性者不能排除出现过敏性休克的可能。

3. 禁与硫酸阿米卡星、卡那霉素、庆大霉素、链霉素、磷酸克林霉素、盐酸林可霉素、多黏菌素甲磺酸钠、多黏菌素 B、氯霉素、红霉素乙基琥珀酸盐和乳糖酸盐、四环素类注射剂、新生霉素、肾上腺素、间羟胺、多巴胺、阿托品、盐酸肼屈嗪、水解蛋白、氯化钙、葡萄糖酸钙、B 族维生素、维生素 C、含有氨基酸的营养注射剂、多糖（如右旋糖酐 40）和氢化可的松琥珀酸钠配伍使用。

4. 本品浓度越高，稳定性越差，药液稳定性易受温度及溶液 pH 的影响，故宜采用中性液体作为溶剂，且应现用现配。

5. 肌内注射溶液配制，应分别溶解 125mg、500mg 和 1g 本品于 0.9～1.2ml、1.2～1.8ml 及 2.4～7.4ml 灭菌注射用水中。

6. 本品静脉滴注液的浓度不宜超过 30mg/ml。

【不良反应】【应急措施】参见"青霉素"。

【用药宣教】

1. 告知患者，口服本品不能以果汁、蔬菜汁及苏打水送服，建议空腹服药。

2. 用药期间如出现严重的持续性腹泻，可能为假膜性肠炎，应停药并进行确诊。

3. 长期或大量用药者应定期检查肝、肾、造血系统功能及血钾、血钠水平。怀疑为淋病伴梅毒损害者，用药前应进行暗视野检查，并至少于 4 个月内，每月接受血清试验 1 次。

4. 余参见"青霉素"。

二、头孢菌素类药

头孢唑林

（Cefazolin）

【适应证】用于治疗敏感细菌所致的呼吸道感染、尿路感染、皮肤软组织感染、骨和关节感染、败血症、感染性心内膜炎、肝胆系统感染及眼、耳、鼻、喉科等感染，也可作为外科手术前的预防用药。

【用法用量】

1. 静脉注射、静脉滴注或肌内注射，每次 0.5～1g，每天 2～4 次，严重感染者可增至每天 6g。

2. 肾功能不全者，首剂 0.5g，根据 CCr 给予不同的维持剂量，CCr＞50ml/min 时，可按正常剂量给药；CCr 为 20～50ml/min 时，每 8h 给予 0.5g；CCr 为 11～34ml/min 时，每 12h 给予 0.25g；CCr＜10ml/min 时，每 18～24h 给予 0.25g。

3. 血液透析者应在透析后补加 0.25～0.5g。

【操作要点】

1. 溶液的配制

（1）肌内注射 每 0.5g 或 1g 头孢唑林钠分别加入 2ml 和 2.5ml 灭菌注射用水或 0.9% 氯化钠注射液中。

（2）静脉注射 每 0.5g 或 1g 溶于 10ml 灭菌注射用水中，3～5min 内缓慢静脉注射。

（3）静脉滴注 每 0.5g 或 1g 溶于 10ml 灭菌注射用水中，再以 100ml 稀释液稀释。

2. 本品配制后宜避光保存，室温下不得超过 48h。本品受冷后可析出结晶，此时应置于 37℃ 加温使其溶解后应用。

3. 禁与硫酸阿米卡星、庆大霉素、卡那霉素、妥布霉素、盐酸四环素、乳糖酸红霉素、硫酸多黏菌素 B、林可霉素、可溶性巴比妥类、氯化钙、葡萄糖酸钙、氨茶碱、盐酸苯海拉明及其他抗组胺药、磺胺甲基异噁唑、利多卡因、间羟胺、去甲肾上腺素及琥珀胆碱等配伍使用。

4. 静脉给药时，药液应充分稀释，选用细针头和较粗的静脉，注意更换静脉，以减少局部疼痛和静脉炎的发生。

【不良反应】

1. 可见过敏反应（皮疹、荨麻疹、红斑及药物热等）、恶心、呕吐、腹痛、腹泻、食欲减退、血红蛋白降低及血小板减少等，偶见假膜性肠炎、过敏性休克、暂时性肝功能异常、肾功能异常及溶血性贫血等。

2. 长期用药可导致二重感染；肾功能不全者大剂量给药可出现脑病反应。

3. 肌内注射或静脉给药时，可出现注射部位疼痛、硬结，大剂量或快速给药可出现灼热感及血管疼痛，严重者可致血栓性静脉炎。

【应急措施】

1. 如发现注射静脉疼痛并呈现条索状发红时，应停止滴注，抬高患肢或热敷。

2. 出现过敏性休克的应急措施参见"青霉素"。

3. 药物过量时，给予对症治疗、大量饮水及补液等，也可血液透析以清除部分药物。

【用药宣教】

1. 本品乳汁中含量低，但哺乳期妇女用药时仍建议暂停哺乳。

2. 早产儿及 1 个月以下的新生儿不推荐应用本品。

3. 老年人应按肾功能适当减量或延长给药间期。

4. 对检验值及诊断的影响，可直接抗球蛋白试验呈阳性，硫酸铜法测尿糖呈假阳性，磺基水杨酸测尿蛋白呈阳性，Jaffe 反应测定血清及尿肌酸酐时可出现假性增高。

头孢硫脒

(Cefathiamidine)

【适应证】用于敏感菌所引起呼吸系统、肝胆系统、五官、尿路感染及心内膜炎、败血症。

【用法用量】

1. 肌内注射 每次 0.5g ~ 1.0g，每天 4 次。

2. 静脉注射 每次 1g，每天 2 ~ 4 次。

【操作要点】临用前以灭菌注射用水或 0.9% 氯化钠注射液适量溶解，再用 0.9% 氯化钠注射液或 5% 葡萄糖注射液 250ml 稀释。药液宜现用现配，配制后不宜久置。

【不良反应】偶有荨麻疹、哮喘、皮肤瘙痒、寒战高热、血管神经性水肿等，偶见治疗后非蛋白氮和谷丙转氨酶升高。

【应急措施】

1. 出现一般过敏反应 如荨麻疹，可使用抗过敏药物，如苯海拉明口服 25mg，每天 3 次；或应用氯苯那敏口服 4mg，每天 3 次。

2. 严重过敏现象 ①立即皮下或静脉注射 0.1% 肾上腺素注射液 0.5 ~ 1ml，如不缓解，十几分钟后，可再次注射 0.1% 肾上腺素注射液 0.3 ~ 0.5ml。有条件者可静脉滴注 5% 葡萄糖或葡萄糖氯化钠注射液加氢化可的松 100 ~ 200mg；对血压急剧下降者，输液中加入升压药物如间羟胺或去甲肾上腺素。有条件者也可同时吸入氧气，使用脱敏药物如注射异丙嗪 25mg，或采用其他方法对症处理。②现场无输液条件时，可静脉注射 25% 葡萄糖 60~80ml，静脉注射升压药物，但推药速度应缓慢。

【用药宣教】

1. 告知患者用药前必须先做皮试。本品可发生过敏性休克，用药后出现过敏反应或其他严重不良反应须立即停药并及时救治。

2. 肾功能不全的患者，应根据其轻重程度予以减量。

3. 本品可使接受 Coombs 试验的患者出现假阳性反应，还可干扰尿糖反应，使 Benedict、Fehling 和 Clintest 试验出现假阳性反应。孕妇于产前应用本品，其所生下的婴儿也可出现类似的阳性反应。

4. 几乎所有抗生素包括本品在使用时都有难辨梭状芽孢杆菌性腹泻的报道，根据病情严重程度可能为轻度腹泻至致命性结肠炎。

5. 告知孕妇怀孕早期应慎用，哺乳期妇女应慎用。

头孢呋辛
(Cefuroxime)

【适应证】适用于敏感菌所致的各种感染，包括产科、妇科感染以及淋病等，尤其用于不宜用青霉素治疗的淋病。

【用法用量】静脉滴注，常用量为每次 0.75g，每 8h 给药一次，疗程 5~10 天，对于生命受到威胁的严重感染或罕见敏感菌所引起的感染，可增加至每次 1.5g，每天 3 次；如果需要，可增至每 6h 给药 1 次，每天总量达 3~6g。对于细菌性脑膜炎，使用剂量每 8h 不超过 3.0g。对于单纯性淋病应肌内注射单剂量 1.5g，可分注于两侧臀部。口服 0.25g，每天 2 次，重症可服到每次 0.5g。肾功能不全者，应根据肾功能损害的程度来调整用法与用量。

【操作要点】

1. 氨基糖苷类抗生素或强利尿药与头孢菌素联合用药可导致肾毒性。

2. 本品注射剂不能以碳酸氢钠溶液溶解，两者混合后溶液变色。

3. 本品注射剂不可与其他抗菌药在同一容器中给药。

4. 肾功能不全者应减少每天剂量，尤其是合并应用强效利尿药或氨基糖苷类抗生素治疗的患者应注意监测肾功能，特别是对接受高剂量的重症患者。

5. 本品能引起假膜性肠炎，对有胃肠道疾病史者，特别是溃疡性结肠炎、局限性结肠炎或抗生素相关性结肠炎患者，应警惕。

6. 少数患儿使用本品时出现轻、中度听力受损。

7. 本品注射剂与下列药物存在配伍禁忌，如硫酸阿米卡星、庆大霉素、卡那霉素、妥布霉素、新霉素、盐酸金霉素、盐酸四环素、盐酸土霉素、多黏菌素甲磺酸钠、硫酸多黏菌素、葡萄糖酸红霉素、乳酸红霉素、林可霉素、磺胺异噁唑、氨茶碱、可溶性巴比妥类、氯化钙、葡萄糖酸钙、盐酸苯海拉明和其他抗组胺药、利多卡因、去甲肾上腺素、间羟胺、哌甲酯、琥珀酸胆碱等。与下列药物可能发生配伍禁忌，如青霉素、甲氧西林、琥珀酸氢化可的松、苯妥英钠、丙氯拉嗪、B 族维生素和维生素 C、水解蛋白等。

【不良反应】

1. 局部反应　如肌内注射部位疼痛、血栓性静脉炎等。

2. 胃肠道反应　如腹泻、恶心、假膜性结肠炎等。

3. 过敏反应　常见为皮疹、瘙痒、荨麻疹等。偶见过敏症、药物热、多形红斑、间质性肾炎、毒性表皮剥脱性皮炎、斯－约综合征。

4. 血液　可见血红蛋白和红细胞压积减少、短暂性嗜酸粒细胞增多症，短暂性的中性粒细胞减少症及白细胞减少症等，偶见血小板减少症。

5. 肝功能　可见 ALT、AST、碱性磷酸酶、乳酸脱氢酶及血清胆红素一过性升高。

6. 其他　尚见呕吐、腹痛、结膜炎、阴道炎（包括阴道念珠菌病），肝功能异常（包括胆汁淤积），再生障碍性贫血，溶血性贫血，出血，引发癫痫，凝血酶原时间延长，各类血细胞减少，粒细胞缺乏症等。

【应急措施】出现一般不良反应时，遵医嘱对症处理。出现过敏性休克时，参照青霉素过敏性休克的应急措施。

【用药宣教】

1. 告知患者本品与青霉素类有交叉过敏反应。对青霉素类药过敏者，慎用本品。有青霉素过敏性休克史者，不宜再选用本品。

2. 告知患者使用本品时，应注意监测肾功能，特别是对接受高剂量的重症患者。

3. 告知肾功能不全者应减少每天剂量。合并应用强效利尿药或氨基糖苷类抗生素治疗的患者应注意监测肾功能。

4. 告知患者本品能引起假膜性肠炎，对有胃肠道疾病史者，特别是溃疡性结肠炎、局限性结肠炎或抗生素相关性结肠炎患者应警惕。

5. 告知患者本品可干扰多项医学诊断。可直接干扰 Coombs 实验结果，出现阳性的反应；对本尼迪克特试验或费林试验或 Clintest tabets 试纸检查尿糖时会出现假阳性反应。

头孢西丁

（Cefoxitin）

【适应证】临床主要用于敏感菌所致的呼吸道感染、心内膜炎、腹膜炎、肾盂肾炎、尿路感染、败血症以及骨、关节、皮肤和软组织等感染。

【用法用量】每次 1 ~ 2g，每天 3 ~ 4 次，重症 1 天量可达 12g。

【操作要点】

1. 主要由肾排泄，偶可引起肾功能损害，对肾功能不全者应减量。

2. 与氨基糖苷类抗生素合用时，有协同抗菌作用，但会增加肾毒性。

3. 与呋塞米等强利尿剂合用时，可增加肾毒性。

4. 与丙磺舒合用时可延迟本品的排泄，升高本品的血药浓度及延长半衰期。

5. 本品可影响乙醇代谢，使血中乙醛浓度上升，导致双硫仑样反应（面部潮红、头痛、眩晕、腹痛、胃痛、恶心、呕吐、气促、心率加快、血压降低，以及嗜睡、幻觉等）。

6. 与阿米卡星、氨曲南、红霉素、非格司亭、庆大霉素、氢化可的松、卡那霉素、甲硝唑、新霉素、奈替米星、去甲肾上腺素等药物属配伍禁忌。

7. 不宜用大量溶液稀释，药液宜现配现用，不宜配制后久置。

【不良反应】一般均呈暂时性及可逆性，主要的不良反应如下。

1. 偶见恶心、呕吐、食欲下降、腹痛、腹泻、便秘等胃肠道反应。

2. 偶见皮疹、荨麻疹、红斑、药热等过敏反应；罕见过敏性休克症状。

3. 少数患者用药后可出现肝、肾功能异常。

4. 长期大剂量使用本品可致菌群失调，发生二重感染。还可能引起维生素 K、维生素 B 缺乏。

5. 肌内注射部位可能引起硬结、疼痛；静脉注射剂量过大或过快时可产生灼热感、血管疼痛，严重者可致血栓性静脉炎。

【应急措施】一旦发生过敏反应，必须就地抢救，遵医嘱立即给予患者肌内注射 0.1% 肾上腺素注射液 0.5～1ml，必要时以 5% 葡萄糖注射液或氯化钠注射液稀释后做静脉注射。

【用药宣教】

1. 告知孕妇及哺乳期妇女、早产儿、新生儿慎用本品。

2. 告知严重肝、肾功能不全患者长期用药时应常规监测肝、肾功能及血常规。

3. 告知患者，少数患者用药后可出现 ALT、AST 升高，尿素氮、肌酸、肌酐升高。

4. 告知患者，少数用药后可出现血色素降低，血小板、中性粒细胞减少，嗜酸性粒细胞增多等。

5. 告知患者使用本品时，应用碱性酒石酸铜试液进行尿糖试验可呈假阳性。

6. 告知患者用药期间及用药后一周内应避免饮酒、口服或静脉输入含乙醇的药物。

7. 告知患者长期大剂量使用本品可致菌群失调，发生二重感染。还可能引起维生素 K、B 族维生素缺乏。

8. 告知患者肌内注射部位可能引起硬结、疼痛；静脉注射剂量过大或过快时可产生灼热感、血管疼痛，严重者可致血栓性静脉炎。

头孢替安

（Cefotiam）

【适应证】本品适应于治疗敏感菌所致术后感染，烧伤感染，皮肤软组织感染，骨和关节感染，呼吸系统感染，胆道感染，泌尿生殖系统感染，耳、鼻、喉感染，败血症，脑脊膜炎，腹膜炎等。

【用法用量】1 天常用量为 0.5～2g，分 2～4 次给予。严重感染如败血症可用至每天 4g。

【操作要点】

1. 做好发生休克时急救处置的准备，让患者保持安静状态，仔细观察。

2. 与氨基糖苷类抗生素、呋塞米等强利尿药合用可加重肾损害，同置于一个容器中给药可影响药物效价。

3. 为了避免大剂量静脉给药时偶尔引起的血管痛、血栓性静脉炎，应注意注射液的配制、注射部位、注射法等，并尽量减慢注射速度。

4. 溶解后的药液应立即使用，若必须贮存应在 8h 内用完，药液颜色可能随着时间的延长而加深。

5. 给药期间应定期做肝功能、肾功能、血常规等检查。

【不良反应】

1. 休克　偶有发生休克症状，给药后应注意观察，若发生感觉不适、口内感觉异常、喘鸣、眩晕、排便感、耳鸣、出汗等症状，应停止给药。

2. 过敏性反应　若出现皮疹、荨麻疹、红斑、瘙痒、发热、淋巴结肿大、关节痛等过敏性反应时应停止给药并做适当处置。

3. 肾脏　偶尔出现急性肾功能衰竭等严重肾功能障碍，应定期检查，出现异常情况时终止给药，并做适当处置。

4. 血液系统　有时出现红细胞减少，粒细胞减少，嗜酸性粒细胞增高，血小板减少，偶尔出现溶血性贫血。

5. 肝脏　有时出现 ALT、AST、碱性磷酸酶增高，偶尔出现胆红素、乳酸脱氢酶、γ－谷氨酰转肽酶增高。

6. 消化系统　偶尔出现假膜性肠炎等伴随带血便症状的严重结肠炎。

7. 呼吸系统　偶尔发生伴随发热、咳嗽、呼吸困难、胸部 X 线异常、嗜酸性粒细胞增高等间质性肺炎的症状，若出现上述症状，应停药并采取注射肾上腺皮质激素等适当处置。

8. 中枢神经系统　对肾功能不全患者大剂量给药时有时可出现痉挛等神经症状。

9. 菌群失调　偶有出现口腔炎、念珠菌症。

10. 维生素缺乏症　偶有出现维生素 K 缺乏症（低凝血酶原血症、出血倾向等），B 族维生素缺乏症（舌炎、口腔炎、食欲不振、神经炎等）。

11. 其他　偶有引起头晕、头痛、倦怠感、麻木感等。

【应急措施】出现过敏性休克时，参照青霉素过敏性休克的应急措施。

【用药宣教】

1. 告知患者给药期间定期做肝功能、肾功能、血常规等检查。

2. 经口摄取营养不便的患者或采取非经口摄取营养的患者、高龄者，全身状态不佳者因可能出现维生素 K 缺乏症，需充分进行观察。

3. 告知患者本品偶有口腔炎、念珠菌症。

4. 告知患者本品偶尔发生伴随发热、咳嗽、呼吸困难、胸部 X 线异常、嗜酸性粒细胞增高等症状的间质性肺炎，若出现上述症状，应停药并告知医务人员。

5. 告知患者本品可对临床化验值产生影响，如检查尿糖有时出现假阳性反应；直接库姆斯试验阳性。

头孢噻肟

（Cefotaxime）

【适应证】用于敏感细菌所致的肺炎及其他下呼吸道感染、尿路感染、脑膜炎、败血症、腹腔感染、盆腔感染、皮肤软组织感染、生殖道感染、骨和关节感染等。

【用法用量】中度感染，每次 1g，每 12 小时一次；严重感染每天 8~12g，分 3~4 次给药。

【操作要点】

1. 肌内注射剂量超过 2g 时，应换不同部位注射。

2. 有胃肠道疾病或肾功能不全者慎用。

3. 大剂量本品与强利尿药及氨基糖苷类抗生素联合应用时，用药期间应随访肾功能。

4. 本品与氨基糖苷类不可同瓶滴注，不能与碳酸氢钠液混合。

【不良反应】

1. 可见皮疹和药物热、静脉炎、腹泻、恶心、呕吐、食欲不振等不良反应。

2. 碱性磷酸酶或血清氨基转移酶轻度升高、暂时性血尿素氮和肌酐升高等。

3. 少见白细胞减少、嗜酸性粒细胞增多或血小板减少。

4. 偶见头痛、麻木、呼吸困难和面部潮红。

5. 极少数患者可发生黏膜念珠菌病。

【应急措施】出现皮疹和静脉炎及胃肠道症状时，对症处理；出现过敏性休克时，参照青霉素过敏性休克的应急抢救。

【用药宣教】

1. 告知患者本品有交叉过敏反应，对一种头孢菌素或头霉素过敏者对其他头孢菌素类或头霉素也可能过敏。对青霉素或青霉胺过敏者也可能对本品过敏。

2. 详细询问患者有无胃肠道疾病史或肾功能损伤存在，告知有胃肠道疾病或肾功能不全者慎用本品。

3. 告知患者可有皮疹、头晕、耳鸣、发热、腹泻、呕吐、全身不适等症状，多停药后缓解。

4. 告知哺乳期妇女应用本品时宜暂停哺乳。

5. 告知患者本品可干扰多项医学诊断，如患者 Coombs 试验可出现阳性；孕妇产前应用本品，此反应可出现于新生儿。用硫酸铜法测定尿糖可呈假阳性。血清碱性磷酸酶、血尿素氮、ALT、AST 或血清乳酸脱氢酶值可增高。

头孢曲松
（Ceftriaxone）

【适应证】主要用于敏感菌感染的脑膜炎、肺炎、皮肤软组织感染、腹膜炎、泌尿系统感染、淋病、肝胆感染、外科创伤、败血症及生殖器感染等。已作为治疗淋病的第一线药物。

【用法用量】

1. 肌内注射　每次 1g，每天 1 次，1g 溶于 3.5ml 利多卡因注射液（1%）中，供深部肌内注射（以 1% 利多卡因注射液溶解的该药禁用于静脉注射）。

2. 静脉注射　每次 1g，每天 1 次，溶于注射用水 10ml 中，缓缓静注，一般需时 2～4min。

3. 静脉滴注　每天 2g，溶于 0.9% 氯化钠注射液、5% 葡萄糖注射液或 10% 葡萄糖注射液或右旋糖酐注射液 40ml 中，约 10～15min 内滴入。

4. 治疗淋病的治疗方案　1 次单剂肌内注射 0.25g 即可。另外加口服多西环素 0.1g，每天 2 次，共口服 5～7 天。

【操作要点】

1. 本品不能加入哈特曼氏以及林格氏等含有钙的溶液中使用。

2. 与含钙剂或含钙产品合并用药有可能导致致死性结局的不良事件。

3. 应选择臀部大肌群缓慢深部注射，并注意每次更换注射部位。

4. 静脉给药时，注意更换静脉，防止发生静脉炎。

5. 给药期间，注意监测血常规、血红蛋白及肝、肾功能，并注意观察和随访用药后的不良反应。

6. 注意观察用药局部的改变。肌内注射时，注射部位可能引起硬结、疼痛；静脉给药时，如剂量过大或速度过快可产生灼热感、血管疼痛，严重者可致血栓性静脉炎。

7. 长期用药易引起菌群失调所致的假膜性肠炎，尤其是慢性疾病患者、衰弱者、老年人及腹部手术者更易发生，给药期间注意是否发生腹痛、频繁腹泻等假膜性肠炎症状以及念珠菌二重感染的早期症状。

8. 长期或大剂量应用可使肠道产生维生素 K 的细菌减少，并可致低凝血因子 Ⅱ 血症，给药期间应监测凝血常规变化，同时还应观察和随访有无出血征象。

【不良反应】

1. 过敏反应　皮疹、瘙痒、发热，支气管痉挛和血清病等过敏反应。

2. 胃肠道反应　腹泻、恶心、呕吐、腹痛、结肠炎、胀气、味觉障碍和消化不良。

3. 血液系统反应　偶见嗜酸性粒细胞增多，血小板减少、白细胞减少或出血。

4. 注射部位疼痛或静脉炎。

【应急措施】

1. 血常规、血红蛋白、肝肾功能等检查值明显异常，或出现药物热、多形性红斑、血清病样反应的征兆，以及支气管痉挛症状，立即停药，及时对症处理。

2. 如出现皮肤淤血或瘀斑、牙龈出血、鼻出血等，立即停药，并服用适量维生素 K。

3. 一旦发生过敏反应，及时停药，补充液体，可遵医嘱口服或注射抗组胺药物、糖皮质激素和钙剂进行常规抗过敏处理，症状仍不能控制的，可考虑采用糖皮质激素冲击疗法。

4. 出现过敏性休克的前驱症状，马上停药，患者立即取头低仰卧位，做好抢救准备。抢救方法：保持气道通畅，给予吸氧、肾上腺素及糖皮质激素等治疗。同时，严密监护心电、血压，监测并维持水、电解质、血糖、血气的稳定，记录每小时尿量。

5. 出现双硫仑样反应，让患者卧床休息，并给予对症处理。反应严重时，立即采取抢救措施，如维持血压、抗休克、必要时行人工给氧、静脉输液，给予大量维生素 C，并注意测定血钾、血镁浓度，及时纠正低血钾、低血镁。

6. 出现假膜性肠炎，立即停药，可给予甲硝唑口服，无效时可口服万古霉素。

7. 如出现血栓性静脉炎征象，应停止使用此静脉，并抬高患肢，活动局部，给予轻柔按摩或热敷，必要时局部涂多磺酸黏多糖。

【用药宣教】

1. 告知有青霉素过敏性休克或即刻反应的患者，不宜再选用头孢菌素类。

2. 告知有胃肠道疾病史者，特别是溃疡性结肠炎、局限性肠炎或抗生素相关性结肠炎（头孢菌素类很少产生假膜性肠炎）者应慎用本品。

3. 告知患者给药期间严密监测血常规及肝、肾功能。

4. 告知患者用药期间及停药 3 ~ 5 天内应避免饮酒及含乙醇饮料，以免引起双硫仑反应。

头孢哌酮

（Cefoperazone）

【适应证】临床上用于各种敏感菌所致的呼吸道、泌尿道、腹膜、胸膜、皮肤和软组织、骨和关节、五官等部位的感染，还可用于败血症和脑膜炎等。

【用法用量】每次 1 ~ 2g，每 12h 一次。严重感染可增至 1 次 4g，每 12h 一次。

【操作要点】

1. 对头孢菌素类过敏及有青霉素过敏休克和即刻反应史者禁用本药。

2. 肝病和（或）胆道梗阻患者，剂量需适当调整，且应进行血药浓度监测。如不能进行血药浓度监测时，每天给药剂量不应超过2g。

3. 本品与氨基糖苷类抗生素联合使用时，不宜置于同一针筒或输液瓶中。

【不良反应】

1. 过敏反应引起的主要症状是斑丘疹、荨麻疹、药物热等，有药物过敏史者容易发生。

2. 偶有血清转氨酶和碱性磷酸酶短暂升高，胃肠道反应一般较轻，如稀便、腹泻等。

3. 本品可导致低凝血酶原血症，偶有出血发生，必要时给予维生素K。

4. 本品在胆汁中的含量较高，易使肠道菌群失调。

【应急措施】同"头孢曲松"。

【用药宣教】

1. 详细询问患者是否有青霉素类药物过敏史，以免发生过敏反应。

2. 告知患者用药期间及停药后3～5天不宜饮酒及服用含乙醇的饮品。

3. 告知严重肾功能不全者慎用本品。

4. 告知孕妇、婴幼儿慎用本品。

5. 告知患者本品可干扰体内维生素K的代谢，造成出血倾向，大剂量用药时尤应注意。

6. 告知患者本品尚可改变血常规，造成肝、肾损害和导致胃肠道反应。

头孢唑肟

（Ceftizoxime）

【适应证】用于敏感菌所致的下呼吸道感染、尿路感染、腹腔感染、盆腔感染、败血症、皮肤软组织感染、骨和关节感染、肺炎链球菌或流感嗜血杆菌所致脑膜炎和单纯性淋病。

【用法用量】

1. 常用量　每次 1～2g，每 8～12h 一次；严重感染者的剂量可增至每次 3～4g，每 8h 一次。治疗非复杂性尿路感染时，每次 0.5g，每 12h 一次。

2. 肾功能不全者　肾功能不全的患者需根据其严重程度调整剂量。在给予 0.5～1g 的首次负荷剂量后，轻度肾功能不全的患者（CCr 为 50～79ml/min）常用剂量为每次 0.5g，每 8h 一次，严重感染时每次 0.75～1.5g，每 8h 一次；中度肾功能不全的患者（CCr 为 5～49ml/min）常用剂量为每次 0.25～0.5g，每 12h 一次，严重感染时每次 0.5～1g，每 12h 一次；重度肾功能不全需透析的患者（CCr 为 0～4ml/min）常用剂量为每次 0.5g，每 48h 一次或每次 0.25g，每 24h 一次，严重感染时每次 0.5～1g，每 48h 一次或每次 0.5g，每 24h 一次。血液透析患者透析后可不追加剂量，但需在透析结束时按上述给药剂量和时间给药。

【操作要点】

1. 拟用本药前必须详细询问患者先前有否对本药、其他头孢菌素类、青霉素类或其他药物的过敏史，对本药及其他头孢菌素过敏者禁用。

2. 重度肾功能不全的患者、对进食困难或非经口摄取营养患者、全身状态低下的患者、高龄患者均须慎用。

3. 大量静注可引起血管痛及血栓性静脉炎，故宜减慢注射速度。

4. 与香豆素类药合用时，有增强香豆素类药作用的可能。

5. 与呋塞米等利尿药、其他头孢菌素与氨基糖苷类抗生素联合应用时有肾毒性。

6. 本品溶解后在室温下放置不宜超过 7h，冰箱中放置不宜超过 48h。

【不良反应】

1. 皮疹、瘙痒和药物热等过敏反应、腹泻、恶心、呕吐、食欲不振等。

2. 碱性磷酸酶、血清氨基转移酶轻度升高、暂时性血胆红素、血尿素氮和肌酐升高等。

3. 少见贫血（包括溶血性贫血）、白细胞减少、嗜酸性粒细胞增多或血小板减少。

4. 偶见头痛、麻木、眩晕、维生素 K 和维生素 B 缺乏症、过敏性休克。

5. 极少数患者可发生黏膜念珠菌病。

6. 注射部位烧灼感、蜂窝织炎、静脉炎（静脉注射者）、疼痛、硬化和感觉异常等。

【应急措施】一旦发生过敏反应，必须就地抢救，遵医嘱立即给予患者肌内注射 0.1% 肾上腺素注射液 0.5～1ml，保持呼吸道通畅、吸氧等紧急措施。

【用药宣教】

1. 详细询问患者是否对本品、其他头孢菌素类、青霉素类或其他药物有过敏史，如以往发生过青霉素休克的患者，则不宜再选用本品。必要时可作皮试。

2. 告知患者本药有胃肠道反应，如恶心、呕吐、腹泻等。有胃肠道疾病病史者，特别是结肠炎患者应慎用。

3. 告知患者应用本品时应注意肾功能，特别是大剂量治疗的重症患者。

4. 告知患者过长时间应用本品可导致不敏感微生物的过度繁殖，需要严密观察，一旦发生二重感染，需采取相应措施。

5. 告知患者可发生眩晕、头痛等反应。

6. 告知患者每次大剂量静脉注射时可引起血管痛、血栓性静脉炎，应尽量减慢注射速度以防其发生。

7. 告知患者本品可干扰多项医学诊断，如 Coombs 试验可出现阳性。用 Benedict、Fehling 及 Clinitest 试剂检查尿糖可呈假阳性。血清碱性磷酸酶、血尿素氮、ALT、AST 或血清乳酸脱氢酶值可增高。

头孢他啶
（Ceftazidime）

【适应证】用于敏感革兰阴性杆菌所至的败血症、下呼吸系感染、腹腔胆系感染、复杂性尿路感染和严重皮肤软组织感染。可用于治疗单纯的感染或由两种以上敏感菌引起的混合感染。

【用法用量】

1. 常用量　①败血症、下呼吸道感染、胆道感染等，每天 4~6g，分 2~3 次静脉滴注或静脉注射，疗程 10~14 天。②泌尿系统感染和重度皮肤软组织感染等，每天 2~4g，分 2 次静脉滴注或静脉注射，疗程 7~14 天。对于轻度尿路感染，每 12h 给予 0.5~1g 即已足够。③对于某些危及生命的感染、严重铜绿假单胞菌感染和中枢神经系统感染，可酌情增量至每天 0.15~0.2g/kg，分 3 次静脉滴注或静脉注射。

2. 肾功能不全的患者　因本品主要经肾脏排泄，对肾功能不全患者应减量使用，可根据 CCr 来计算合适的给药剂量。透析后患者应重复适当维持剂量。

【操作要点】

1. 静脉给药时应快速静脉滴注或缓慢静脉推注，不宜作快速静脉推注。

2. 肌内注射不宜用于早产儿、新生儿、6 岁以下幼儿及对利多卡因或酰胺类局部麻醉药过敏者。

3. 本品不可与氨基糖苷类抗生素在同一容器中给药。与万古霉素混合可发生沉淀。

4. 本品与氨基糖苷类抗生素或呋塞米等强利尿剂合用时需严密观察肾功能，以避免肾损害的发生。

5. 本品在碳酸氢钠溶液中的稳定性较在其他溶液中为差。

6. 有黄疸的新生儿或有黄疸严重倾向的新生儿禁用。

7. 本品与下列药物有配伍禁忌：硫酸阿米卡星、庆大霉素、卡那霉素、妥布霉素、新霉素、盐酸金霉素、盐酸四环素、盐酸土霉素、多黏菌素甲磺酸钠、硫酸多黏菌素 B、葡萄糖酸红霉素、乳糖酸红霉素、林可霉素、磺胺异噁唑、氨茶碱、可溶性巴比妥类、氯化钙、葡萄糖酸钙、盐酸苯海拉明和其他抗组胺药、利多卡因、去甲肾上腺素、间羟胺、哌甲酯、琥珀胆碱等。偶亦可能与下列药物发生配伍禁忌：青霉素、甲氧西林、琥珀酸氢化可的松、苯妥英钠、丙氯拉嗪、B 族维生素和维生素 C、水解蛋白。

【不良反应】

1. 过敏反应　以皮疹、荨麻疹、红斑、药热、支气管痉挛和血清病等过敏反应多见，少见过敏性休克症状。

2. 消化道反应　少数患者有恶心、呕吐、食欲下降、腹痛、腹泻、胀气、味觉障碍等胃肠道症状，偶见假膜性肠炎。

3. 血液学改变　少数患者用药后可出现中性粒细胞减少、嗜酸粒细胞增多。

4. 肝毒性　少数患者用药后可出现一过性肝酶升高。

5. 肾毒性　少数患者用药后偶可出现尿素氮、肌酸、肌酐升高。

6. 中枢神经反应　用药后偶见头痛、眩晕、感觉异常等中枢神经反应的症状；少见癫痫发作。

7. 二重感染　少数患者长期应用本品可导致耐药菌的大量繁殖，引起菌群失调，发生二重感染。偶见念珠菌病（包括鹅口疮、阴道炎等）。

8. 缺乏维生素　少数患者长期应用本品可能引起维生素 K、维生素 B 缺乏。

9. 双硫仑样反应　应用本品期间饮酒或接受含乙醇药物者可出现双硫仑样反应（患者面部潮红、头痛、眩晕、腹痛、胃痛、恶心、呕吐、气促、心率加快、血压降低、嗜睡、幻觉等）。

10. 其他　肌内注射时，注射部位可能引起硬结、疼痛；静脉给药时，如剂量过大或速度过快可产生血管灼热感、血管疼痛，严重者可致血栓性静脉炎。

【应急措施】如遇休克反应，可按青霉素过敏性休克处理方法进行处理。

【用药宣教】

1. 详细询问患者是否对青霉素类药有过敏史，使用本品时须进行皮试，对头孢菌素类抗生素过敏的患者禁用本品。

2. 告知患者在治疗期间及停药后 1 周内应避免饮酒、口服或静脉输入含乙醇的药物。

3. 告知患者应用本品可出现过敏反应，主要是红斑及荨麻疹、瘙痒、药物热，偶有血管神经性水肿、气喘和低血压。

4. 告知患者用药期间可出现恶心、呕吐及腹泻等胃肠道反应。

5. 告知患者血清氨基转移酶可轻度升高。

6. 告知患者局部肌内注射部位可引起疼痛，静注可引起静脉炎或血栓性静脉炎。

7. 告知患者使用本品少有头痛、眩晕、感觉失常等神经系统反应。

头孢吡肟

（Cefepime）

【适应证】用于治疗各种细菌性感染，包括下呼吸道感染、尿路感染、皮肤软组织感染、骨髓炎、败血症及其他严重全身感染。

【用法用量】每12h给予1~2g，肌内注射或静脉滴注。

【操作要点】

1. 在用本品治疗期间患者出现腹泻时应考虑假膜性肠炎发生的可能性。

2. 对肾功能不全（$CCr \leqslant 60ml/min$）的患者，应根据肾功能调整本品剂量或给药间歇时间。

3. 本品与氨基糖苷类药物或强效利尿剂合用时，应加强临床观察，并监测肾功能，避免引发氨基糖苷类药物的肾毒性或耳毒性。

4. 本品不可加至甲硝唑、万古霉素、庆大霉素、妥布霉素或硫酸奈替米星、氨茶碱溶液中。本品浓度超过40mg/ml时，不可加至氨苄西林溶液中。如有与本品合用的指征，这些抗菌药应与本品分开使用。

5. 本品可用0.9%氯化钠注射液、5%~10%葡萄糖注射液、0.16mol/L乳酸钠、林格液等溶解。本品溶解液室温24h内使用。

【不良反应】主要为腹泻、头痛、皮疹、恶心、呕吐及瘙痒、便秘、眩晕等。偶有发热、口腔及阴道念珠菌感染、假膜性肠炎、局部痛或静脉炎。

【应急措施】

1. 出现皮肤过敏反应，立即停药，对症处理。

2. 出现严重的速发型过敏反应或过敏性休克，立即应用肾上腺素和其他急救措施。

3. 出现腹泻症状，应考虑假膜性肠炎可能性，轻症停药即可，中、重度患者需给予甲硝唑口服，无效时考虑口服万古霉素。

4. 发生口腔及阴道念珠菌二重感染，及时报告医生，按黏膜念珠菌病治疗原则处理。

【用药宣教】

1. 出现严重腹泻时，应及时报告医务人员。

2. 告知孕妇、哺乳期患者应谨慎使用本品。

3. 告知患者本品可引起尿糖试验假阳性反应。

三、其他 β – 内酰胺类药

氨曲南
（Aztreonam）

【适应证】　用于敏感菌所致的尿路感染、下呼吸道感染、血流感染、皮肤软组织感染、腹膜炎等腹腔感染、生殖道感染。

【用法用量】　本品可供静脉滴注、静脉注射和肌内注射给药。

1. 肾功能正常成人　①尿路感染，每次 0.5g 或 1g，每 8 或 12h 一次；②中度感染，每次 1g 或 2g，每 8 或 12h 一次；③重症感染，每次 2g，每 6 或 8h 一次；每天最大剂量为 8g；④铜绿假单胞菌感染应按重症感染剂量给药。

2. 肾功能不全患者　首剂与肾功能正常者相同，维持剂量应调整，CCr 为 10～30ml/min 者，维持剂量减半；CCr ＜ 10ml/min 者，维持剂量为肾功能正常患者剂量的 1/4；血液透析患者每次透析后补充首次剂量的 1/8。

【操作要点】

1. 与丙磺舒合用可导致血药浓度轻度上升。

2. 头孢西丁、亚胺培南等药物与本品可发生拮抗作用。

3. 可与氯霉素磷酸酯、硫酸庆大霉素、硫酸妥布霉素、头孢唑啉钠、氨苄西林联合使用，但和奈呋西林、头孢拉定、甲硝唑有配伍禁忌。

4. 注射时，如下药液可用作本品的溶解或稀释液：灭菌注射用水、0.9%氯化钠注射液、林格液、乳酸钠林格液、5%～10%葡萄糖注射液、葡萄糖氯化钠注射液等。用于肌内注射时，还可用含苯甲醇的氯化钠注射液作溶剂。

【不良反应】

1. 常见的不良反应有胃肠道不适、皮疹、瘙痒、血清转氨酶升高等。

2. 腹泻，恶心. 呕吐，味觉改变，黄疸及药物性肝炎。

3. 神经系统症状，乏力，眩晕等。

4. 罕见血小板和白细胞计数下降，凝血时间延长。

5. 个别患者有阴道炎、口腔黏膜损害。

【应急措施】

1. 一旦发生过敏反应，及时停药，补充液体。可遵医嘱口服或注射抗组胺药物，糖皮质激素和钙剂进行常规抗过敏处理，症状仍不能控制的，可考虑采用糖皮质激素冲击疗法。

2. 如突然出现不适、口内异常感、喘鸣、眩晕、便意、耳鸣、出汗等休克前驱症状，立即停药，密切观察病情，做好抢救准备。抢救方法同青霉素致过敏性休克的抢救。

3. 出现腹痛、腹胀、频繁腹泻时，立即停药，及时处置，以免发生假膜性肠炎。

4. 出现牙龈出血、鼻出血、皮肤淤血或瘀斑等，立即停药，并应用维生素 K_1。

【用药宣教】

1. 告知患者常见的胃肠道反应有恶心、呕吐、腹泻。过敏反应如皮疹、紫癜、瘙痒等。

2. 告知患者肌内注射本品可有疼痛，静脉使用偶见静脉炎及血栓性静脉炎等。

亚胺培南 – 西司他丁钠

（Imipenem and Cilastatin Sodium）

【适应证】用于治疗敏感革兰阳性菌及革兰阴性杆菌所致的严重感染如败血症、感染性心内膜炎、下呼吸道感染、腹腔感染、盆腔感染、皮肤软组织感染、骨和关节感染、尿路感染以及多种细菌引起的混合感染。

【用法用量】

1. 静脉滴注或肌内注射 用量以亚胺培南计，根据病情，1次 0.25～1g，每天 2～4 次。中度感染可每次 1g，每天 2 次。静脉滴注可选用 0.9% 氯化钠注射液，5%～10% 葡萄糖注射液作溶剂。

2. 肾功能不全者按 CCr 调整剂量 CCr 为 31～70ml/min，每 6～8h 用 0.5g，每天最高剂量为 1.5～2.0g；CCr 为 21～30ml/min 者，每 8～12h 用 0.5g，每天最高剂量为 1～1.5g；CCr 为 <20ml/min 者，每 12h 用 0.25～0.5g，每天最高剂量为 0.5～1g。

【操作要点】

1. 本品每 0.5g 用 100ml 溶剂，制成 5mg/ml 液体，缓缓滴入。肌内注射用 1% 利多卡因注射液为溶剂，以减轻疼痛。

2. 注射时应注意改换注射部位以防止发生血栓性静脉炎。

3. 本品应在使用前溶解，用 0.9% 氯化钠注射液稀释的药液只能在室温存放 10h，含葡萄糖的药液只能存放 4h。

4. 本品不可与含乳酸钠的输液或其他碱性药液相配伍。

【不良反应】

1. 皮疹、皮肤瘙痒、发热等过敏反应较多见。

2. 恶心、呕吐、腹泻等胃肠道症状亦较多见。

3. 亚胺培南每天用量 2g 以上以及既往有抽搐病史或肾功能减退者用药后可出现中枢神经系统不良反应（如头昏、抽搐、肌阵挛及精神症状等）。

4. 长期用药可致二重感染，如出现假膜性肠炎、口腔白色念珠菌感染等。

5. 本品静脉滴注速度过快时可出现头昏、出汗、全身乏力、血栓性静脉炎等症状。

【应急措施】

1. 若在使用本品时出现过敏反应，应立即停药并作相应处理。

2. 对在使用本品过程中出现腹泻的患者，应考虑诊断假膜性肠炎的可能。

3. 本品可产生中枢神经系统的副作用，如肌肉阵挛、精神错乱或癫痫发作，尤其当使用剂量超过了根据体重和肾功能状态所推荐的剂量时。已有癫痫发作者，继续使用抗惊厥药来治疗。

4. 尚无本品治疗过量的资料。本品可通过血液透析清除。

【用药宣教】

1. 亚胺培南可分泌入乳汁，哺乳期妇女必须使用本品时，应停止哺乳。

2. 告知患者本品避免与环孢素、茶碱、更昔洛韦等合用，避免产生神经系统不良反应。

美罗培南

（Meropenem）

【适应证】用于敏感菌所致的呼吸道、尿路、肝胆、外科、骨科、妇科、五官科感染以及腹膜炎、皮肤化脓性疾病等。本品可用于敏感菌所致脑膜炎。

【用法用量】

1. 每天 0.5 ~ 1g，分为 2 ~ 3 次，稀释后静脉滴注每次30min。重症每天剂量可增至 2g。连续应用不超过 2 周。本品每0.5g 用 0.9% 氯化钠注射液约 100ml 溶解，不可用注射用水。

2. 肾功能不全者，CCr 为 26 ~ 50ml/min，1g，每 12h 一次；CCr 为 10 ~ 25ml/min，0.5g，每 12h 一次；CCr < 10ml/min，0.5g，每 24h 一次。

【操作要点】

1. 本品可静脉滴注。本品 1g 静脉滴注 15 ~ 30min；或溶于5 ~ 20ml 液体中缓慢静脉注射，注射时间应超过 5min。

2. 本品用 0.9% 氯化钠注射液溶解者，可在室温 4h 内或 4℃ 24h 内应用；用 5% 葡萄糖液溶解者，在室温内 1h 内或 4℃ 4h 内应用。

【不良反应】

1. 过敏反应　皮疹、瘙痒、药物热等症状。偶见过敏性休克。

2. 消化系统 腹泻、恶心、呕吐、便秘等胃肠道症状。

3. 肝脏、肾脏 偶见肝功异常、胆汁淤积性黄疸、排尿困难和急性肾衰竭等。

4. 中枢神经系统 偶见失眠、焦虑、意识模糊、眩晕、神经过敏、感觉异常、幻觉、抑郁、痉挛、意识障碍等中枢神经系统症状。

5. 血液系统 偶见胃肠道出血、鼻出血和腹腔积血等出血症状。

6. 其他 肌内注射或静脉给药时可致局部疼痛、红肿、硬结，严重者可致血栓性静脉炎。

【应急措施】本品可能导致轻微至危及生命的假膜性肠炎，使用本品后引起的腹泻或腹痛加剧者，应确诊其是否为难辨梭菌引起的假膜性肠炎。

【用药宣教】

1. 哺乳期妇女应用本品时应停止补乳。

2. 肝功能不全患者应用本品时不需调整剂量。

3. 细菌性脑膜炎患者、其他中枢神经系统疾患或肾功能不全者使用本品，癫痫发作及其他中枢神经系统不良反应风险增加。

四、氨基糖苷类药

链霉素

（Streptomycin）

【适应证】与其他抗结核药联合用于结核分枝杆菌所致各种结核病的初治病例，或其他敏感分枝杆菌感染，单用可治疗土拉菌病，或与其他抗菌药物联合用于鼠疫、腹股沟肉芽肿、布鲁菌病、鼠咬热等，亦可与青霉素或氨苄西林联合治疗草绿色链球菌或肠球菌所致的心内膜炎。

【用法用量】

1. 肌内注射

（1）与其他抗菌药物合用 每次 0.5g，每 12h 一次。

（2）细菌性心内膜炎　每 12h 给予 1g，与青霉素合用，连续 1 周，继以每 12h 给予 0.5g，连续 1 周。

（3）肠球菌性心内膜炎　与青霉素合用，每 12h 给予 1g，连续 2 周，继以每 12h 给予 0.5g，连续 4 周。

（4）鼠疫　每次 0.5～1g，每 12h 一次，与四环素合用，疗程 10 天。

（5）土拉菌病　每 12h 给予 0.5～1g，连续 7～14 天。

（6）结核　每 12h 给予 0.5g，或 1 次 0.75g，每天 1 次，与其他抗结核药合用；如采用间歇疗法，即每周给药 2～3 次，每次 1g。

（7）布鲁菌病　每天 1～2g，分 2 次注射，与四环素合用，疗程 3 周或 3 周以上。

2. 老年人　肌内注射，细菌性心内膜炎，60 岁以上者每 12h 给予 0.5g，连续 2 周；结核，每次 0.5～0.75g，每天 1 次。

3. 肾功能不全者　肌内注射，正常剂量为每天 1 次，每次 15mg/kg，CCr50～90ml/min，每 24h 给予正常剂量的 50%；CCr 为 10～50ml/min，每 24～72h 给予正常剂量的 50%；CCr < 10ml/min，每 72～96h 给予正常剂量的 50%。

【操作要点】

1. 皮试方法　取本品皮试液 0.1ml 作皮内注射，20min 后判断皮试结果。用药前必须做皮肤过敏试验，皮试阳性者不能使用本品。

2. 配伍禁忌　禁与青霉素类、头孢菌素类抗生素合用。

3. 给药途径　本品肌内注射的浓度≤0.5g/ml，应经常更换注射部位，肌内注射宜深，有助于吸收的同时还可避免局部出现硬结。本品不得直接静脉注射（出现呼吸抑制），也不可鞘内注射（引起椎管的粘连及堵塞）。

4. 皮试液的配制

（1）取 100 万 U 的本品，加入 3.5ml 的 0.9% 氯化钠注射液摇匀，得浓度为 25 万 U/ml 的药液。

（2）取 0.1ml 上述药液的上液，加入 0.9ml 的 0.9% 氯化钠注射液摇匀，得浓度为 2.5 万 U/ml 的药液。

（3）取上一步骤配制药液的上液 0.1ml，加入 0.9ml 的
0.9% 氯化钠注射液摇匀，得浓度为 2500U/ml 的皮试液。

【不良反应】可见步履不稳、眩晕、血尿、排尿次数减少或
尿量减少、食欲减退、口渴、听力减退、耳鸣、耳部饱满感等；
偶见血液中尿素氮及肌酐值增高、面部或四肢麻木、针刺感、视
力减退（视神经炎）、嗜睡、软弱无力、呼吸困难、皮疹、瘙痒
及红肿等；少数患者停药后仍可发生听力减退、耳鸣、耳部饱满
感等耳毒性症状。

【应急措施】药物过量时，采取对症治疗及支持疗法，补充
大量水分，必要时给予腹膜透析或血液透析。

【用药宣教】

1. 本品用于强化期的抗结核治疗，必须与其他抗结核药物联
用，以延缓耐药性的发生。

2. 治疗结核过程中，即使症状好转，也应继续服用直至疗程
结束，如出现中毒症状或产生耐药性，立即停药。

3. 本品可透过胎盘屏障，可引起胎儿听力损害，故妊娠期妇
女必须充分权衡利弊，虽然本品经乳汁分泌的很少，但仍建议哺
乳期妇女用药期间宜暂停哺乳。

4. 老年患者应采用较小治疗量且尽可能给予血药浓度
监测。

5. 用药期间定期监测血药浓度（肾功能不全者的血药峰浓
度不得超过 20～25μg/ml，每 12h 给药 7.5mg/kg 者血药峰浓度应
维持在 15～30μg/ml，谷浓度 5～10μg/ml；每天 1 次给药 15mg/kg
者血药峰浓度应维持在 56～64μg/ml，谷浓度 <1μg/ml）、尿常
规、肾功能、听力检查及听电图（尤其高频听力）测定以防止出
现严重肾毒性反应。

6. 对检验值的影响有 ALT、AST、血清胆红素浓度及乳酸脱
氢酶浓度的测定值可能增高，血钙、血镁、血钾、血钠浓度的测
定值可能降低。

7. 本品给药期间同时使用其他药物者，应详细告知医师，并
遵医嘱用药。

庆大霉素

（Gentamycin）

【适应证】

1. 用于治疗敏感革兰阴性杆菌，如大肠埃希菌、克雷伯菌属、肠杆菌属、变形杆菌属、沙雷菌属、铜绿假单胞菌以及葡萄球菌甲氧西林敏感株所致的严重感染，如败血症、下呼吸道感染、肠道感染、盆腔感染、腹腔感染、皮肤软组织感染、复杂性尿路感染等。治疗腹腔感染及盆腔感染时应与抗厌氧菌药物合用，也可与青霉素（或氨苄西林）合用可治疗肠球菌属感染。

2. 本品鞘内注射用于敏感细菌所致中枢神经系统感染（如脑膜炎、脑室炎）的辅助治疗。

【用法用量】

1. 常用量

（1）肌内注射/静脉滴注　每次 80mg（8 万 U），或每次 1 ~ 1.7mg/kg，每 8h 一次；或每次 5mg/kg，每 24h 一次，疗程 7 ~ 14 天。

（2）鞘内及脑室内给药　每次 4 ~ 8mg，每 2 ~ 3 天 1 次。

2. 肾功能不全者　肾功能正常者每 8h 一次，每次的正常剂量为 1 ~ 1.7mg/kg，CCr10 ~ 50ml/min 者，每 12h 一次，每次为正常剂量的 30 ~ 70%；CCr < 10ml/min 者，每 24 ~ 48h 给予正常剂量的 20% ~ 30%。

3. 血液透析者　透析后可按感染严重程度，再次给予 1 ~ 1.7mg/kg。

【操作要点】

1. 本品禁止与青霉素类、头孢菌素类抗生素配伍使用。

2. 本品有抑制呼吸作用，不得静脉注射（如果阻滞发生，可用钙盐逆转，同时采用机械通气），同时，本品不宜进行皮下注射及耳部滴用。

3. 本品不宜与其他药物同瓶滴注。静脉滴注时将一次剂量加入 50 ~ 200ml 的 0.9% 氯化钠注射液或 5% 葡萄糖注射液中，每天 1 次静脉滴注时加入的液体量应不少于 300ml，使药液浓度不超过 0.1%，该溶液应在 30～60min 内缓慢滴注，以免发生神经肌肉阻滞作用。

4. 鞘内及脑室内给药时，将药液稀释至不超过 0.2% 的浓度，抽入 5ml 或 10ml 的无菌针筒内，进行腰椎穿刺后先使相当量的脑脊液流入针筒内，边抽边推，将全部药液于 3～5min 内缓缓注入。

5. 不能测定血药浓度时，应根据测得的肌酐清除率调整剂量。

【不良反应】【应急措施】参见"链霉素"。

【用药宣教】

1. 告知患者长期、大剂量用药可出现神经毒性及肾毒性，应严格按照规定用法用量及疗程服药。

2. 告知患者用药过程中应补充充足的水分，以减少肾小管的损害。

3. 本品可透过胎盘屏障，可引起胎儿听力损害，故妊娠期妇女必须充分权衡利弊，虽然本品经乳汁分泌的很少，但仍建议哺乳期妇女用药期间宜暂停哺乳。

4. 老年患者应采用较小治疗量且尽可能给予血药浓度监测。

5. 用药期间定期监测血药浓度，并据其调整剂量（尤其对新生儿、老年和肾功能不全者），每 8h 给药 1 次者有效血药浓度应保持在 4～10μg/ml，避免峰浓度超过 12μg/ml，谷浓度保持在 1～2μg/ml；每 24h 给药 1 次者血药峰浓度应保持在 16～24μg/ml，谷浓度应 <1μg/ml。接受鞘内注射者应同时监测脑脊液内药物浓度。

6. 给予首剂负荷量（1～2mg/kg）后，存在肾功能不全、前庭功能或听力减退者所用维持剂量酌减。

7. 用药期间应监测肾功能、第 8 对脑神经功能、血药浓度、血尿素氮、血清肌酸酐、CCr、尿液及系列听力图。

8. 对诊断的干扰有 ALT、AST、血清胆红素浓度及乳酸脱氢酶浓度的测定值可能增高，血钙、血镁、血钾、血钠浓度的测定值可能降低。

9. 本品给药期间同时使用其他药物者，应详细告知医师，并遵医嘱用药。

阿米卡星

（Amikacin）

【适应证】 本品用于铜绿假单胞菌及其他假单胞菌、大肠埃希菌、变形杆菌属、克雷伯菌属、肠杆菌属、沙雷菌属、不动杆菌属等敏感革兰阴性杆菌与葡萄球菌属（甲氧西林敏感株）所致严重感染。

【用法用量】

1. 肌内注射或静脉滴注　单纯性尿路感染对常用抗菌药耐药者每 12h 给予 0.2g；用于其他全身感染每 12h 给予 7.5mg/kg，或每 24h 给予 15mg/kg。每天不超过 1.5g，疗程不超过 10 天。

2. 肾功能不全患者　CCr > 50～90ml/min 者，每 12h 给予正常剂量（7.5mg/kg）的 60%～90%；CCr 为 10～50ml/min 者，每 24～48h 用正常剂量的 20%～30%。

【操作要点】

1. 本品与其他氨基糖苷类合用或先后连续局部或全身应用，可增加耳毒性、肾毒性及神经肌肉阻滞作用。

2. 本品与神经肌肉阻断药合用可加重神经肌肉阻滞作用，导致肌肉软弱、呼吸抑制等症状。本品与卷曲霉素、顺铂、依他尼酸、呋塞米或万古霉素（或去甲万古霉素）等合用，或先后连续局部或全身应用，可能增加耳毒性与肾毒性。

3. 本品与头孢噻吩或头孢唑林局部或全身合用可能增加肾毒性。本品不宜与两性霉素 B、头孢噻吩、磺胺嘧啶和四环素等注射剂联合应用，因可发生配伍禁忌。

4. 配制静脉用药时，每 500mg 加入 0.9% 氯化钠注射液或 5% 葡萄糖注射液或其他灭菌稀释液 100～200ml。应在 30～60min 内将上述溶液缓慢滴入，婴儿患者稀释的液量相应减少。

【不良反应】

1. 患者可发生听力减退、耳鸣或耳部饱满感；少数患者亦可发生眩晕、步履不稳等症状。听力减退一般于停药后症状不再加重，但个别在停药后可能继续发展至耳聋。

2. 本品有一定肾毒性，患者可出现血尿，排尿次数减少或尿量减少、血尿素氮、血肌酐值增高等。大多系可逆性，停药后即见减轻，但亦有个别出现肾功能衰竭的报道。

3. 软弱无力、嗜睡、呼吸困难等神经肌肉阻滞作用少见。

4. 其他不良反应有头痛、麻木、针刺感染、震颤、抽搐、关节痛、药物热、嗜酸性粒细胞增多、肝功能异常、视物模糊等。

【应急措施】

1. 出现过敏反应，及时停药，补充液体。可遵医嘱口服或注射抗组胺药物、糖皮质激素和钙剂进行常规抗过敏处理，症状仍不能控制的，可考虑采用糖皮质激素冲击疗法。

2. 如突然出现不适、口内异常感、喘鸣、眩晕、便意、耳鸣、出汗等休克前驱症状，立即停药，密切观察病情，做好抢救准备。抢救方法同青霉素致过敏性休克的抢救。但应注意同时迅速静注5%氯化钙注射液或10%葡萄糖酸钙注射液10～20ml，疗效良好。

3. 患者如出现头晕、头痛、口唇及面部和指端麻木等症状，可静注钙剂对抗。

4. 如出现皮疹、药物热、血管神经性水肿以及中毒性脑病症状（如恶心、呕吐、腱反射增强、惊厥、肌肉阵挛、抽搐、意识障碍等），或感觉头晕、耳鸣、听力减退、耳部饱满感等，或出现血尿、排尿次数减少、极度口渴等症状，均应及时停药，报告医生，对症处理。

5. 出现肠道菌群失调症状（如腹痛、每天数次的水样腹泻、大便呈水样或蛋花样，偶有痢疾样症状，重者呕吐剧烈，并伴有脱水甚至休克），及时报告医生处理。

6. 本品缺少特异性对抗药，过量或引起毒性反应时，应给大量水分，主要采用对症疗法和支持疗法。腹膜透析或血液透析有助于本品清除。

【用药宣教】

1. 告知患者本品交叉过敏，对一种氨基糖苷类抗生素过敏的患者可能对其他氨基糖苷类抗生素也过敏。对阿米卡星或其他氨基糖苷抗生素类过敏的患者禁用。

2. 告知患者在用药过程中应注意进行下列检查。

（1）尿常规和肾功能测定，以防止出现严重肾毒性反应。

（2）听力检查或听电图检查，尤其注意高频听力损害，这对老年患者尤为重要。

3. 告知患者在用药过程中应监测血药浓度，尤其新生儿、老年和肾功能不全患者。

4. 告知患者下列情况应慎用本品。

（1）失水，可使血药浓度增高，易产生毒性反应。

（2）第 8 对脑神经损害，因本品可导致前庭神经和听神经损害。

（3）重症肌无力或帕金森病，因本病可引起神经肌肉阻滞作用，导致骨骼肌软弱。

（4）肾功能不全者，因本品具有肾毒性。

5. 本品可使 ALT、AST、血清胆红素浓度及乳酸脱氢酶浓度的测定值增高；血钙、血镁、血钾、血钠浓度的测定值可能降低，从而对诊断产生干扰。

6. 告知患者用药期间补充足够的水分，以减少肾小管损害。

7. 告知哺乳期妇女用药时宜暂停哺乳。

依替米星

（Etimicin）

【适应证】用于敏感革兰阴性杆菌所致的各种感染，如支气管炎、肺部感染、膀胱炎、肾盂肾炎、皮肤及软组织感染等。

【用法用量】每天 200~300mg，分 1~2 次静脉滴注。

【操作要点】

1. 肾功能不全的患者，不宜使用本药，必须使用时应调整剂量。

2. 对本品及其他氨基糖苷类抗生毒过敏者禁用。

【不良反应】有眩晕、耳鸣、恶心、呕吐、皮疹、静脉炎，程度均较轻。个别患者中可血尿素氮及肌酐增高。主要发生于肾功能不全患者。

【应急措施】

1. 出现过敏反应，及时停药，补充液体。可遵医嘱口服或注射抗组胺药物、糖皮质激素和钙剂进行常规抗过敏处理，症状仍不能控制的，可考虑采用糖皮质激素冲击疗法。

2. 如突然出现不适、口内异常感、喘鸣、眩晕、便意、耳鸣、出汗等休克前驱症状，立即停药，密切观察病情，做好抢救准备。抢救方法同青霉素致过敏性休克的抢救。但应注意同时迅速静注 5% 氯化钙注射液或 10% 葡萄糖酸钙注射液 10～20ml，疗效良好。

3. 患者如出现头晕、头痛、口唇及面部和指端麻木等症状，可静注钙剂对抗。

【用药宣教】

1. 详细询问患者是否有氨基糖苷类过敏史，以免发生过敏反应。

2. 告知孕妇及哺乳期妇女、早产儿、新生儿慎用本品。

奈替米星

（Netilmicin）

【适应证】用于敏感革兰阴性杆菌所致严重感染（参阅硫酸庆大霉素），临床上本品常与 β - 内酰胺类联合应用；亦可与其他抗感染药物联合用于治疗葡萄球菌属感染，但对耐甲氧西林葡萄球菌感染无效。

【用法用量】单纯泌尿系感染，每天 3～4mg/kg，分 2 次给药。较严重的感染，每天 4～6.5mg/kg，分 2～3 次给予。

【操作要点】

1. 肾功能不全者应根据肾损害程度减量用药。

2. 疗程一般不宜超过 14 天，以减少耳、肾毒性的发生。

3. 本品不宜与其他药物配伍滴注。

【不良反应】

1. 可有轻度听力损害及肾损害。

2. 能引起过敏反应，表现为皮疹、药热、面部潮红或苍白、气喘、心悸、胸闷、腹痛、过敏性休克。

3. 少数患者口周、面部和四肢皮肤发麻、白细胞计数减少。可引起罗姆伯格症（闭目难立、暗处和洗脸时站不稳）中毒症状。

4. 大剂量使用可有尿闭、急性肾功能衰竭及神经系统症状。

5. 吸入可有过敏反应、哮喘，滴眼可有水肿、中毒性结膜炎、过敏反应。

6. 本品可引起肾功能和听力损害，用药后患者可出现管型尿，以及血尿素氮和肌酐升高等，但症状大都轻微而可逆。

7. 本品偶可引起头痛、视物模糊、瘙痒、恶心、呕吐、皮疹、血清转氨酶和碱性磷酸酶增高，嗜酸性粒细胞增高等。

【应急措施】应用本品发生过敏性休克时，必须就地抢救，遵医嘱立即给予患者肌内注射 0.1% 肾上腺素 0.5 ~ 1ml，必要时以 5% 葡萄糖注射液或 0.9% 氯化钠注射液稀释后做静脉注射。

【用药宣教】

1. 为避免或减少耳、肾毒性反应的发生，治疗期间应定期监测尿常规、BUN、血肌酐等，并密切观察前庭功能及听力改变。有条件时应进行血药浓度监测，调整剂量使血药峰值在 16mg/L 以下，且不宜持续较长时间（如 2 ~ 3h 以上），谷浓度避免超过 4mg/L。

2. 严重烧伤患者使用本品时的血药浓度可能较低，应根据血药浓度测定结果调整剂量。

五、四环素类药

多西环素

（Doxycycline）

【适应证】主要用于敏感的革兰阳性菌和革兰阴性杆菌所致的上呼吸道感染、扁桃体炎、胆道感染、淋巴结炎、蜂窝织炎、老年慢性支气管炎等，也用于治疗斑疹伤寒、恙虫病、支原体肺炎等。尚可用于治疗霍乱，也可用于预防恶性疟疾和钩端螺旋体感染。

【用法用量】

1. 口服　①治疗细菌性及寄生虫感染，第 1 天 0.1g，每 12h

一次，继以 0.1 ~ 0.2g，每天 1 次，或 0.05 ~ 0.1g，每 12h 一次；②淋病奈瑟菌性尿道炎和宫颈炎，每次 0.1g，每 12h 一次，疗程为 8 天；③非淋病奈瑟菌性尿道炎，由沙眼衣原体或解脲脲原体引起者，以及沙眼衣原体所致的单纯性尿道炎、宫颈炎或直肠感染，每次 0.1g，每天 2 次，疗程至少 8 天；④梅毒，每次 0.15g，每 12h 一次，疗程至少 10 天；

2. 静脉滴注　①常用量，首日 0.2g，分 1 ~ 2 次给药，之后根据感染程度每天给予 0.1 ~ 0.2g，分 1 ~ 2 次给药；②梅毒一期、二期治疗，每天 0.3g，疗程至少 10 天；③吸入性炭疽，每次 0.1g，每天 2 次，注射给药仅在口服给药没有应用指征时方可应用，且连续注射一段时间后需改用口服药物，疗程至少持续 2 个月。

【操作要点】

1. 溶液的制备　将本品 0.1g 瓶中内容物用 10ml 灭菌注射用水或规定溶剂溶解成 10mg/ml 的溶液，每 100mg 本品用 200 ~ 250ml 的 0.9% 氯化钠注射液、5% 葡萄糖注射液、林格注射液稀释，得到浓度为 0.4 ~ 0.5mg/ml 的溶液，其他浓度的溶液制备方法可将 10mg/ml 的溶液按比例稀释，但浓度低于 0.1mg/ml 或高于 1mg/ml 的溶液不宜使用。

2. 滴注速度　本品要求缓慢滴注，滴注时间一般为 2 ~ 4h，100mg 本品，浓度为 0.4 ~ 0.5mg/ml 的药液，建议滴注时间不少于 2h，增加剂量则相应增加滴注时间。

3. 其他　本品给药时间应维持到发热症状结束 24 ~ 48h 后。

【不良反应】

1. 口服本品常见恶心、呕吐、腹痛、腹胀、腹泻等。

2. 本品可沉积于牙和骨骼中，致牙齿产生不同程度的变色黄染、牙釉质发育不良及龋齿，并可致骨发育不良，还可出现斑丘疹、红斑。

3. 偶见食管炎、食管溃疡、荨麻疹、血管神经性水肿、过敏性休克、哮喘，诱致光感性皮炎、溶血性贫血、红细胞异常、良性颅内压增高、头痛、呕吐及胰腺炎等。

4. 长期用药易致肝损害、二重感染、维生素缺乏、口角炎及舌炎等。

【应急措施】无特异性拮抗药，药物过量时应给予催吐、洗胃、补液等对症及支持治疗。

【用药宣教】

1. 告知患者，饭后服药，可减轻胃肠道不良反应。

2. 易暴露于太阳光照和紫外灯照射者应注意，服用四环素类药物会发生表现为强度晒斑的光敏性反应，告知患者应避免长时间阳光直射，一旦皮肤出现红斑，立即停药。

3. 在牙齿生长发育期（怀孕后期、婴儿期以及 8 岁前儿童）使用四环素类药物，会造成永久性牙齿变色（黄 – 灰 – 褐），故告知患者除非其他药物无效或禁用，该年龄段患者不宜使用四环素类药物。

4. 本品可透过胎盘，沉积在牙和骨的钙质区中，造成胎儿损伤，故妊娠期妇女不宜用药。

5. 本品可经乳汁分泌，且乳汁中浓度较高，故哺乳期妇女用药时应暂停哺乳。

6. 对诊断的影响，如干扰荧光，使尿邻苯二酚胺浓度测定结果偏高；影响梅毒检测结果；血清氨基转移酶、碱性磷酸酶、胆红素等测定值升高。

7. 当怀疑性病与梅毒共存时，用药前应进行暗视野检查，并每月进行血清检查，至少持续 4 个月。

8. 长期用药者，应定期进行各器官功能的检查，如造血功能、肾功能和肝功能检查。

9. 本品给药期间同时使用其他药物者，应详细告知医师，并遵医嘱用药。

米诺环素

（Minocycline）

【适应证】用于因葡萄球菌、链球菌、肺炎球菌、淋病奈瑟菌、痢疾杆菌、大肠埃希菌、克雷伯氏菌、变形杆菌、铜绿假单胞菌、梅毒螺旋体及衣原体等导致的感染。本品尚可作为严重痤疮的辅助治疗。

【用法用量】口服给药。常用剂量，首次 200mg，以后 12h

给予 100mg 或每 6h 给予 50mg。

【操作要点】

1. 四环素类可影响凝血酶原活性，与抗凝药合用时，后者需适当减量。

2. 四环素类为抑菌药，不宜与杀菌药青霉素类合用。

【不良反应】

1. 本品口服吸收完全，胃肠道反应特别是腹泻发生率明显低于四环素。

2. 本品引起过敏反应者少见。

3. 本品可引起眩晕、耳鸣、共济失调伴恶心、呕吐等前庭功能紊乱，常发生于用药后第 3 天起，女性多于男性。部分病例需停药，停药后 1～2 天症状消失。

4. 可引起皮肤色素沉着。

5. 婴幼儿及年轻人在使用本品后偶可出现良性颅内压增高。

【应急措施】

1. 出现畏食、恶心、呕吐、上腹不适、腹泻等胃肠道反应，及时报告医师，必要时停药或对症处理。

2. 患者如突然出现不适、口内异常感、喘鸣、眩晕、便意、耳鸣、出汗等休克前驱症状，应立即停药，并做好抢救准备。

3. 如出现药物热、红斑、光敏性皮炎、多形性红斑等皮肤过敏反应，应停药，改换其他药物。

【用药宣教】

1. 告知患者本品较易引起光敏性皮炎，用药后应避免日晒，注意观察是否有皮肤红斑出现，如有异常应及时告知医师。

2. 告知患者为减轻本品的胃肠道不良反应，可与食物同服，服药时多饮水；不能与牛奶等饮料同服，以免形成络合物影响药物吸收。

3. 告知患者本品可引起眩晕等前庭功能紊乱，用药期间禁止从事高空作业、驾车及操作有危险性的机械。

4. 告知患者用药期间应注意牙齿颜色变化，如有异常应及时告知医师。

5. 告知长期服用本品的患者，用药期间定期检查口腔，了解是否有白色念珠菌感染，并注意是否有口、舌、喉及食管疼痛，阴道或肛门瘙痒，异味分泌物等。

6. 告知患者本品可致皮肤瘙痒症状，用药期间适当降低环境温度并保持皮肤清洁可减轻瘙痒症状，必要时经医师同意可服用适量抗组胺药。

7. 本品可干扰医学检查，告知患者在测定尿邻苯二酚胺浓度时可使测定结果偏高，可能使碱性磷脂酶、血清淀粉酶、血清胆红素、血清转氨酶升高。

六、大环内酯类药

红霉素
（Erythromycin）

【适应证】用于支原体肺炎、沙眼衣原体引起的新生儿结膜炎、婴儿肺炎、生殖泌尿道感染（包括非淋病性尿道炎）、军团菌病、白喉（辅助治疗）及白喉带菌者、皮肤软组织感染、百日咳、敏感菌（流感杆菌、肺炎链球菌、溶血性链球菌、葡萄球菌等）引起的呼吸道感染（包括肺炎）、链球菌咽峡炎、李斯德菌感染、风湿热的长期预防及心内膜炎的预防、空肠弯曲菌肠炎，以及淋病、梅毒、痤疮等。

【用法用量】口服，每次 1～2g，每天 3～4 次。静脉注射或静脉滴注可用乳糖酸红霉素，每次 0.5～1g，每天 2～3 次。

【操作要点】

1. 乳糖酸红霉素应先以注射用水溶解，切不可用 0.9% 氯化钠注射液或其他无机盐溶液溶解，因无机离子可引起沉淀。待溶解后则可用 5% 葡萄糖注射液或 0.9% 氯化钠注射液稀释供静脉滴注，浓度不宜大于 0.1%，以防血栓性静脉炎产生。

2. 本品静脉给药时注意充分稀释药液，经常更换静脉穿刺，静脉滴注速度宜缓慢，每分钟 15～30 滴。

3. 乳糖酸红霉素与氨茶碱、辅酶 A、细胞色素 C、万古霉素、磺胺嘧啶钠、青霉素、氨苄西林钠、头孢噻吩钠及碳酸氢钠等混用可产生浑浊、沉淀或降效，故不宜同时静脉滴注。

4. 本品在酸性输液中破坏降效，一般不应与低 pH 的葡萄糖输液配伍。在 5% ~10% 葡萄糖注射液 500ml 中，添加维生素 C 注射液（抗坏血酸 1g）或 5% 碳酸氢钠注射液 0.5ml 使 pH 升到 6 左右，再加红霉素乳糖盐，则有助稳定。

5. 本品在酸中不稳定，能被胃酸破坏，故需同时服用抑酸剂碳酸氢钠。但服用肠溶片剂则可避免。

6. 与碱化尿液药物碳酸氢钠同用时，本品在泌尿系统的抗菌活性随 pH 值的升高而增强。

【不良反应】

1. 潜在肝毒性，长期及大剂量服用可引起胆汁淤积和肝酶升高，尤以酯化红霉素为著。

2. 还可引起耳鸣、听觉减退，注射给药较易引起。

3. 胃肠道反应有腹泻、恶心、呕吐、胃绞痛、口舌疼痛、胃纳减退等，其发生率与剂量大小有关。

4. 过敏反应表现为药物热、皮疹、嗜酸性粒细胞增多等。

5. 心血管系统可见室性心律失常、室性心动过速、Q－T 间期延长等。

【应急措施】

1. 如出现胃肠反应，控制减缓输液速度，以减轻胃肠反应。

2. 如出现不耐受的局部刺激，降低输入药物浓度，静脉滴注浓度不能大于 1mg/ml，局部刺激疼痛明显者，可采取局部热毛巾湿敷。一旦出现血管红肿，立即给予 30% 硫酸镁或 95% 乙醇湿敷。

3. 若胃肠道反应严重，采取配合药物治疗，如西咪替丁、蒙脱石散等缓解症状。

【用药宣教】

1. 告知患者本品为抑菌性药物，给药应按一定时间间隔进行，以保持体内药物浓度。

2. 告知患者本品片剂应整片吞服，若服用药粉，则受胃酸破坏而发生降效。

3. 告知患者同时服用青霉素类或头孢类抗生素时，可使本品药效降低。

4. 告知患者同时口服避孕药物时，药效降低。

5. 告知患者本品可干扰医学检查。包括使儿茶酚胺的测定值出现假性增高。血清碱性磷酸酶、胆红素、ALT 和 AST 的测定值均可能增高。

罗红霉素
（Roxithromycin）

【适应证】

1. 主要适应证为敏感菌所致的五官、呼吸道、生殖系统及皮肤感染。

2. 也可用于支原体肺炎、沙眼衣原体感染及军团病等。

3. 本品可作为与流脑患者密切接触者的预防用药。

【用法用量】　每天 2 次，每次 150mg。餐前至少 15min 服用。老年人与轻度肾功能不全患者不必调整剂量。严重肝硬化者，每天 150mg。

【操作要点】

1. 孕妇、哺乳期妇女或合用茶碱、卡马西平、雷尼替丁、抗酸剂等时应注意观察不良反应。

2. 本品禁止与麦角胺及其衍生物合用，以免可引起动脉痉挛和严重的局部缺血。

【不良反应】　最常见者为恶心、腹痛、腹泻等胃肠道症状；另可有皮疹等过敏反应；肝功能发生变化者极少。

【用药宣教】

1. 详细询问患者药物过敏史，告知患者对本品及大环内酯类抗生素有严重过敏史者禁用。

2. 告知患者餐前空腹服用有利于吸收及提高疗效。

3. 告知患者此类药物，如克拉霉素、阿奇霉素等易透过胎盘，因此孕妇和哺乳妇女均须慎用，必要时宜暂停哺乳。

4. 告知患者本类药物可抑制茶碱的正常代谢，故不宜和茶碱类药物合用，以防茶碱浓度升高而引起中毒甚至死亡。必须使用进行茶碱血药浓度监测，以防意外。

5. 告知患者本品的中枢神经系统不良反应，停药后症状逐渐减轻至消失。

6. 告知患者服用本品后可影响驾驶及机械操作能力。

阿奇霉素

（Azithromycin）

【适应证】

1. 用于化脓性链球菌引起的急性咽炎、急性扁桃体炎。

2. 用于敏感细菌引起的鼻窦炎、中耳炎、急性支气管炎、慢性支气管炎急性发作。

3. 用于肺炎链球菌、流感嗜血杆菌以及肺炎支原体所致的肺炎。

4. 用于沙眼衣原体及非多种耐药淋病奈瑟菌所致的尿道炎和宫颈炎。

5. 用于敏感细菌引起的皮肤软组织感染。

【用法用量】

1. 口服，在饭前 1h 或饭后 2h 服用。沙眼衣原体或敏感淋病奈瑟菌所致性传播疾病，仅需单次口服本品 1.0g。对其他感染，第 1 天，0.5g 顿服，第 2～5 天，每天 0.25g 顿服；或每天 0.5g 顿服，连服 3 天。

2. 静脉滴注，每次 0.5g，每天 1 次，用药 1 天或 2 天后改用口服制剂，口服每天 0.25g，8 天为 1 个疗程。

【操作要点】

1. 本品每次滴注时间不得少于 60min，滴注液浓度不得高于 2.0mg/ml。

2. 本品与红霉素等其他大环内酯类抗生素不同，不影响其他药物的药代动力学，不会因诱导肝内 CYP 或通过形成细胞色素代谢复合物而失去活性。

3. 本品不宜肌内给药。

【不良反应】

1. 常见的胃肠道不良反应为腹泻、软便、恶心、腹痛、消化不良、肠胃气胀、呕吐、黑粪症和胆汁淤积性黄疸。其发生率明显比红霉素低。

2. 用药后偶可出现头晕、头痛及发热、皮疹、瘙痒、关节痛等过敏反应，过敏性休克和血管神经性水肿极为少见。

3. 少数患者可出现一过性肌酐、ALT、AST、胆红素及碱性磷酸酶升高；白细胞、中性粒细胞、血小板减少等。

4. 有报道，少数患者使用本药还偶可引起阴道炎、口腔炎、支气管痉挛、嗜睡等症状。

5. 非胃肠道给药时有注射部位疼痛、炎症等局部症状。

6. 心血管系统不良反应有心悸、胸痛。

7. 泌尿生殖系统的念珠菌属引起的肾炎和阴道炎。

8. 神经系统有眩晕、头痛、嗜睡、疲倦。

9. 过敏反应有皮疹、光敏和血管神经性水肿。

【应急措施】

1. 控制减缓输液速度，以减轻胃肠反应，输液低速应控制在 15～30 滴/分。

2. 降低输入药物浓度，以减少局部刺激，静脉滴注浓度不能大于 2mg/ml。局部刺激性疼痛明显者，可采取局部热毛巾湿敷。局部一旦出现血管红肿，立即给予 30％硫酸镁或 95％乙醇湿敷。

3. 若胃肠道反应严重，采取配合药物治疗。

【用药宣教】

1. 告知患者进食可影响本品吸收，故需在饭前 1h 或饭后 2h 口服。

2. 告知患者用药期间如果发生过敏反应（如血管神经性水肿、皮肤反应、斯约综合征及中毒性表皮坏死等），应立即告知医师。

3. 告知患者治疗期间如出现腹泻症状，可能为假膜性肠炎，立即告知医师，通过维持水、电解质平衡、补充蛋白质等可缓解、治愈。

4. 本品在肝病患者中可以蓄积，因此大剂量用药时应监测血药浓度。

5. 本品与氨茶碱合用时，应注意监测氨茶碱的血药浓度。

6. 本品与华法林合用时应监测凝血酶原时间。

克拉霉素

（Clarithromycin）

【适应证】用于敏感细菌所致的上、下呼吸道，包括扁桃体炎、咽喉炎、副窦炎、支气管炎、肺炎等、皮肤、软组织感染、脓疱、丹毒、毛囊炎、伤口感染等，疗效与其他大环内酯类相仿。本品也可用于沙眼衣原体或衣原体所致生殖泌尿系感染、艾滋病患者的非典型分枝杆菌感染等。

【用法用量】　口服常用量每次 250mg，每 12h 一次；重症感染者每次 500mg，每 12h 一次。根据感染的严重程度应连续服用 6～14 天。

【操作要点】

1. 本品与卡马西平或地高辛合用时，需进行卡马西平或地高辛血药浓度监测。

2. 重度肾功能不全者，CCr < 30mg/L 者，需作剂量调整。

【不良反应】

1. 主要有口腔异味（3%），腹痛、腹泻、恶心、呕吐等胃肠道反应（2%～3%），头痛（2%），血清氨基转移酶短暂升高。

2. 可能发生过敏反应，轻者为药疹、荨麻疹，重者为斯－约综合征。

3. 偶见肝毒性、难辨梭菌引起的假膜性肠炎。

4. 曾有发生短暂性中枢神经系统不良反应的报告，包括焦虑、头晕、失眠、幻觉、噩梦或意识模糊，然而其原因和药物的关系仍不清楚。

【应急措施】　出现皮疹等过敏症状时须停药。遵医嘱口服或注射抗组胺药物、糖皮质激素和钙剂，进行常规抗过敏处理，症状仍不能控制的，可考虑采用糖皮质激素冲击疗法。

【用药宣教】

1. 告知患者本品可空腹口服，也可与食物或牛奶同服，与食物同服不影响其吸收。

2. 告知患者本品与红霉素及其他大环内酯类药物之间有交叉过敏和交叉耐药性。

3. 告知患者 HIV 感染的成年人同时口服本品和齐多夫定时，本品会干扰后者的吸收使其稳态血浓度下降，应错开服用时间。

七、糖肽类药

万古霉素

（Vancomycin）

【适应证】临床用于 G^+ 菌严重感染，尤其是对其他抗菌耐药的耐甲氧西林菌株。血液透析患者发生葡萄球菌属所致的动静脉分流感染。口服用于甲硝唑无效的假膜性结肠炎或多重耐药葡萄球菌小肠结肠炎。

【用法用量】

1. 口服　每次 125～500mg，每 6h 一次，每天剂量不宜超过 4g，疗程 5～10 天。

2. 静脉滴注　全身感染，每 6h 给予 7.5mg/kg，或每 12h 给予 15mg/kg。严重感染，每天 3～4g。

【操作要点】

1. 本品药液过浓可致血栓性静脉炎，应适当控制药液浓度和滴速。

2. 本品不可肌内注射，因可致剧烈疼痛。

【不良反应】

1. 耳毒性　可出现听神经损害、听力减退甚至缺失、耳鸣或耳部饱胀感。在大剂量和长时间应用时尤易发生。

2. 肾毒性　主要损害肾小管。早期可有蛋白尿、管型尿、继之出现血尿、尿量或排尿次数显著增多或减少等，严重者可致肾衰竭。

3. 变态反应　快速大剂量静脉给药，少数患者可出现"红颈综合征"。

4. 过敏反应　少数患者用药可出现皮肤瘙痒、药物热等过敏反应症状，偶见过敏性休克。

5. 消化系统　口服给药可引起恶心、呕吐等胃肠道症状。

6. 其他　肌内注射或静脉注射时可致注射部位剧烈疼痛，严重者可致血栓性静脉炎。

【应急措施】密切观察患者用药后反应，备好抢救药品及物品，一旦发生过敏反应及时停药。遵医嘱口服或注射抗组胺药、糖皮质激素和钙剂行常规抗过敏处理，症状仍不能控制者，可考虑采用糖皮质激素冲击疗法。

【用药宣教】

1. 少数患者用药后可出现尿素氮（BUN）升高。

2. 长期用药时应定期检查听力。

3. 长期用药时应定期监测肾功能及尿液中蛋白、管型、细胞数和尿比重。

4. 用药中应注意监测血药浓度，尤其是需延长疗程或有肾功能减退、听力减退、耳聋病史的患者。

去甲万古霉素

（Norvancomycin）

【适应证】 主要用于葡萄球菌（包括产酶株和耐甲氧西林株）、肠球菌（耐氨苄西林株）、难辨梭状芽孢杆菌等所致的系统感染和肠道感染，如心内膜炎、败血症，以及假膜性肠炎等。

【用法用量】

1. 口服（治疗假膜性肠炎） 每次 0.4g，每 6h 一次，每天不可超过 4g。

2. 静脉滴注 每天 0.8 ~ 1.6g，1 次或分次给予。一般将 1 次量的药物先用 10ml 灭菌注射用水溶解，再加入到适量等渗氯化钠注射液或葡萄糖输液中，缓慢滴注。如采取连续滴注给药，则可将 1 天量药物加到 24h 内所用的输液中给予。

【操作要点】 同"万古霉素"。

【不良反应】

1. 可引起口麻、刺痛感、皮肤瘙痒、嗜酸性粒细胞增多、一过性白细胞减少、药物热、感冒样反应以及血压剧降、过敏性休克反应等。

2. 可致严重的耳中毒和肾中毒，大剂量和长时间应用时尤易发生。

3. 输入速度过快、剂量过大可产生红斑样或荨麻疹样反应，皮肤发红（红颈综合征），尤以躯干上部为甚。

【应急措施】、【用药宣教】同"万古霉素"。

替考拉宁

（Teicoplanin）

【适应证】用于皮肤和软组织感染，泌尿道感染，呼吸道感染，骨和关节感染，败血症，心内膜炎及持续不卧床腹膜透析相关性腹膜炎，也可用于治疗各种严重的革兰阳性菌感染（包括不能用青霉素类和头孢菌素类其他抗生素者），不能用青霉素类及头孢菌素类抗生素治疗或用上述抗生素治疗失败的严重葡萄球菌感染，或对其他抗生素耐药的葡萄球菌感染。在矫形手术具有革兰阳性菌感染的高危因素时，也可预防性使用本品。

【用法用量】本品 0.2g 及 0.4g 标准剂量分别相当于 3mg/kg 及 6mg/kg 平均剂量，如患者体重超过 85kg，建议用相同治疗方案按公斤体重给药：中度感染为 3mg/kg，严重感染为 6mg/kg。

1. 中度感染（皮肤和软组织感染、泌尿系统感染、呼吸道感染）　负荷量为静脉注射 0.4g，每天 1 次；维持量为静脉或肌内注射 0.2g，每天 1 次。

2. 严重感染（骨和关节感染、败血症、心内膜炎）　负荷量，头 3 剂静脉注射 0.4g，每 12h 给药 1 次；维持量为静脉或肌内注射 0.4g，每天 1 次；某些临床情况，如严重烧伤感染或金葡菌心内膜炎患者，维持量可能需要达到 12mg/kg。

3. 肾功能不全者　前 3 天仍然按常规剂量，第 4 天开始根据血药浓度的测定结果调节治疗用量，疗程第 4 天的用量如下。

（1）轻度肾功能不全　CCr 为 40～60ml/min，按常规剂量，隔日 1 次；或剂量减半，每天 1 次。

（2）严重肾功能不全　CCr<40ml/min 或血液透析者，本品剂量应为常规剂量的 1/3，或按常规剂量给药，每 3 天一次；或按常规剂量的 1/3 给药，每天 1 次。

4. 持续不卧床腹膜透析引起的腹膜炎　第一次负荷剂量 0.4g 静脉给药，然后推荐在第一周每袋透析液内按 20mg/L 的剂量加入本品，在第二周于交替的透析液袋中按 20mg/L 的剂量给药，在第三周仅在夜间的透析液袋内按 20mg/L 的剂量给药。

【操作要点】

1. 可用下述溶剂稀释药粉，如 0.9% 氯化钠注射液、复方乳酸钠注射液（林格 – 乳酸注射液，哈特曼氏注射液）、5% 葡萄糖注射液、0.18% 氯化钠和 4% 葡萄糖注射液、含 1.36% 或 3.86% 葡萄糖的腹膜透析液。

2. 制备好的本品溶液在 4℃ 条件下保存，贮存时间如果超过 24h，建议不要再使用。

3. 本品既可以快速静脉注射也可以肌内注射，静脉注射时间为 3 ~ 5min 之间，静脉滴注的时间不少于 30min。

4. 对敏感菌所致感染的大多数患者，给药后 48 ~ 72h 会出现疗效反应，疗程长短则依据感染的类型、严重程度和患者的临床反应而定。

5. 心内膜炎和骨髓炎的疗程推荐为 3 周或更长时间。

6. 禁与氨基糖苷类药物配伍使用。

【不良反应】本品耐受性良好，不良反应多轻微且短暂，罕见严重不良反应。

1. 局部反应 红斑、局部疼痛、血栓性静脉炎，可能会引起肌内注射部分脓肿。

2. 变态反应 皮疹、瘙痒、发热、僵直、支气管痉挛、过敏反应、过敏性休克荨麻疹、血管神经性水肿，罕见剥脱性皮炎、中毒性表皮溶解坏死、多形性红斑、包括斯 – 约综合征。

3. 中枢神经系统 头晕、头痛、心室内注射时癫痫发作。

4. 听觉及前庭功能 听力丧失、耳鸣和前庭功能紊乱。

5. 肝肾功能 血清转氨酶增高、血清碱性磷酸酶增高、血清肌酐升高、肾衰。

6. 其他 二重感染（不敏感菌生长过度）。

【应急措施】药物过量，采取对症疗法及支持治疗。

【用药宣教】

1. 本品是否透过胎盘并经乳汁分泌尚不明确，但妊娠期及哺乳期妇女仍建议权衡利弊，谨慎用药。

2. 用药期间应监测血药浓度，长期或大剂量给药应定期监测肝功能、肾功能及血常规（2 次），肾功能不全者长期用药或与可能导致神经毒性、肾毒性的药物合用时应监测肾功能和听力。

3. 本品给药期间同时使用其他药物者，应详细告知医师，并遵医嘱用药。

八、林可酰胺类药

克林霉素

（Clindamycin）

【适应证】用于革兰阳性菌、厌氧菌引起的各种感染性疾病。

【用法用量】

1. 口服　①常规剂量，每次0.15～0.3g，每天4次；②重症感染，每次0.45g，每天4次。

2. 深部肌内注射/静脉滴注　溶于0.9%氯化钠注射液，5%葡萄糖注射液中。①轻中度感染，每天15～25mg/kg，分2～4次给药；②重度感染，每天25～40mg/kg，分2～4次给药。

【操作要点】

1. 溶液的配制

（1）肌内注射　将本品用0.9%氯化钠注射液配制成50～150mg/ml的澄明液体并立即使用。

（2）静脉滴注　每0.3g需用50～100ml的0.9%氯化钠注射液或5%葡萄糖注射液稀释成低于6mg/ml浓度的药液，缓慢静脉滴注，滴注速度不超过20mg/min。

2. 配伍禁忌　本品与卡那霉素、氨苄西林、苯妥英钠、氨茶碱、葡萄糖酸钙、巴比妥盐酸盐及硫酸镁存在配伍禁忌。

3. 由于不同菌株对本品敏感性不同，故在用药前需做药敏试验。

【不良反应】

1. 局部反应　肌内注射后，注射部位偶可出现疼痛、硬结及无菌性脓肿，长期静脉滴注应注意静脉炎的出现。

2. 胃肠道反应　偶见恶心、呕吐、腹痛及腹泻，罕见假膜性肠炎。

3. 过敏反应　药物性皮疹，偶见剥脱性皮炎。

4. 造血系统　偶可引起血细胞异常。

5. 其他　可发生一过性碱性磷酸酶、血清转氨酶轻度升高及黄疸、肾功能异常。

【应急措施】

1. 假膜性肠炎　立即停药，中致重症患者立即补水、电解质及蛋白质，如仍无好转，口服甲硝唑 0.25 ~ 0.5g，每天 3 次。如复发，可再次口服甲硝唑，仍无效时改用万古霉素或去甲万古霉素口服，每次 0.125 ~ 0.5g，每 6h 一次，疗程 5 ~ 10 天。

2. 药物过量　严重腹泻时补充液体、电解质及蛋白质，必要时口服万古霉素、杆菌肽、考来烯胺或甲硝唑，对于过敏反应症状，可给予肾上腺素类药物，吸氧及保持气道通畅。

【用药宣教】

1. 告知患者，本品口服给药时宜与食物或牛奶同服，以减少本品的胃肠道不良反应。

2. 为防止急性风湿热的出现，本品用于治疗溶血性链球菌感染的疗程至少为 10 天。

3. 告知患者用药期间密切注意大便次数，如排便次数增多，可能出现假膜性肠炎，需及时停药并告知医师。

4. 本品偶可致二重感染，如出现二重感染，应立即停药并告知医师。

5. 本品可透过胎盘并经乳汁分泌，故妊娠期及哺乳期妇女应权衡利弊，谨慎用药。

6. 60 岁以上老年人更易出现假膜性肠炎及艰难梭状芽孢杆菌引发的腹泻，且症状较重，故用药时需密切观察。

7. 严重肝功能不全及肾功能不全伴严重代谢异常者，大剂量用药时应监测血药浓度。长期用药者需定期监测血常规及肝、肾功能。

8. 本品给药期间同时使用其他药物者，应详细告知医师，并遵医嘱用药。

九、其他抗细菌类药

夫西地酸
（Fusidic Acid）

【适应证】用于由各种敏感细菌，尤其是葡萄球菌引起的各种感染，如骨髓炎、败血症、心内膜炎，反复感染的囊性纤维化、肺炎、皮肤及软组织感染，外伤及创伤性感染等。

【用法用量】

1. 口服　常规剂量为每次0.5g，每天3次，每天极量2g，重症加倍。

2. 静脉滴注　每次0.5g，每天3次。

【操作要点】

1. 溶液的配制

（1）取本品0.5g溶于所附的无菌缓冲溶液中，然后用0.9%氯化钠注射液或5%葡萄糖注射液稀释至250~500ml。

（2）注意事项：①若所用的葡萄糖注射液过酸，配制的药液会呈乳状，如出现此情况则药液不能使用；②配好的药液应在24h内用完；③未经稀释的本品溶液不得直接静脉注射，为避免局部组织损伤，本品亦不得肌内注射或皮下注射。

2. 本品静脉滴注时间不应少于2~4h。

3. 本品应输入血流良好、直径较大的静脉，或中心静脉插管输入，以减少发生静脉痉挛及血栓性静脉炎的危险。

【不良反应】用药后可出现黄疸、肝功能异常及皮疹等，静脉注射给药可出现静脉炎、血管痉挛及溶血等，局部外用可出现皮肤过敏症状，包括皮疹、瘙痒、红斑及接触性皮炎等。

【应急措施】一旦出现上述异常，应立即停药，遵医嘱给予对症处理。

【用药宣教】

1. 告知患者，口服本品可与食物同服，以减轻胃肠道症状。

2. 用药过程中如出现过敏反应，应立即停药。

3. 动物试验显示本品可致胎儿畸形，但尚无临床对照研究，故妊娠期妇女应权衡利弊。

4. 本品可经皮肤吸收，故哺乳期妇女禁止局部应用于乳房部位的皮肤感染。

5. 为避免出现胆红素性脑病，新生儿应慎用本品。

6. 用药期间应定期监测肝功能及血清胆红素浓度。

7. 本品给药期间同时使用其他药物者，应详细告知医师，并遵医嘱用药。

利奈唑胺

（Linezolid）

【适应证】用于由特定微生物敏感株引起的下列感染。

1. 耐万古霉素的屎肠球菌引起的感染（包括并发的菌血症）。

2. 由金黄色葡萄球菌（甲氧西林敏感或耐药的菌株）或肺炎链球菌（包括耐多药的菌株）引起的院内获得性肺炎。

3. 由肺炎链球菌（包括对耐多药的菌株）引起的社区获得性肺炎，包括伴发的菌血症，或由金黄色葡萄球菌（仅为甲氧西林敏感的菌株）引起的社区获得性肺炎。

4. 复杂性皮肤和皮肤软组织感染，包括未并发骨髓炎的糖尿病足部感染以及由金黄色葡萄球菌（甲氧西林敏感或耐药的菌株）、化脓性链球菌或无乳链球菌引起的复杂性皮肤和皮肤软组织感染。

5. 非复杂性皮肤和皮肤软组织感染，由金黄色葡萄球菌（仅为甲氧西林敏感的菌株）或化脓性链球菌引起非复杂性皮肤和皮肤软组织感染。

【用法用量】

1. 复杂性皮肤和皮肤软组织感染、社区获得性肺炎、医院获得性肺炎，口服或静脉给药，每次 0.6g，每 12h 给药 1 次，疗程 10～14 天。

2. 万古霉素耐药的屎肠球菌感染，包括伴发的菌血症，口服或静脉给药，每次 0.6g，每 12h 给药 1 次，疗程 14～28 天。

3. 非复杂性皮肤和皮肤软组织感染，口服，每次 0.4g，每

12h 给药 1 次，疗程 10～14 天。

【操作要点】

1. 为减少细菌耐药的发生，本品应仅用于治疗或预防确诊或高度怀疑敏感菌所致感染。如可获得细菌培养和药物敏感性结果，应当考虑据此选择或调整抗菌治疗。

2. 本品不用于治疗革兰阴性菌感染。如确诊或疑诊合并革兰阴性菌感染，立即开始针对性的抗革兰阴性菌治疗十分重要。

3. 多耐多药的肺炎链球菌是指对于如下两种或更多种抗菌药物耐药的菌株。抗菌药物包括青霉素、二代头孢菌素、大环内酯类药物、四环素和磺胺甲基异噁唑/甲氧苄啶。

4. 本品从静脉转为口服给药时不必调整剂量。

5. 本品静脉注射剂为单次使用的即用型输液袋，静脉给药前应目测微粒物质，用力挤压输液袋以检查细微的渗漏，如有渗漏，不得使用。且输液袋现用现拆，室温下贮藏，不得冷冻。本品注射液可呈黄色，且随时间延长可加深，但对药物含量无不良影响。

6. 本品静脉用药应于 0.5～2h 内静脉滴注完毕。不可将此静脉输液袋串联在其他静脉给药通路中，不可于此溶液中加入其他药物。

7. 本品与下列药物通过 Y 型接口联合给药时，禁与两性霉素 B、地西泮、乳糖酸红霉素、苯妥英钠、盐酸氯丙嗪、喷他脒及磺胺甲基异噁唑 - 甲氧苄啶配伍使用。此外，本品与头孢曲松钠联用存在配伍禁忌。

8. 如于同一静脉通路中，几种药物依次给药，在使用本品前后，应使用 5% 葡萄糖注射液、0.9% 氯化钠注射液及乳酸林格液进行冲管。

9. 使用本品治疗前，应对所有菌落进行药敏试验。

【不良反应】

1. 常见腹泻、头痛、恶心、呕吐、失眠、便秘、皮疹、头晕及发热等，儿童用药后还可出现上呼吸道感染、咽炎、咳嗽、弥漫性及局限性腹痛等。

2. 实验室检查异常，如血小板、白细胞或中性粒细胞减少，

ALT、乳酸脱氢酶、AST、碱性磷酸酶、淀粉酶、脂酶、血尿素氮、总胆红素及肌酸酐等改变。

3. 研究显示，本品所致导管相关性血流感染者死亡率高于其他对比抗菌药物，且与患者感染的菌型有关。

【应急措施】药物过量，给予支持疗法，维持肾小球的滤过，血液透析可加速清除。

【用药宣教】

1. 告知患者，本品片剂在餐前或餐后服用均可。

2. 告知患者，用药期间应避免食用大量高酪胺含量的食物及饮料，包括陈年乳酪、泡菜、酱油、红酒、生啤、发酵过或风干的肉类以及长时间贮存或不适当冷藏的富含蛋白质的食物。每餐摄入酪胺量应低于 0.1g，如必须食用，应告知医师并按照医师推荐的方案饮食。

3. 妊娠期及哺乳期妇女应权衡利弊，谨慎用药。

4. 用药期间应定期检查血小板计数。

十、磺胺类药

磺胺嘧啶

（Sulfadiazine）

【适应证】本品为广谱抗菌药，但由于目前许多临床常见病原菌对该类药物耐药，故仅用于敏感细菌及其他敏感病原微生物所致的感染。

1. 敏感脑膜炎球菌所致的流行性脑脊髓膜炎的治疗和预防。

2. 与甲氧苄啶合用可治疗对其敏感的流感嗜血杆菌、肺炎链球菌和其他链球菌所致的中耳炎及皮肤软组织等感染。

3. 治疗星形奴卡菌病。

4. 对氯喹耐药的恶性疟疾治疗的辅助用药。

5. 治疗由沙眼衣原体所致的宫颈炎和尿道炎的次选药物。

6. 治疗由沙眼衣原体所致的新生儿包涵体结膜炎的次选药物。

【用法用量】

1. 口服　一般感染，首剂 2g，之后每次 1g，每天 2 次；预防流行性脑脊髓膜炎，每次 1g，每天 2 次，疗程 2 天。

2. 静脉给药　严重感染（如流行性脑脊髓膜炎），首剂静脉注射 50mg/kg，继以每天 100mg/kg，分 3～4 次静脉滴注或缓慢静脉注射。

【操作要点】

1. 本品需用灭菌注射用水或 0.9% 氯化钠注射液稀释成 5% 的溶液，缓慢静脉注射，如进行静脉滴注，则静脉滴注浓度 ≤1%。

2. 本品注射剂仅供重症患者使用，不得进行皮下、鞘内或肌内注射，以免引起组织坏死，静脉给药时药液的稀释浓度不宜高于 5%。

3. 禁与碳酸氢钠及 5% 葡萄糖注射液配伍使用。

4. 治疗严重感染时需大剂量给药，病情改善后应立即改为口服给药。

5. 本品在尿中溶解度低，易出现结晶尿，故一般不用于尿路感染的治疗。

【不良反应】轻者可出现恶心、呕吐及眩晕等症状（但不影响用药）；过敏性反应以药热、皮疹为多见，偶见剥脱性皮炎、光敏性皮炎、重症多形红斑等严重反应，长期大剂量服用可出现粒细胞减少、血小板减少、偶见再生障碍性贫血和肝损害。

【应急措施】一旦发生严重不良反应，应立即停药，通知医生及时救治。

【用药宣教】

1. 告知患者服药期间保持充足进水量，使每天尿量至少维持在 1200ml 以上。如疗程较长，剂量大时除多饮水外宜同服碳酸氢钠。

2. 本品能抑制大肠杆菌生长，妨碍 B 族维生素的合成，故用药超过 1 周者应同服维生素 B。

3. 本品可透过胎盘屏障并经乳汁分泌，可能导致胎儿或乳儿出现严重不良反应，故妊娠期及哺乳期妇女禁用。

4. 本品可增加新生儿胆红素脑病发病的危险性，故 2 个月以下婴儿禁用。

5. 老年患者更易引发不良反应，故应权衡利弊，谨慎用药。

6. 治疗中应检查全血常规（对接受较长疗程的患者尤为重要）、尿液检查（每 2～3 天查尿常规 1 次，以发现长疗程或高剂量治疗时可能发生的结晶尿）及肝、肾功能检查。

7. 严重感染者应定期监测血药浓度，总磺胺血药浓度不应超过 200μg/ml。

8. 对砜类、呋塞米、噻嗪类利尿剂、磺脲类及碳酸酐酶抑制剂过敏者，对磺胺类药物也可能过敏，故此类人群用药宜谨慎。

9. 本品给药期间同时使用其他药物者，应详细告知医师，并遵医嘱用药。

复方磺胺甲噁唑

（Compound Sulfamethoxazole）

【适应证】 主要适应证为敏感菌株所致的下列感染。

1. 大肠埃希菌、克雷伯菌属、肠杆菌属、奇异变形杆菌、普通变形杆菌和莫根菌属敏感菌株所致的尿路感染。

2. 肺炎链球菌或流感嗜血杆菌所致 2 岁以上小儿急性中耳炎。

3. 肺炎链球菌或流感嗜血杆菌所致的慢性支气管炎急性发作。

4. 由福氏或宋氏志贺菌敏感菌株所致的肠道感染。

5. 治疗卡氏肺孢子虫肺炎，本品系首选。

6. 卡氏肺孢子虫肺炎的预防，可用已有卡氏肺孢子虫病至少一次发作史的患者，或 HIV 感染者，其 CD_4 淋巴细胞计数≤200/mm^3 或少于总淋巴细胞数的 20%。

7. 由产肠毒素大肠埃希菌所致旅游者腹泻。

【用法用量】

1. 治疗细菌性感染常用量　每次 TMP 0.16g 和 SMZ 0.8g,

每 12h 服用一次。

2. 卡氏肺孢子虫肺炎　每次 TMP 3.75～5mg/kg，SMZ 18.75～25mg/kg，每 6h 服用 1 次。

3. 预防用药　首剂 TMP 0.16g 和 SMZ 0.8g，每天 2 次，继以相同剂量每天 1 次，或一周 3 次。

【操作要点】本品不易清除细菌，故不宜用于中耳炎的预防、长程治疗及治疗 A 组溶血性链球菌扁桃体炎及咽炎。

【不良反应】【用药宣教】参见"磺胺嘧啶"。

【应急措施】服药后引起叶酸缺乏，同服叶酸制剂；出现骨髓抑制，停药，之后给予叶酸 3～6mg 肌内注射，每天 1 次，联用 3 天或至造血功能恢复正常；长期用药者如出现造血功能异常，应给予高剂量叶酸（每天肌内注射甲酰四氢叶酸 5～15mg）治疗，直至造血功能恢复正常。

十一、喹诺酮类药

诺氟沙星
（Norfloxacin）

【适应证】用于敏感菌所致的泌尿生殖系感染，如单纯性、复杂性尿路感染，细菌性前列腺炎，淋球菌性尿路感染和生殖系感染、肠道感染。

【用法用量】

1. 口服　每次 0.1～0.2g，每天 3～4 次。空腹服药吸收较好。一般疗程为 3～8 天，少数病例可达 3 周。对于慢性泌尿道感染病例，可先用常规量 2 周，再减量为每天 200mg，睡前服用，持续数月。

2. 静脉滴注　严重病例及不能口服者静脉滴注。用量：每次 200～400mg，每 12h 一次。将 1 次量加于输液中，滴注 1h。

3. 经眼给药　①用 0.3% 溶液滴眼每次 1～2 滴，每天 4～6 次；②用 0.3% 眼膏涂眼每天 2～3 次。

【操作要点】

1. 尿液碱化剂可减少本品在尿中的溶解度，导致结晶尿和肾毒性。

2. 本品不宜做静脉推注，滴注速度不宜过快，30~40滴/分为宜。

3. 本品静脉用药时应注意避光，以免发生药物的光敏反应。

【不良反应】

1. 胃肠道反应较为常见，可表现为腹部不适或疼痛、腹泻、恶心或呕吐。

2. 中枢神经系统反应可有头晕、头痛、嗜睡或失眠。

3. 过敏反应皮疹、皮肤瘙痒，偶可发生渗出性多形性红斑及血管神经性水肿。少数患者有光敏反应。

4. 偶可发生癫痫发作、精神异常、烦躁不安、意识障碍、幻觉、震颤、静脉炎、结晶尿，多见于高剂量时。

5. 少数患者可发生血清氨基转移酶升高、血尿素氮增高及周围血常规白细胞降低，多属轻度，并呈一过性。

【应急措施】 出现过敏反应，采取以下措施：①平卧，给予氧气吸入，避开阳光照射；②立即停药，遵医嘱皮下注射0.1%盐酸肾上腺素注射液1ml；③遵医嘱给予氢化可的松200mg或地塞米松5~10mg加入50%葡萄糖液静脉注射。

【用药宣教】

1. 应用氟喹诺酮类药物可发生中、重度光敏反应。应用本品时应避免过度暴露于阳光，如发生光敏反应需停药。

2. 本品口服制剂宜空腹服用，并同时饮水250ml。

3. 告知患者应用本品期间多饮水并注意观察尿量变化，确保每天尿量>1200ml，以防止结晶尿和血尿的发生。

4. 告知患者应用本品期间忌食菠菜、胡萝卜、黄瓜、苏打饼干等偏碱性的食物，以免影响本品吸收。

环丙沙星

（Ciprofloxacin）

【适应证】 用于呼吸道、尿道、消化道、胆道、皮肤和软组织、盆腔、眼、耳、鼻、咽喉等部位的感染。

【用法用量】

1. 口服　1 次 250mg，每天 2 次，重症者可加倍量。但 1 天最高量不可超过 1500mg。肾功能不良者（CCr < 30ml/min）应减量。

2. 静脉滴注　每次 100～200mg，每天 2 次，预先用 0.9% 氯化钠注射液或葡萄糖注射液稀释，滴注时间不少于 30min。

【操作要点】　本品静脉用药时应注意避光，以免发生光敏反应。

【不良反应】

1. 胃肠道反应　较为常见，可表现为腹部不适或疼痛、腹泻、恶心或呕吐。

2. 中枢神经系统　可有头晕、头痛、嗜睡或失眠。

3. 过敏反应　皮疹、皮肤瘙痒，偶可发生渗出性多形性红斑及血管神经性水肿。少数患者有光敏反应。

4. 泌尿生殖系统　偶可出现血尿、发热、皮疹等间质性肾炎表现；少数患者可有血尿素氮增高；大剂量可致结晶尿。

5. 血液系统　白细胞减少、血小板减少等。

6. 其他　可有静脉炎、关节疼痛及白细胞降低等。

【应急措施】　参考"诺氟沙星"。

【用药宣教】

1. 告知患者本品严重抑制茶碱的正常代谢，共用时可引起茶碱的严重不良反应，应监测茶碱的血药浓度。

2. 告知患者应用本品是可与食物同服，但抗酸药则抑制本品吸收，应避免同服。

3. 告知患者应用本品期间如出现脚踝部位疼痛、僵硬和肿胀等，立即告知医师且不可随意活动。

4. 告知患者应用本品时为避免结晶尿的发生，宜多饮水，保持 24h 排尿量在 1200ml 以上。

5. 告知患者应用本品时应避免过度暴露于阳光下，如发生皮肤异常反应需停药并及时告知医师。

左氧氟沙星

（Levofloxacin）

【适应证】用于治疗呼吸道、咽喉、扁桃体、泌尿道（包括前列腺）、皮肤及软组织、胆囊及胆管、中耳、鼻窦、泪囊、肠道等部位的急、慢性感染。

【用法用量】

1. 口服　每次 0.5g，每天 1 次。

2. 静脉滴注　每次 0.5g，每天 1 次。

【操作要点】

1. 本品每 100ml 液体滴注时间不能少于 1h。

2. 使用本品前或后至少 2h 应再服用含镁或铝之抗酸剂、硫糖铝、金属阳离子（如铁）、含锌的多种维生素制剂等。

【不良反应】不良反应发生率在常用同类药物中相对较低。

1. 消化系统　可有口干、食欲减退、胃肠不适、恶心、呕吐、腹痛、腹泻、便秘等。偶见血清氨基转移酶升高。

2. 中枢神经系统　可有头晕、头痛、眩晕、失眠、抽搐等，长期大剂量应用可引起轻微精神障碍。

3. 皮肤　可有皮疹、瘙痒等，光敏反应少见，偶可致中毒性表皮坏死症、史－约综合征。

4. 血液系统　偶有血细胞及血小板减少等。

5. 肌肉骨骼　偶见肌肉痛、跟腱炎、跟腱断裂等。

【应急措施】

1. 若出现面色苍白、心慌、出冷汗等低血糖症状，应立即停药，给予对症处理。密切监测血糖水平。

2. 若出现静脉炎时，可局部给予硫酸镁湿敷、患肢抬高等措施，有计划选择血管进行穿刺。

3. 偶有用药后发生跟腱炎或跟腱断裂的报告，如有上述症状发生，须立即停药，直至症状消失。

【用药宣教】

1. 告知患者由于目前大肠埃希菌对氟喹诺酮类药物耐药者多见，应在给药前留取尿样培养标本，参考细菌药敏结果调整用药。

2. 告知患者大剂量应用本品或尿液 pH > 7 时可发生结晶尿。为避免结晶尿的发生，宜多饮水，保持 24h 排尿量在 1200ml以上。

3. 告知患者应用本品是可与食物同服，但抗酸药则抑制本品吸收，应避免同服。

4. 告知患者应用本品期间如出现脚踝部位疼痛、僵硬和肿胀等，立即告知医师且不可随意活动。

莫西沙星

（Moxifloxacin）

【适应证】用于成人（≥18 岁）上呼吸道和下呼吸道感染，如急性鼻窦炎、慢性支气管炎急性发作、社区获得性肺炎及皮肤和软组织感染，还可用于复杂腹腔感染包括混合细菌感染，如脓肿。

【用法用量】口服或静脉滴注，每次 0.4g，每天 1 次，疗程 7 ~ 14 天。

【操作要点】

1. 避免快速静脉滴注本品，滴注时间以 90min 为宜，以免出现严重不良反应。

2. 禁与 10% 氯化钠注射液、20% 氯化钠注射液、4.2% 碳酸氢钠注射液、8.4% 碳酸氢钠注射液配合使用。

【不良反应】

1. 常见霉菌性二重感染、头晕、头痛、恶心、呕吐、腹泻、胃肠及腹部疼痛、低钾血症患者 Q - T 间期延长及转氨酶升高，还可见注射部位反应。

2. 少见贫血、红细胞异常、INR 增加、瘙痒、皮疹、荨麻疹、高脂血症、焦虑、单侧/双侧感觉减退、味觉错乱（包括味觉丧失）、定向紊乱和障碍、震颤、眩晕、嗜睡、视觉障碍、心动过速、呼吸困难、食欲减退、便秘、腹胀、消化不良、肝损伤及肝酶异常等。

3. 罕见凝血激酶水平异常、过敏/类过敏反应、变态反应性水肿、高血糖症、高尿酸血症、情绪不稳、幻觉、抑郁、感觉迟钝、协调失衡、言语障碍、健忘症、耳鸣、听力损害、室上性心律失常、高血压、晕厥、吞咽困难、抗菌药物相关结肠炎、黄疸、肝炎、肾衰竭及水肿等。

4. 极其罕见凝血酶原水平增加、过敏性休克、人格解体、一过性视觉丧失、非特异性心律失常、尖端扭转型室速、心跳停止、暴发型肝炎导致危及生命的肝脏衰竭、大疱皮肤反应、肌腱断裂及重症肌无力加重等。

【应急措施】一旦发生严重不良反应，应立即停药，通知医生及时救治。

【用药宣教】

1. 告知患者，本品片剂以水送服，服药时间不受饮食影响。

2. 告知患者，如在首次服用后即发生超敏反应和变态反应，应该立即告知医生。

3. 服药期间者避免在紫外线及日光下过度暴露。

4. 用药期间，驾驶、操作机械及高空作业应格外谨慎。

5. 告知患者，用药期间如出现严重腹泻，考虑患假膜性肠炎的可能性，应立即停药。

6. 妊娠期妇女用药的安全性尚不明确，考虑动物研究显示本品存在生殖毒性，故应权衡利弊，谨慎用药。

7. 本品可经乳汁分泌，故哺乳期妇女应权衡利弊，选择停药或停止哺乳。

十二、硝基咪唑类药

甲硝唑

（Metronidazole）

【适应证】用于治疗或预防厌氧菌引起的系统或局部感染，如腹腔、消化道、女性生殖器、下呼吸道、皮肤及软组织、骨和关节等部位的厌氧菌感染。

【用法用量】口服，每次 0.2～0.4g，每天 0.6～1.2g；静脉滴注，每次 500mg，每 8h 一次，每次滴注 1h。一疗程为 7 天。治疗破伤风，每天 2.5g，分次口服或静脉滴注。

【操作要点】

1. 本品经肝代谢，肝功能不全者药物可蓄积，应酌情减量。

2. 本品可诱发白色念珠菌病，必要时可并用抗念珠菌药。

3. 本品可致血常规改变，白细胞减少等，应予以注意。

【不良反应】消化道反应最为常见，包括恶心、呕吐、食欲不振、腹部绞痛，一般不影响治疗；神经系统症状有头痛、眩晕，偶有感觉异常、肢体麻木、共济失调、多发性神经炎等，大剂量可致抽搐。少数病例发生荨麻疹、潮红、瘙痒、膀胱炎、排尿困难、口中金属味及白细胞减少等，均属可逆性，停药后自行恢复。

【应急措施】本品可引起周围神经炎和惊厥，一旦观察到此类情况应通知医师考虑停药或减量。

【用药宣教】

1. 告知患者本品可致血常规改变，白细胞减少等。

2. 本品的代谢产物可使尿液呈深红色。

3. 告知患者应用本品期间出现荨麻疹、潮红、瘙痒、排尿困难或口中金属味时及时告诉医师。

4. 告知静脉输液患者出现局部刺激症状时，可能为本品引起的急性静脉炎，应及时告诉医师进行处理。

5. 告知原有肝脏疾患者，出现运动失调或头痛、眩晕、感觉异常、肢体麻木、抽搐等中枢神经系统症状时应立即告诉医师。

6. 告知患者本品可抑制乙醇代谢，应用期间应戒酒及含乙醇的饮品，避免出现腹痛、呕吐、头痛等"双硫仑样"反应。

7. 告知患者应用期间应减少钠盐摄入量，如食盐过多可引起钠潴留。

替硝唑
（Tinidazole）

【适应证】治疗滴虫病、兰氏贾第虫病、阿米巴病、男女泌尿生殖道毛滴虫病，用于治疗敏感厌氧菌（如脆弱拟杆菌其他拟杆菌、消化球菌、梭状芽孢杆菌、梭形杆菌等）所致的感染，如肺炎、肺脓肿等呼吸道感染，腹膜内感染，子宫内膜炎，输卵管脓肿等妇科感染，牙周炎，冠周炎等口腔感染等等。

【用法用量】

1. 口服每次 1g，每天 1 次，首剂加倍，一般疗程 5～6 天。

餐间或餐后服用。

2. 静脉滴注每次 0.8g，每天 1 次，宜缓慢滴注，一般疗程 5~6 天。静脉滴注每 400mg（200ml）应不少于 20min。

【操作要点】

1. 本品滴注速度宜缓慢，浓度为 2mg/ml 时，每次滴注时间应不少于 1h，浓度大于 2mg/ml 时，滴注速度宜再降低 1~2 倍。

2. 对首次用药的患者，用药初始时护士不要离开，应观察 5~10min。

3. 应用本品期间护士应加强巡视，主动询问患者有无不适，便于及时发现过敏反应的早期症状并能及时停药或对症处理，防止发生严重的迟发型过敏反应，确保用药期间安全。

4. 12 岁以下儿童禁止注射给药。

【不良反应】不良反应少而轻微，偶有消化道症状、个别有眩晕感、口腔金属味、皮疹、头痛或白细胞减少。个别患者可有如下反应。

1. 口内有金属味，消化道不适（如恶心、呕吐、胃痛等）。

2. 过敏反应，如皮疹、荨麻疹、瘙痒等。

3. 头痛、疲倦、头晕、深色尿等。少数患者可见消化道反应，如恶心、呕吐、食欲下降、口腔甜味感等。个别患者可见神经紊乱症状，如头昏、头痛、眩晕及运动性共济失调等，偶见短暂性癫痫发作。偶见滴注部位轻微静脉炎。罕见过敏反应，如皮疹、瘙痒、荨麻疹、血管神经性水肿和暂时性白细胞减少。

【应急措施】发生过敏反应，应立即停药，同时报告医生，迅速采取相应的抢救措施，遵医嘱给予抗过敏治疗，并严密观察患者生命体征等变化。

【用药宣教】

1. 告知患者用药期间禁酒且不可饮用含乙醇的饮料。本品停药后 5 天内亦应禁酒。

2. 告知患者不可随意调节本品滴速，因本品滴注速度宜缓慢，防止因短时间内药液大量进入体内引起不良反应。

3. 哺乳期妇女应避免使用。若必须用药，应暂停哺乳，并在停药 3 天后方可哺乳。

4. 肝功能不全的老年患者，应用本品时需监测血药浓度。

奥硝唑

（Ornidazole）

【适应证】

1. 用于治疗由脆弱拟杆菌、狄氏拟杆菌、多形似杆菌、普通拟杆菌、梭状芽孢杆菌、真杆菌、消化球菌和消化链球菌、幽门螺杆菌、黑色素拟杆菌、梭杆菌、CO_2 噬织维菌、牙龈类杆菌等敏感厌氧菌所引起的多种感染性疾病。

2. 用于治疗消化系统严重阿米巴虫病，如阿米巴痢疾、阿米巴肝脓肿等。

【用法用量】

1. 口服 厌氧菌感染，每次 0.5g，每天 2 次；急性毛滴虫病，于夜间单次服用 1.5g；慢性毛滴虫病，每次 0.5g，每天 2 次，共用 5 天；贾第鞭毛虫病，于夜间顿服 1.5g，用药 1～2 天；阿米巴痢疾，于夜间顿服 1.5g，用药 3 天；其他阿米巴病，每次 0.5g，每天 2 次。

2. 静脉滴注 起始剂量为 0.5～1g，然后每 12h 静脉滴注 0.5g；治疗严重阿米巴病，起始剂量为 0.5～1g，然后每 12h 给予 0.5g，连用 3～6 天。

【操作要点】

1. 肝功能不全患者用药每次剂量与正常用量相同，用药间隔时间要加倍，以免药物蓄积。

2. 使用过程中，如有异常神经症状反应即停药，并进一步观察治疗。

3. 本品溶液显酸性，与其他药物合用时注意本品低 pH 值对其他药物的影响。

4. 本品与半合成抗生素类及头孢类药合用时应单独给药，两者不能使用同一稀释液稀释，应分别溶解稀释，分别滴注。

5. 如发现药液浑浊或变色切勿使用。

【不良反应】本品通常具有良好的耐受性，用药期间可能会出现下列反应。

1. 消化系统　包括轻度胃部不适、恶心、口腔异味等。
2. 神经系统　包括头晕及困倦、眩晕等。
3. 过敏反应　如皮疹、瘙痒等。
4. 其他　白细胞计数减少等。

【应急措施】过量使用此药可加重不良反应，如发生严重不良反应时应立即停止使用。如果发生痛性痉挛，可建议给予地西泮。

【用药宣教】

1. 告知患者，本品治疗期间不宜哺乳。
2. 告知患者若合用华法林，出现异常反应需及时告知医师，以便调整给药剂量。
3. 告知患者，为减少胃肠道反应，应在餐后或与食物同服。

第三节　抗结核类药

稳定的肺结核在妊娠期无需治疗，对胎儿亦无不良影响。若结核处于活动期则需接受药物治疗，避免局部病灶扩散，减少新生儿受感染的机会。很多抗结核药物均能通过胎盘，对胎儿产生不良影响，故用药时需谨慎选择。

对于妊娠合并活动性肺结核的患者，一般只应用一线抗结核药物，如异烟肼（C级）和乙胺丁醇（B级）联合应用，并应持续9个月，乙胺丁醇用药2个月后停用。异烟肼为最常用的抗结核药物，目前认为该药对胎儿无明显致畸影响，妊娠合并结核病患者可选用，但该药具有肝毒性，可增加孕产妇暴发型肝炎的发生率，因此妊娠期或产后3个月内使用异烟肼者应每月监测转氨酶，如果较基础值升高3倍以上则应停药。INH还具有神经毒性，建议加服维生素 B_6 以减少其神经毒性。

对于重度结核患者或出现异烟肼或乙胺丁醇耐药者，则可加用利福平（C级）和吡嗪酰胺（C级）。链霉素（D级）具有耳毒性，可造成胎儿听神经损害，孕妇禁用。

异烟肼

(Isoniazid)

【适应证】

1. 与其他抗结核药联合，用于各型结核病的治疗，包括结核性脑膜炎以及其他分枝杆菌感染。

2. 单用适用于各型结核病的预防。

【用法用量】

1. 口服 ①预防，每天 0.3g 顿服；②治疗，口服，与其他抗结核药合用，每天 5mg/kg，每天极量 0.3g，或每天 15mg/kg，每天极量 0.9g，每周 2~3 次。

2. 静脉给药 ①常用量，每天 0.3~0.4g 或 5~10mg/kg；②急性粟粒型肺结核或结核性脑膜炎，每天 10~15mg/kg，每天极量 0.9g；③间歇疗法，每次 0.6~0.8g，每周 2~3 次。

【操作要点】

1. 国内极少肌内注射，一般在强化期或对于重症或不能口服用药的患者采用静脉滴注的方法，用 0.9% 氯化钠注射液或 5% 葡萄糖注射液稀释后使用。

2. 禁与戊四氮配合使用。

3. 每天 0.3g 顿服，1 周 2 次，每次 0.6~0.8g 的给药方法，可提高疗效并减少不良反应的发生。

【不良反应】

1. 肝脏毒性 本品可引起轻度一过性肝损害如血清氨基转移酶升高及黄疸等肝脏毒性与本品的代谢产物乙酰肼有关。

2. 神经系统毒性 周围神经炎多见于慢乙酰化者，并与剂量有明显关系。较多患者表现为步态不稳、麻木针刺感、烧灼感或手脚疼痛

3. 变态反应 包括发热、多形性皮疹、淋巴结病、脉管炎等。一旦发生，应立即停药，如需再用，应从小剂量开始，逐渐增加剂量。

4. 血液系统 可有粒细胞减少、嗜酸性粒细胞增多、血小板减少、高铁血红蛋白血症等。

5. 其他　如口干、维生素 B_6 缺乏症、高血糖症、代谢性酸中毒、内分泌功能障碍等偶有报道。

【应急措施】药物过量，立即停药，保持呼吸道通畅，采用短效巴比妥制剂和维生素 B_6 静脉内给药。维生素 B_6 剂量为每 1mg 异烟肼用 1mg 维生素 B_6，如服用异烟肼的剂量不明，可给予维生素 $B_6$5g，每 30min 给药 1 次，直至抽搐停止，患者恢复清醒。继以洗胃，洗胃应在服用本品后的 2～3h 内进行。测定血气、电解质、尿素氮、血糖，静脉给予碳酸氢钠，纠正代谢性酸中毒，需要时重复给予。采用渗透性利尿药，并在临床症状已改善后继续应用，促进异烟肼排泄，预防中毒症状复发。严重中毒患者应及早配血，做好血液透析的准备，不能进行血液透析时，可进行腹膜透析，同时合用利尿剂。采取有效措施，防止出现缺氧、低血压及吸入性肺炎。

【用药宣教】

1. 为防止出现胃肠道刺激症状，本品可与食物同服，亦可在服用本品至少 1h 后口服制酸剂。

2. 告知患者，服药期间饮酒可加速药物代谢，且易诱发肝脏毒性，吸烟可加重本品的对肝脏的损害，故服药期间禁止吸烟、饮酒或饮用含乙醇的饮料。

3. 告知患者，用药期间不宜食用酪氨类食物（红葡萄酒、海鱼、奶酪等），以免出现皮肤潮红、恶心、呕吐、头痛、呼吸困难及心动过速等类似组胺中毒的症状。

4. 乳糖类食物阻碍消化道对本品的吸收，用药期间不宜大量进食。

5. 服药期间避免饮用茶或咖啡，以免出现高血压及失眠等现象。

6. 大剂量用药时，可考虑每天联用维生素 $B_6$50～100mg，有助于减轻或防止周围神经炎及维生素 B_6 缺乏症状。

7. 使用本品治疗结核必须持续 6～24 个月，甚至需数年或不定期用药。

8. 保肝治疗的同时，如出现氨基转移酶持续增高及出现黄疸，应立即停药。

9. 本品可透过胎盘并经乳汁分泌，故妊娠期及哺乳期妇女应权衡利弊，谨慎用药。

10. 新生儿用药时应严密监测不良反应。

11. 50 岁以上患者用药后发生肝炎的几率高，故应谨慎用药。

12. 对诊断的影响，如硫酸铜法测尿糖结果呈假阳性，血清胆红素、ALT 及 AST 测定值增高。

13. 用药期间定期检查肝功能，如治疗过程中患者出现视神经炎的症状，应立即进行眼部检查且应进行定期复查。

14. 本品给药期间同时使用其他药物者，应详细告知医师，并遵医嘱用药。

乙胺丁醇
（Ethambutol）

【适应证】用于与其他抗结核药联合治疗结核杆菌所致的肺结核，亦可用于结核性脑膜炎及非典型分枝杆菌感染的治疗。

【用法用量】本品应与其他抗结核药联用，具体用法用量如下。

1. 初治　与其他抗结核药合用，每天 15mg/kg 顿服，或每次 25~30mg/kg（极量 2.5g），每周 3 次，或每次 50mg/kg（极量 2.5g），每周 2 次。

2. 复治　每天 25mg/kg 顿服，连续 60 天，继以 15mg/kg 每天 1 次顿服。

3. 非结核分枝杆菌感染　每天 15~25mg/kg 顿服。

【操作要点】

1. 单用时细菌可迅速产生耐药性，因此必须与其他抗结核药联合应用。本品用于曾接受抗结核药的患者时，应至少与一种以上药物合用。

2. 鉴于目前尚无切实可行的测定血药浓度方法，剂量应根据患者体重计算，肝或肾功能不全的患者，本品血药浓度可能增高，半衰期延长。有肾功能不全的患者应用时需减量。

【不良反应】

1. 常见视物模糊、眼痛、红绿色盲或视力减退、视野缩小（视神经炎每天按体重 25mg/kg 以上时易发生）等，视力变化可为单侧或双侧。

2. 少见畏寒、关节肿痛（尤其大趾、踝、膝关节）、病变关节表面皮肤发热拉紧感（急性痛风、高尿酸血症）。

3. 罕见皮疹、发热、关节痛等过敏反应，以及麻木、针刺感、烧灼痛或手足软弱无力（周围神经炎）等。

【应急措施】 一旦药物过量，对症处理：①球后视神经炎，给予维生素 B_6、复合维生素及锌铜制剂等；②恢复视力，选用地塞米松 5mg，每天静脉滴注或球后注射；妥拉唑林 12.5mg，每天球后注射；氢化可的松 200mg，每天静脉滴注；也可口服泼尼松 20mg，每天 2~3 次；同时给予维生素 B_6 等；恢复期可予针刺治疗，口服地巴唑、烟酸等，或胎盘组织液每天肌内注射；③必要时进行血液透析和腹膜透析。

【用药宣教】

1. 告知患者本品可与食物同服，以减轻胃肠道不良反应。

2. 告知患者，如将每天剂量分次服用，不易达到治疗效果，故宜将每天剂量一次顿服。

3. 告知患者，治疗过程中如出现视力异常，应及时停药并报告医生。

4. 本品单药治疗可迅速出现耐药性，故应与其他抗结核药联合应用。

5. 本品可透过胎盘并经乳汁分泌，且动物试验显示高剂量本品可致畸胎，虽无人体试验数据，但妊娠期及哺乳期妇女应权衡利弊，谨慎用药。

6. 由于视力变化不易监测且缺乏充分的临床数据，故 13 岁以下儿童不宜应用本品。

7. 老年人由于生理性肾功能减退，故应按照肾功能调整用量。

8. 用药期间定期检测视力、视野、红绿鉴别力等，尤其是长期用药且每天剂量超过 15mg/kg 者。同时应定期监测血清尿酸含量，避免因血尿酸浓度增加而引发痛风发作。

利福平

（Rifampicin）

【适应证】

1. 与其他抗结核药联合用于各种结核病的初治与复治，包括结核性脑膜炎的治疗。

2. 与其他药物联合用于麻风、非结核分枝杆菌感染的治疗。

3. 与万古霉素（静脉）可联合用于甲氧西林耐药的葡萄球菌所致的严重感染，与红霉素联合方案用于军团菌属严重感染。

4. 用于无症状脑膜炎奈瑟菌带菌者，以消除鼻咽部脑膜炎奈瑟菌，但不用于脑膜炎奈瑟菌感染的治疗。

【用法用量】

1. 抗结核治疗　口服，每天 0.45g ~ 0.6g，空腹顿服，每天极量 1.2g。

2. 脑膜炎奈瑟菌带菌者　每次 5mg/kg，每 12h 一次，连服 2 天。

【操作要点】

1. 单用本品治疗结核病或其他细菌性感染时病原菌可迅速产生耐药性，因此本品必须与其他药物合用。治疗可能需持续 6 个月至 2 年，甚至数年。

2. 应于餐前 1h 或餐后 2h 服用，清晨空腹一次服用吸收最好，因进食影响本品吸收。

【不良反应】恶心、呕吐、食欲不振、腹泻、胃痛、腹胀等胃肠道不良反应，还可致白细胞减少、血小板减少、嗜酸性粒细胞增多、肝功能受损、脱发、头痛、疲倦、蛋白尿、血尿、肌病、心律失常、低血钙及多种过敏反应，如药物热、皮疹、急性肾功能衰竭、胰腺炎、剥脱性皮炎和休克等，在某些情况下尚可发生溶血性贫血。

【应急措施】药物过量，停药，洗胃，因患者往往出现恶心、呕吐，不宜再催吐，洗胃后给予活性炭糊以吸收胃肠道内残余药物，有严重恶心呕吐者给予镇吐药。给予利尿剂，促进药物的排泄。中毒时，给予对症和支持疗法。出现严重肝功能损害达 24～48h 以上者可考虑进行胆汁引流。

【用药宣教】

1. 告知患者本品应于餐前 1h 或餐后 2h 用水送服，清晨空腹服用吸收最好。如患者出现胃肠道刺激，可在睡前服药或与餐同服。

2. 告知患者，服药后尿、唾液、汗液等排泄物可呈橘红色，不用惊慌。

3. 告知患者服药期间饮酒可导致肝毒性的发生率增加，故不建议饮酒及含乙醇的饮料，如患者执意每天饮酒，医师应调整给药剂量并监测有无肝毒性症状出现。

4. 告知患者，本品不宜与牛奶、豆浆、麦乳精、米酒、茶等同服，以免降低药物的吸收。

5. 本品单药治疗可快速产生耐药性，故必须与其他抗结核药联用，治疗周期至少 6 个月，甚至持续 1～2 年、数年或长期服药。

6. 由于本品可导致白细胞及血小板减少、齿龈出血、感染及愈合延迟等，故用药期间避免拔牙，注意口腔卫生，日常刷牙需谨慎，直至血常规恢复正常。

7. 本品不用于脑膜炎球菌感染的治疗。

8. 本品可通过胎盘并经乳汁分泌，动物试验显示可引起畸胎，人体试验无足够数据，故妊娠早期禁用，妊娠中、晚期及哺乳期妇女应权衡利弊，谨慎用药。

9. 对诊断的影响，如直接抗球蛋白试验阳性，干扰血清维生素 B_{12} 及血清叶酸浓度测定，磺溴酞钠试验潴留假阳性，干扰利用分光光度计或颜色改变进行的各项尿液分析试验结果。

10. 用药期间应定期监测肝功能。

吡嗪酰胺

（Pyrazinamide）

【适应证】本品仅对分枝杆菌有效，与其他抗结核药（如链霉素、异烟肼、利福平及乙胺丁醇）联合用于结核的治疗。

【用法用量】口服，与其他抗结核药联合，每天 15～30mg/kg 顿服；或 50～70mg/kg，每周 2～3 次；每天服用者每天极量 2g，每周 3 次者每次极量 3g，每周服 2 次者每次极量 4g。

【操作要点】应用本品疗程中血尿酸常增高，可引起急性痛风发作，须进行血清尿酸测定。

【不良反应】常见关节痛（由于高尿酸血症引起，常轻度、有自限性），少见食欲减退、发热、乏力或软弱、眼或皮肤黄染、畏寒等，大剂量用药可出现肝损害。

【应急措施】一旦发生严重不良反应，应立即停药，通知医生及时救治。

【用药宣教】

1. 本品的毒性反应与剂量有关，故每天剂量应不超过2.0g，如超过，应密切监测不良反应。

2. 本品单药治疗易引发快速耐药性，故应与其他抗结核药物联用。

3. 本品对胎儿及乳儿的影响尚不明确，由于毒性较大，故妊娠期及哺乳期妇女应权衡利弊，谨慎用药。患有结核病的妊娠期妇女可先用异烟肼、利福平及乙胺丁醇治疗 9 个月，如对上述任一药物耐药而对本药敏感者可考虑使用本品。

4. 对诊断的影响，如与硝基氰化钠作用变为红棕色，影响尿酮测定结果。使 ALT、AST、血尿酸浓度测定值增高。

5. 用药期间定期进行血尿酸检测，以免因血尿酸过高引起痛风发作，同时还应定期检查肝、肾功能。

第四节　抗真菌药

局部真菌感染应尽量选择局部用药，如霉菌性阴道炎可使用制菌霉素阴道栓（A 级），碳酸氢钠溶液外洗。全身性真菌感染可危及孕妇的生命，必须采用口服或静脉给药的方式。两性霉素 B（B 级）应作为妊娠期间真菌全身感染首选用药，但仍应谨慎选用，尤其在妊娠前 3 个月。氟康唑（C 级）、伊曲康唑（C 级）

也可慎重选用。伏立康唑（D 级）仅在危及孕妇生命的感染时使用。

一、咪唑类抗真菌药

氟康唑

（Fluconazole）

【适应证】

1. 念珠菌病　用于治疗口咽部和食道念珠菌感染；播散性念珠菌病，包括腹膜炎、肺炎、尿路感染等的念珠菌外阴阴道炎。尚可用于骨髓移植患者接受细胞毒类药物或放射治疗时，预防念珠菌感染的发生。

2. 隐球菌病　用于治疗脑膜以外的新型隐球菌；治疗隐球菌脑膜炎时，本品可作为两性霉素 B 联合氟胞嘧啶初治后的维持治疗物。

3. 其他　免疫功能正常者的地方性深部真菌病、球孢子菌病、类球孢子菌病、孢子丝菌病。亦可替代伊曲康唑用于芽生菌病和组织胞浆菌病的治疗。

【用法用量】

1. 隐球菌性脑膜炎及其他部位隐球菌感染　口服或静脉滴注，首日 0.4g，以后每天 0.2～0.4g，疗程视服药后临床及真菌学反应而定，但对隐球菌性脑膜炎而言，治疗期一般为脑脊液菌检转阴后，再持续 6～8 周；为防止艾滋病患者的隐球菌脑膜炎复发，在完成一个疗程的基本治疗后，可继续给予本品作维持治疗，日剂量为 0.2g，持续 10～12 周。

2. 念珠菌败血症、播散性念珠菌病及其他侵入性念珠菌感染　口服或静脉滴注，首日 0.4g，以后每天 0.2g，根据临床反应，可将日剂量增至 0.4g，疗程亦视临床反应而定。

3. 口咽部念珠菌病　口服或静脉滴注，每次 50～100mg，每天 1 次，连续 7～14 天，免疫功能严重受损者可根据需要延长疗程；对于牙托有关的萎缩性口腔念珠菌病，常用剂量为每次 50mg，每天 1 次，连续 14 天，同时在牙托部位给予局部抗感染治疗；其他黏膜念珠菌感染，如食道炎、非侵入性支气管感染、肺部感染、念珠菌尿症、慢性黏膜及皮肤念珠菌病等，常用剂量为每次 50mg，每天 1 次，连续 14～30 天；为防止艾滋病患者口咽部念珠菌病的复发，在患者完成一个全基本疗程后，可每周用药 1 次，每次 0.15g。

4. 恶性肿瘤患者发生真菌感染的预防　在患者接受化疗或放疗时，可每天 1 次口服 50mg。

5. 肾功能不全者　应根据受损程度相应调整给药方案。

（1）只需每天 1 次给药的治疗不需调整剂量。

（2）多次给药时，应给予常规剂量，此后则按肌酐消除率来调整给药时间间隔或每天剂量：①CCr > 40ml/min，给予常规剂量，24h 给药 1 次；②CCr 为 21～40ml/min，每 48h 给予常规剂量的 1/2；③CCr 为 10～20ml/min，每 72h 给予常规剂量的 1/3。

6. 血液透析者　进行常规透析者，每次透析后给药一次，剂量为常规推荐剂量。

7. 老年人　肾功能正常老年患者可参见成人用法用量，肾功能不全老年患者参见肾功能不全者的用法用量。

【操作要点】

1. 静脉滴注的溶液配制，将 0.2～0.4g 本品溶解于 100～250ml 的 5% 葡萄糖注射液或 0.9% 氯化钠注射液中配制成溶液。

2. 目前尚未发现本品配伍禁忌，但仍不推荐本品与其他药物混合后静脉滴注。

3. 重度真菌性角膜炎应以全身抗真菌药物治疗为主，本品局部治疗为辅。

4. 本品既可口服，也可静脉滴注，静脉滴注速度不应超过 10ml/min，先采用何种给药途径，应根据患者的临床状况而定，由静脉滴注转为口服，或相反情况，均不必改变剂量。

【不良反应】

1. 常见恶心、呕吐、腹痛、腹泻、头痛、ALT 升高、AST 升高、碱性磷酸酶升高及皮疹等。

2. 少见嗜睡、失眠、头晕、味觉异常、癫痫发作、消化不良、胃肠胀气、口干、胆汁淤积、胆红素升高、黄疸、瘙痒、药疹、荨麻疹、肌痛、疲劳、不适、乏力及发热等。

3. 罕见震颤、白细胞、中性粒细胞及血小板减少，罕见粒细胞缺乏、过敏反应、血管神经性水肿、高胆固醇血症、高甘油三酯血症、低钾血症、尖端扭转型室性心动过速、Q－T间期延长、肝毒性（包括罕见死亡病例）、中毒性表皮坏死松解、斯－约综合征、剥脱性皮炎、面部水肿及脱发等。

【应急措施】　一旦发生严重不良反应，应立即停药，给予对症及支持治疗。利尿可能增加其清除率，经血液透析可降低本品血药浓度。

【用药宣教】

1. 用药期间如出现渗出性或多形性红斑、憋气、难以缓解的胸闷等，应停药。

2. 出现皮疹，应立即告知医师，根据医嘱选择是否停药。

3. 出现肝功能持续异常或加剧，或出现肝毒性的临床症状时，均需终止治疗。

4. 动物试验显示本品具胎儿毒性，但尚无足够的人体试验数据，故妊娠期妇女应权衡利弊，谨慎用药。

5. 本品是否经乳汁分泌尚不明确，故哺乳期妇女应权衡利弊，选择停药或停止哺乳。

6. 用药期间应定期监测肝功能及肾功能。

伊曲康唑

（Itraconazole）

【适应证】

1. 疑为真菌感染的中性粒细胞减少伴发热患者的经验性治疗。

2. 系统性真菌感染疾病，如曲菌霉病；念珠菌病；隐球菌病（包括隐球菌性脑膜炎，对于免疫受损的隐球菌病患者及所有中枢神经系统隐球病患者，只有在一线药物不适用或无效时，方可用本品治疗）；组织胞浆菌病。

3. 本品口服液用于治疗HIV阳性或免疫系统损害患者的口

腔和（或）食道念珠菌病；对血液系统肿瘤、骨髓移植患者和预期发生中性粒细胞减少症（亦即＜500 细胞/μL）者，可预防深部真菌感染的发生；对于伴有发热的中性粒细胞减少症患者，疑为系统性真菌病时，可作为伊曲康唑注射液经验治疗的序贯疗法。

【用法用量】

1. 口服

（1）念珠菌性阴道炎　每次 0.2g，每天 2 次，疗程 1 天；或每次 0.2g，每天 1 次，疗程 3 天。

（2）花斑癣　每次 0.2g，每天 1 次，疗程 8 天。

（3）皮肤真菌病　每次 0.1g，每天 1 次，疗程 15 天，或每次 0.2g，每天 1 次，疗程 8 天；高度角化区（如足底部癣、手掌部癣）每次 0.2g，每天 2 次，疗程 8 天，或每次 0.1g，每天 1 次，疗程 30 天。

（4）口腔念珠菌病　每次 0.1g，每天 1 次，疗程为 15 天。

（5）真菌性角膜炎　每次 0.2g，每天 1 次，疗程一般为 21 天，具体应根据疗效调整。

（6）甲真菌病　①冲击治疗，每次 0.2g；每天 2 次，连用一周为一个冲击疗程；对于指甲感染，推荐采用 2 个冲击疗程，每个疗程间隔 3 周；对于趾甲感染，推荐采用 3 个冲击疗程，每个疗程间隔 3 周；②连续治疗，每次 0.2g，每天 1 次，连用 3 个月。

（7）系统性真菌疾病　具体疗程应根据疗效调整：①曲霉病，每次 0.2g，每天 1 次，平均疗程 2～5 个月，对侵袭性或播散性感染者，增加剂量至每次 0.2g，每天 2 次；②念珠菌病，每次 0.1～0.2g，每天 1 次，平均疗程 3 周~7 个月，对侵袭性或播散性感染者，增加剂量至每次 0.2g，每天 2 次；③非脑膜部位的隐球菌病，每次 0.2g，每天 1 次，平均疗程 2 个月~1 年，脑膜感染者的维持治疗为每次 0.2g，每天 1 次；④隐球菌性脑膜炎，每次 0.2g，每天 2 次，平均疗程 2 个月~1 年，脑膜感染者的维持治疗为每次 0.2g，每天 1 次；⑤组织胞浆菌病，每次 0.2g，每天 1～2 次，平均疗程 8 个月；⑥淋巴皮肤型及皮肤型孢子丝菌病，每次 0.1g，每天 1 次，平均疗程 3 个月；⑦副球孢子菌病，每次 0.1g，每天 1 次，平均疗程 6 个月（尚无本品治疗艾滋病患者副球孢子菌病的有效性资料）；⑧着色真菌病，每次 0.1 ~ 0.2g，每天 1 次，平均疗程 6 个月；⑨芽生菌病，每次 0.1g，每天 1 次，或每次 0.2g，每天 2 次，平均疗程 6 个月。

2. 静脉滴注　第 1 ~ 2 天，每次 0.2g，每天 2 次；从第 3 天起，每天 1 次，每次 0.2g，静脉用药超过 14 天的安全性尚不明确。

【操作要点】

1. 必须使用 0.9% 氯化钠注射液稀释本品注射液，否则本品可能会出现沉淀。

2. 本品注射液静脉滴注时间至少 1h，不得与其他药物或液体同时使用。

【不良反应】常见恶心、呕吐、腹痛、腹泻、便秘及消化不良等，还可见嗜睡、疲乏、抑郁、失眠、发热、高血压、男子乳腺发育、男性乳房痛、肝功能异常及蛋白尿等，极罕见血细胞减少、视觉障碍、耳鸣、头痛、眩晕、充血性心力衰竭、低血钾、周围神经病变、皮肤瘙痒、红斑、皮疹、血管神经性水肿、肌肉痛、关节痛、尿频、尿失禁、月经紊乱、勃起障碍、水肿、严重肝毒性及急性肝衰竭。

【应急措施】药物过量，采取支持疗法，服药后 1h 内可洗胃，如有必要，给予活性炭吸附。本品无特异性解毒药，也不能经血液透析清除。

【用药宣教】

1. 告知患者，为达到最佳吸收，本品应餐后立即给药。

（1）分散片可加水将药物分散均匀后口服，也可含于口中吮服或吞服。

（2）胶囊剂应整个吞服。

（3）颗粒剂应加水搅拌溶解均匀后口服。

2. 本品口服液不应与食物同服，服药后至少 1h 内不得进食，对于口腔和（或）食道念珠菌病，应将本口服液在口腔内含漱约 20s 后再吞咽，吞咽后不可用其他液体漱口。

3. 服药期间不宜同服葡萄柚汁，会降低本品生物利用度，减弱药效。

4. 胃酸降低会影响本品疗效，故对接受胃酸中和药（如氢氧化铝）治疗者，宜在服用本品至少2h后再服用此类药物。对胃酸缺乏者（某些艾滋病患者、服用 H_2 受体拮抗药、质子泵抑制剂者），服药时宜同时饮用酸性饮料（如可乐）。

5. 本品从皮肤和甲组织中清除比血浆慢，因此，对皮肤感染来说，停药后2~4周达到最理想的临床和真菌学疗效，对甲真菌病来说在停药后6~9个月达到最理想的临床和真菌学疗效。

6. 对于一些免疫缺陷患者，如白血病、艾滋病或器官移植者等，采用本品分散片治疗真菌感染时，口服生物利用度可能会降低，故剂量可加倍。

7. 对免疫受损的隐球菌病及中枢神经系统隐球菌病者，只有在一线药物不适用或无效时，方可使用本品注射液治疗。

8. 用药如出现食欲减退、疲劳、恶心、呕吐、腹痛、尿色加深或肝炎症状及体征，充血性心力衰竭症状及体征以及神经系统症状，应立即停药并告知医师。

9. 国内尚无妊娠期妇女用药的研究，故妊娠期妇女应权衡利弊，谨慎用药。

10. 本品可经乳汁分泌，故哺乳期妇女应权衡利弊，谨慎用药。

11. 用药期间应监测肝功能。

伏立康唑

（Voriconazole）

【适应证】用于治疗侵袭性曲霉菌病，对氟康唑耐药的念珠菌引起的严重侵袭性感染（包括克柔念珠菌），由足放线病菌属和镰刀菌属引起的严重感染。本品应主要用于治疗免疫缺陷患者中进行性的、可能威胁生命的感染。

【用法用量】给药疗程通过临床及微生物学反应而定，静脉给药疗程不宜超过6个月。

1. 口服　患者体重 ≥40kg，首剂每12h给药1次，每次

0.4g，开始用药 24h 后，给予维持剂量，每次 0.2g，每天 2 次；患者体重 <40kg，首剂每 12h 给药 1 次，每次 0.2g，开始用药 24h 后，给予维持剂量，每次 0.1g，每天 2 次；如治疗反应欠佳，体重≥40kg 者，口服维持剂量可增加至每次 0.3g，每天 2 次，体重 <40kg 者可调整剂量为每次 0.15g，每天 2 次；如不能耐受上述剂量，维持量可以每次减低 0.05g，逐渐减至每次 0.2g，每天 2 次，体重 <40kg 者减至每次 0.1g，每天 2 次。

2. 静脉滴注　负荷剂量（第 1 个 24h）每 12h 给药 1 次，每次 6mg/kg；维持剂量（开始用药 24h 后）每天给药 2 次，每次 4mg/kg；如患者不能耐受此维持剂量，可减为每天 2 次，每次 3mg/kg；与苯妥英钠或利福平合用时，建议静脉维持剂量增加为每次 5mg/kg，每天 2 次。

3. 序贯疗法　静脉滴注及口服给药可进行序贯治疗，首先给予静脉滴注，每次 6mg/kg，每 12h 一次，24h 后给予维持剂量，静脉滴注维持剂量为 4mg/kg，每 12h 一次，口服维持量，体重≥40kg 者，每次 0.2g，每 12h 一次，体重 <40kg 者，每次 0.1g，每 12h 一次。

4. 肝功能不全者

（1）急性肝损害者不必调整剂量，但应继续监测肝功能以观察是否进一步升高。

（2）轻至中度肝硬化患者（Child - Pugh A 和 B）本品的负荷剂量不变，维持剂量减半。

（3）尚无重度肝硬化患者（Child - Pugh C）应用本品的研究。

【操作要点】

1. 溶液配制时，将本品溶解为 10mg/ml 的溶液，再稀释至 2~5mg/ml。

2. 静脉滴注速度最快不超过 3mg/(kg·h)，稀释后每瓶滴注时间须在 1h 以上。

3. 本品溶液配制完成后应立即使用，如无法立即静脉滴注，可在 2~8℃环境下于冰箱内保存 24h。本品仅供单次使用，剩余溶液应弃去，只有澄清、无颗粒的溶液才可使用。

4. 本品禁止与其他药物，包括肠道外营养剂在同一静脉通路中滴注。

5. 本品不宜进行静脉注射。

6. 本品专用溶媒成分为丙二醇和乙醇的灭菌混合溶液（含丙二醇 2ml，乙醇 3ml），本品与其他药物联合使用时应考虑溶媒成份对药物的影响。

7. 用药前应采集标本进行真菌培养及其他相关实验室检查，以便分离及鉴定可能的病原菌，一旦获得结果，立即调整用药方案。

8. 禁与替加环素、4.2% 碳酸氢钠注射液配伍使用。

9. 本品不宜与血液制品或任何电解质补充液同时滴注。

【不良反应】 最常见的不良反应为视觉障碍、发热、恶心、皮疹、呕吐、寒战、头痛、肝功能检查值升高、心动过速及幻觉等。

【应急措施】 本品无特异性解毒剂，应给予对症及支持治疗，血液透析有助于清除本品。

【用药宣教】

1. 告知患者，本品片剂应在餐前或餐后至少 1h 服用。

2. 告知患者，由于本品可造成视觉障碍，故服药期间避免驾驶或操纵机器。

3. 用药期间应避免强烈的、直接的阳光照射。

4. 患者在静脉滴注过程中如发生的与滴注相关的类过敏反应，如脸红、发热、出汗、心动过速、胸闷、呼吸困难、晕厥、恶心、瘙痒以及皮疹等，应考虑停药。

5. 动物实验显示本品具胚胎毒性，且本品是否经乳汁分泌尚不明确，故妊娠期及哺乳期妇女应权衡利弊，谨慎用药。

6. 用药期间应监测血液电解质（如存在低钾血症、低镁血症和低钙血症等电解质紊乱应予以纠正）、肾功能（特别是血肌酐）、肝功能（如肝功能试验和胆红素显示临床症状与肝病发展一致，且归因于本品，则必须停药）。

7. 如连续用药超过 28 日，应监测视觉功能，包括视力范围、视敏度及色觉。

二、抗生素类抗真菌药

两性霉素 B

（Amphotericin B）

【适应证】 用于敏感真菌所致的深部真菌感染且病情呈进行性发展者，如败血症、心内膜炎、脑膜炎（隐球菌及其他真菌）、腹腔感染（包括与透析相关者）、肺部感染、尿路感染和眼内炎等。

【用法用量】

1. 静脉滴注

（1）普通注射剂 开始时先试以每次 1 ~ 5mg 或 0.02 ~ 0.1mg/kg 给药，以后根据患者耐受情况每天或隔日增加 5mg，当增至每次 0.6 ~ 0.7mg/kg 时即可暂停增加剂量，此即为一般治疗量；每天极量 1mg/kg，每天或隔 1 ~ 2 天给药 1 次，累积总量 1.5 ~ 3.0g，疗程 1 ~ 3 个月，也可长至 6 个月，视病情及疾病种类而定；敏感真菌感染宜采用较小剂量，即每次 20 ~ 30mg，疗程仍宜长。

（2）注射用脂质体 按每天 3.0 ~ 4.0mg/kg 的剂量使用，若症状无改善或真菌感染恶化，剂量可增至每天 6mg/kg。为减少输液反应，给药前可给予抗组胺药及解热镇痛药（如吲哚美辛、异丙嗪等），也可考虑同时给予琥珀酸氢化可的松 25 ~ 50mg 或地塞米松 2 ~ 5mg 静脉滴注。

2. 鞘内给药 使用普通注射剂，首次 0.05 ~ 0.1mg，以后渐增至每次 0.5mg，每次极量为 1mg，每周给药 2 ~ 3 次，总量 15mg 左右，鞘内给药时宜与小剂量地塞米松或琥珀酸氢化可的松同时给予，并需用脑脊液反复稀释药液，边稀释边缓慢注入以减少不良反应。

3. 局部用药 气溶吸入时每次 5 ~ 10mg，用灭菌注射用水溶解成 0.2% ~ 0.3% 溶液应用；超声雾化吸入时本品浓度为 0.01% ~ 0.02%，每天吸入 2 ~ 3 次，每次吸入 5 ~ 10ml；持续膀胱冲洗时每天以本品 50mg 加入 1000ml 灭菌注射用水中，按 40ml/h 的注入速度进行冲洗，共用 5 ~ 10 天。

【操作要点】

1. 溶液的配制

（1）静脉滴注或鞘内注射给药时，均先以灭菌注射用水10ml 配制本品 50mg，或 5ml 配制 25mg，然后用 5% 葡萄糖注射液稀释（稀释用葡萄糖注射液的 pH > 4.2 以上，不可用氯化钠注射液，否则可能产生沉淀），滴注液浓度不超过 0.1mg/ml。

（2）鞘内注射时可取 5mg/ml 浓度的药液 1ml，加 5% 葡萄糖注射液 19ml 稀释，使最终浓度成 25μg/ml，注射时取所需药液量以脑脊液 5～30ml 反复稀释并缓慢注入。鞘内注射液药物浓度不可高于 0.25mg/ml，pH 应在 4.2 以上。

2. 本品溶液应于避光条件下缓慢静脉滴注，每次滴注时间需6h 以上。

3. 本品治疗如中断 8 天以上者，需重新自小剂量（0.25mg/kg）开始逐渐增加至所需量。为防止复发，治疗孢子丝菌病或曲霉菌病时疗程为 9～12 个月。

4. 静脉滴注时可在输液内加入肝素或间隔 1～2 天给药 1 次，以减少局部反应的发生。同时应避免药液外漏，以免导致局部刺激。

5. 仅 5mg 规格的本品可用于鞘内注射。

6. 禁与氯化钠、氯化钾、氯化钙、依地酸钙钠、葡萄糖酸钙、青霉素、羧苄西林、氨基糖苷类、硫酸多黏菌素、盐酸四环素、盐酸氯丙嗪、盐酸苯海拉明、盐酸利多卡因、盐酸多巴胺、盐酸普鲁卡因、盐酸甲基多巴、重酒石酸间羟胺、呋喃妥因及维生素类配伍使用。

7. 脂质体：50mg 的本品加 10ml 灭菌注射用水，100mg 的本品加 20ml 灭菌注射用水，配制成浓度为 5mg/ml 的溶液，用手轻轻摇动和转动使所有固体溶解。注意液体可能呈乳色或透明。如用于滴注，进一步用 5% 葡萄糖注射液稀释上述溶解好的液体至终浓度约为 0.6mg/ml（0.16～0.83mg/ml）。

【不良反应】

1. 中枢神经系统　静脉滴注过程中或滴注后数小时出现寒战、高热、严重头痛、恶心及呕吐，有时并可出现血压下降、眩晕等。鞘内给药还会引起颈项强直、下肢疼痛及尿潴留等，严重者下肢截瘫。

2. 肾脏 几乎所有患者均可出现不同程度的肾功能损害，尿中可出现红细胞、白细胞、蛋白和管型，血尿素氮及肌酐升高，CCr 降低，也可引起肾小管性酸中毒。

3. 血液系统 可发生正常红细胞性贫血，血小板减少也偶可发生。

4. 肝脏 肝毒性较为少见，由本品所致的肝细胞坏死、急性肝功能衰竭亦有发生。

5. 心血管系统 静脉滴注过快时可引起心室颤动或心脏骤停，本品所致的电解质紊乱亦可导致心律失常的发生，本品刺激性大，注射部位可发生血栓性静脉炎。

6. 其他 偶有过敏性休克、皮疹等发生，尚有白细胞下降、贫血、血压下降或升高、复视、周围神经炎等反应，可有局部刺激，重者有发热、寒战、头痛、乏力、恶心、呕吐及纳差，同时由于大量钾离子排出，可导致低钾血症。

【应急措施】一旦发生严重不良反应，应立即停药，给予对症及支持治疗。

【用药宣教】

1. 妊娠期妇女用药缺乏良好的对照研究，故应权衡利弊，谨慎用药。

2. 哺乳期妇女应权衡利弊，选择停药或停止哺乳。

3. 用药期间应定期监测肝功能、肾功能（定期检查尿常规、血肌酐、血尿素氮，并于剂量递增时隔日测定上述各项，疗程中上述各项至少每周测定 2 次）、周围血常规（每周测定 1 次）及血钾（每周至少测定 2 次）。

三、其他抗真菌药

卡泊芬净

（Caspofungin）

【适应证】用于成人和儿童（3 个月及以上）经验性治疗、

中性粒细胞减少、伴发热患者的可疑真菌感染，以及对其他治疗无效或不能耐受的侵袭性曲霉菌病。

【用法用量】

1. 经验性治疗　首日给予一次 70mg 的负荷剂量，随后每天 1 次 50mg，疗程取决于患者的临床反应，经验治疗需要持续至患者的中性粒细胞恢复正常，确诊真菌感染者需要至少 14 天的疗程，在中性粒细胞恢复正常和临床症状消除后治疗还需持续至少 7 天；如果 50mg 剂量耐受性好但缺乏有效的临床反应，可以将每天剂量升高至 70mg。

2. 侵袭性曲霉菌病　首日给予一次 70mg 的负荷剂量，随后每天给予 50mg，疗程取决于患者的严重程度、被抑制的免疫功能恢复情况以及对治疗的临床反应，对于治疗无临床反应而对本品耐受性良好者可以考虑将每天剂量加大到 70mg。

3. 当本品与具有代谢诱导作用的药物依非韦伦、奈韦拉平、利福平、地塞米松、苯妥英钠或卡马西平同时使用时，应考虑给予每天剂量 70mg。

4. 肝功能不全

（1）轻度肝功能不全（Child – Pugh 5 ~ 6）者，不必调整剂量。

（2）中度肝功能不全（Child – Pugh 7 ~ 9）者，推荐在给予首次 70mg 负荷剂量之后，根据药代动力学数据将本品的每天剂量调整为 35mg。

（3）严重肝功能不全（Child – Pugh > 9）者和肝脏功能不全的儿童患者，目前尚无用药的临床经验。

【操作要点】

1. 溶液的配制

（1）步骤　①溶解药瓶中的药物：溶解粉末状药物时，将储存于冰箱中的本品药瓶置于室温下，在无菌条件下加入 10.5ml 的灭菌注射用水、含有对羟基苯甲酸甲酯和对羟基苯甲酸丙酯的灭菌注射用水或含有 0.9% 苯甲醇的灭菌注射用水，溶解后瓶中药液的浓度将分别为 7mg/ml（每瓶 70mg 装）或 5mg/ml（每瓶 50mg 装），轻轻晃动，使粉末溶解，直到获得透明溶液，对溶解后的溶液进行肉眼观察是否有颗粒物或变色。②配制供患者静脉滴注的溶液：溶媒为灭菌注射用0.9%氯化钠注射液或乳酸化林格溶液，溶媒应在无菌条件下将适量已溶解的药物加入250ml的静脉滴注袋或瓶中制备，如需要的每天剂量为50mg或35mg，可将滴注液的容积减少到100ml；溶液浑浊或出现了沉淀，则不得使用。

（2）注意事项　①不得使用任何含有右旋糖（α-D-葡聚糖）的稀释液，因为本品在含有右旋糖的稀释液中不稳定；②不得将本品与任何其他药物混合或同时滴注，因为尚无有关本品与其他静脉滴注物、添加物或药物的可配伍性资料。

2. 滴注速度　本品应缓慢静脉滴注，滴注速度至少为1h。

3. 溶解液的贮藏　在制备溶液之前，溶解液可储存在25℃或以下环境中维持24h。稀释后的溶液，在静脉滴注袋或瓶中，可在25℃或以下环境中维持24h，在2～8℃冰箱中维持48h。

【不良反应】

1. 常见发热、头痛、腹痛、寒战、疼痛、恶心、腹泻、呕吐、肝酶水平升高、血清肌酐水平升高、贫血、心动过速、静脉炎/血栓性静脉炎、静脉滴注并发症、注射部位发红、呼吸困难、皮疹、瘙痒及发汗等。

2. 罕见肝脏功能失调、高钙血症、低白蛋白血症、低钾血症、低镁血症、血细胞异常及尿蛋白增多等。

【应急措施】当患者出现不良反应时，需停药，并给予对症处理。

【用药宣教】

1. 动物试验显示本品可透过胎盘屏障并存在胚胎毒性，故妊娠期妇女应权衡利弊，谨慎用药。

2. 本品是否经乳汁分泌尚不明确，故哺乳期妇女应权衡利弊，选择停药或停止哺乳。

3. 老年人的血药浓度较成人略有提高，应密切监测。

制霉菌素

（Nystatin）

【适应证】口服治疗消化道念珠菌肠炎；局部应用治疗口腔

念珠菌感染、皮肤黏膜念珠菌感染。阴道泡腾片、栓剂用于阴道念珠菌病。

【用法用量】

1. 口服　成人每天 200 万 ~ 400 万 U，分 4 次；儿童每次 5 万 ~ 10 万 U，每天 3 ~ 4 次。消化道念珠菌病口服，成人每次 50 万 ~ 100 万 U，每天 3 次；小儿每日按体重 5 万 ~ 10 万 U/kg，分 3 ~ 4 次服。

2. 外用　阴道泡腾片：每次 1 片，每天 1 ~ 2 次，疗程一般为 2 周。栓剂：每晚 1 粒，7 天为一疗程，慢性病例可延长使用 1 ~ 3 个疗程。

【操作要点】

1. 本品口服后胃肠道不吸收，对全身真菌感染无治疗作用。局部外用亦不被皮肤和黏膜吸收。

2. 本品仅供阴道给药制剂应避免接触眼睛，切忌口服。

【不良反应】口服后可发生恶心、呕吐、腹泻等。减量或停药后迅速消失。局部应用后可能引起过敏性接触性皮炎。个别患者阴道应用后可引起白带增多。

【应急措施】用药部位如有烧灼感、红肿等情况应停药，并将局部药物洗净。

【用药宣教】告知患者本品对全身真菌感染无治疗作用。

第五节　抗病毒药

病毒是一种非细胞型微生物，没有细胞结构和自身的酶系统。因此，必须寄生于细胞内，依靠宿主细胞提供能量、酶系统和代谢所必需的物质，进行复制。正是病毒寄生于宿主细胞内这一特点，给临床抗病毒带来了很大困难，为了消灭细胞内的病毒，往往会给宿主细胞造成较大甚至很大毒害。孕妇病毒感染常见疱疹病毒、流感病毒、乙肝病毒和风疹病毒，风疹病毒对胎儿影响巨大，可导致胎儿畸形，一旦感染，尤其妊娠前 3 个月，建议流产。

一、抗疱疹病毒药

　　孕期疱疹病毒感染最大的危害是垂直传播给胎儿，新生儿感染容易导致非常严重的并发症，死亡率极高。对于孕期原发生殖道感染的患者，推荐抗病毒治疗，可使用阿昔洛韦（B级），疗程7~10天，通过抗病毒治疗可以缩短病灶持续时间和控制病毒感染，降低孕妇并发症风险。剖宫产可以降低但是不能完全避免新生儿疱疹病毒感染风险。对于有疱疹病毒感染史和生殖道病灶的患者或者在分娩前有感染前驱症状的患者，推荐剖宫产。

阿昔洛韦
（Aciclovir）

【适应证】

1. 防治单纯性疱疹和水痘带状疱疹病毒引起的皮肤黏膜感染和疱疹性脑炎。

2. 治疗孕妇水痘病毒性肺炎。

3. 抑制巨细胞病毒感染所致视网膜炎。

【剂量与用法】

1. 以0.9%氯化钠注射液稀释本品注射剂，使成为不高于7mg/ml的静脉输注液。剂量为5mg/kg，每8h一次，于1h内输完。一般疗程为5~7天。治疗疱疹性脑炎可用10mg/kg，每8h一次，连用10天。水痘疱疹病毒感染者可能需用更高的剂量，因患者的免疫应答低下。

2. 治疗早期单纯疱疹感染（包括生殖器疱疹）的常用口服剂量为200mg，每天5次，一般每4h一次，在唤醒患者时再加用1次。

3. 静脉给药时，肾功能不全者应予减量。CCr为25~50ml/min时，其给药的间隔时间应增至12h，CCr<10ml/min且患者正在接受腹膜透析时，每24h给予1次常用量的一半。正在血液透析的患者每24h应接受1次常用量的一半，并在血液透析后再额外给予一个半量。

4. 口服给药时，肾功能不全者亦应减量。$CCr < 10ml/min$，治疗单纯疱疹感染使用 200mg，每 12h 一次；治疗带状疱疹感染，800mg，每 12h 一次。CCr 为 $10 \sim 25ml/min$，治疗带状疱疹感染可用 800mg，每天 3 次，每 $6 \sim 8h$ 一次。

【操作要点】

1. 静脉输注必须缓慢，以避免本品在肾内沉淀。

2. 使用本品时，不可合用任何其他具有肾毒性药物。

【不良反应】

1. 口服本品引起胃肠道的不良反应有恶心、呕吐、腹泻等。

2. 全身用药偶发血清胆红素和转氨酶上升、皮疹、发热、头痛、头晕和血液学改变。

3. 神经系统不良反应有嗜睡、失眠、精神错乱、惊厥、幻觉、震颤、精神失常和昏迷，尤其静脉给药或具有易感因素（如肾功能不全）则更易发生。

4. 静脉给药时，因其钠盐的碱性大，常引起静脉炎，如外漏出血管，可致局部发红和刺激，极少形成溃疡。

5. 少数患者可能发生肾功能不全，减量、补液或撤药即可逆转，但也可能发展为急性肾功能衰竭。

【应急措施】

1. 丙磺舒可抑制本品的肾清除。同时给予其他肾毒性药物可增加肾损害的程度。

2. 合用干扰素或甲氨蝶呤偶然发生神经系统的不良反应。

【用药须知】告知患者，使用本品时应大量饮水，促使药物迅速经肾排出。

二、抗流感病毒药

流行性感冒简称流感，其病原体为流感病毒，分为 A、B、C 三型。导致人类流感的主要是 A 型和 B 型流感病毒者，其中 A 型流感病毒者可引起大流行。奥司他韦（C 级）和扎那米韦（C 级）目前被推荐应用于流感的预防和治疗。动物实验证实这两者对胎儿无致畸作用，但在人类中的研究较少。

扎那米韦

（zanamivir）

【适应证】 用于成年患者和 12 岁以上青少年患者，治疗由 A 型和 B 型流感病毒引起的流感。

【用法用量】

1. 本品系使用 "Diskhaler" 的专用吸入器，经口吸入。

2. 成人和 ≥12 岁儿童每次两吸，每吸约相当于本品 5mg（10mg/次），每天 2 次。应在症状出现后 2 天内给药。两次给药至少相距 12h，连用 5 天；首日的 2 次给药时间相距至少 2h。

【操作要点】

1. 吸入本品前给患者先吸入支气管扩张药。

2. 流感患者使用本品短期内能改善流感症状，症状初起 2 天内用药，疗效明显。体温正常或症状不严重的患者疗效反而不明显。

【不良反应】

1. 鼻窦炎、腹泻、恶心、咳嗽、耳鼻喉感染、头痛、头晕、呕吐。

2. 有些不良反应继发于吸入本品之后。尚未发现对中枢神经系统的不良反应。

【应急措施】 如发生支气管痉挛，应给予速效吸入性支气管扩张药。

【用药宣教】

1. 使用前，患者应在其主治医生的指导下学习正确使用吸入剂，使用本品时，使用一种借呼吸驱动的塑料吸入装置（Dish-khaler），装入 1 个本品泡囊，患者通过嘴吸入时，泡囊被刺穿，药物就随气流释放出来。

2. 患者即使感到症状好转也应完成 5 天疗程。

3. 本品对哮喘或慢性阻塞性肺疾病患者治疗无效，甚至可能带来危险。文献报道使用本品后，可引起轻、中度哮喘患者发生支气管痉挛。患有呼吸道疾病的患者服用本品时，应随身备有吸入型速效支气管扩张药，以防万一。

4. 动物实验表明，本品无致癌、致畸和致突变作用，未见生殖毒性。

奥司他韦
（Oseltamivir）

【适应证】

1. 用于成人和 1 岁及 1 岁以上儿童的甲型和乙型流感的治疗（本品能够有效地治疗甲型和乙型流感，但对乙型流感的临床应用数据尚不多）。

2. 用于成人和 13 岁及 13 岁以上青少年的甲型和乙型流感的预防。

【用法用量】

1. 本品可以与食物同服或分开服用。但对一些患者，进食时同时服药可提高对药物的耐受性。

2. 流感的治疗：在流感症状开始的第 1d 或第 2d（最好在 36h 内）就应开始治疗：①成人和 13 岁以上青少年：推荐口服每次 75mg，每天 2 次，连续服用 5 天；②1 岁以上儿童（按体重推荐剂量）：≤15kg，每次 30mg；15 ~ 23kg，每次 45mg；23 ~ 40kg，每次 60mg；>40kg，每次 75mg，均为每天 2 次，连续服用 5 天。

3. 本品用于与流感患者密切接触后的流感预防时，推荐口服每次 75mg，每天 1 次，至少连用 7 天。同样应在密切接触后 2d 内开始用药。本品用于流感季节时预防流感的推荐剂量为每次 75mg，每天 1 次。有数据表明，连用 6 周安全有效。服药期间一直具有预防作用。

4. 治疗肾功能不全患者的流感时，CCr > 30ml/min 者，不必调整剂量；CCr 10 ~ 30ml/min 的患者，使用剂量减少为每次 75mg，每天 1 次，共 5 天。肾功能衰竭儿童的用药剂量目前尚缺资料。

5. 预防肾功能不全患者的流感时，CCr > 30ml/min 的患者，不必调整剂量，CCr 10 ~ 30ml/min 的患者剂量降低为每次 75mg，隔天 1 次，或每天 1 次给予 30mg。

6. 不推荐本品用于终末期肾功能衰竭的患者，包括需定期进行血液透析、持续腹膜透析或 CCr＜10ml/min 的患者。

7. 治疗患有流感的肝功能不全的患者，不必调整剂量。

【操作要点】 在服用本品后 4h 内不应使用减毒活流感疫苗。因为本品作为抗病毒药物可能会抑制活疫苗病毒的复制。三价灭活流感疫苗可以在服用本品前后的任何时间使用。

【不良反应】

1. 成人常见不良反应为恶心和呕吐，常在服用第 1 剂时发生，一般为一过性。

2. 可发生失眠、嗜睡、头痛、腹痛、腹泻、头晕、眩晕、疲劳、鼻塞、咽痛和咳嗽。

3. 其他还有皮炎、皮疹、瘙痒、腹胀、腹部不适、吸收不良、胃炎。

【应急措施】 如发现自我伤害和谵妄事件等异常行为应立即停药。

【用药宣教】 自本品上市后，陆续收到流感患者使用本品治疗期间发生自我伤害和谵妄事件的报告，大部分报告来自日本，主要是儿童，但本品与这些事件的相关性还不清楚。临床在使用本品期间，应该对患者的自我伤害和谵妄事件等异常行为进行上市后的密切监测，如发现异常情况应及时上报。

拉尼米韦

（Laninamivir）

【适应证】 适用于 A 型（甲型）、B 型（乙型）流感病毒感染。且对奥司他韦耐药性病毒（A/H1N1）也有效。

【用法用量】 单次吸入给药 40mg。

【不良反应】

1. 比较常见的为腹泻、恶心、鼻咽炎、丙氨酸氨基转移酶升高、眩晕。其中，轻度不良反应占 15.8%、中度不良反应占 8.1%、重度不良反应占 1.2%。

2. 儿童受试者，比较常见的有腹泻、上呼吸道炎症、胃肠炎、支气管炎。其中,轻度不良反应占10.9%、中度不良反应占16.7%、重度不良反应占0.4%。

3. 严重不良反应包括支气管痉挛、呼吸困难;皮肤黏膜眼证候群、中毒性表皮坏死松解症、多形性红斑。

【应急措施】当用药后出现休克症状和晕厥,则立即让患者采取仰卧的姿势并补液。

【用药宣教】

1. 用药后,可能出现神经精神症状,对于儿童及未成年人,需要注意其异常行为,防治意外发生。

2. 患有慢性代谢疾病者,用药时需慎重给药剂量。

3. 应注意区分细菌感染或合并感染流感病毒,防止混淆。

帕拉米韦

(Peramivir)

【适应证】用于治疗成人急性非复杂性流感,发病不超过2天者。

【用法用量】单次经15～30min静脉滴注600mg。CCr > 50ml/min者剂量与肾功能正常者相同,CCr 30～49ml/min者,剂量为200mg,CCr 10～29ml/min者,剂量为100mg。透析者需在透析后给药。

【操作要点】

1. 本品注射剂可用0.9%氯化钠注射液、0.45%氯化钠注射液、5%葡萄糖注射液和乳酸林格注射液稀释,不可使用其他液体稀释。

2. 本品治疗的前2周或治疗后48h内避免接种流感减毒疫苗。

【不良反应】

1. 常见的不良反应有恶心、呕吐、腹泻、腹痛、头痛、头晕、失眠、胃肠不适、疲乏、咳嗽、鼻塞、咽痛等。

2. 实验室检查常见血糖升高、ALT升高、碱性磷酸酶升高、中性粒细胞降低。

3. 上市后报告的不良反应包括斯－约综合征、剥脱性皮炎、皮疹、行为异常、幻觉。

【应急措施】一旦出现严重不良反应，应立即停药处理。

【用药宣教】对严重的需住院治疗的流感，本品并无益处。

三、抗乙型肝炎病毒药

孕期急性 HBV 感染通常症状较轻，与致畸性和死亡率无关。治疗方法主要为支持疗法，加强肝功能生化检测和凝血酶原时间的监测。除非患者患有急性肝功能衰竭或者持续性重症肝炎，否则不需要抗病毒治疗。抗病毒药物可选择替诺福韦（B 级）、恩替卡韦（C 级）、阿德福韦酯（C 级）。

阿德福韦酯

（Adefovir Dipivoxil）

【适应证】用于治疗有乙型肝炎病毒活动复制证据，并伴有血清氨基酸转移酶（ALT 或 AST）持续升高或肝脏组织学活动性病变的肝功能代偿的成年慢性乙型肝炎患者。

【用法用量】

1. 推荐剂量为每天 1 次，每次 10mg，饭前或饭后口服均可，勿超过推荐剂量使用，治疗的最佳疗程尚未确定，HBeAg 阳性者用药后发生 HBeAg 血清学改变后，继续治疗 6 个月，确认疗效巩固后可考虑终止治疗，HBeAg 阴性者，建议治疗至少应达 HBsAg 发生血清学改变或失去疗效方可停药。

2. 肾功能不全者

（1）CCr≥50ml/min 者不需要调整给药间期。

（2）CCr 20 ~ 49ml/min 者，推荐剂量每次 10mg，每 48h 一次。

（3）CCr 10 ~ 19ml/min 者，推荐剂量每次 10mg，每 72h 一次。

3. 血液透析者　在透析后给予 10mg，每 8 天 1 次。

【操作要点】饭前或饭后口服均可。治疗的最佳疗程尚未确定。勿超过推荐剂量使用。

【不良反应】常见不良反应为虚弱、头痛、腹痛、恶心、胃肠胀气、腹泻和消化不良等，国内临床研究中不良反应为全身酸痛、头痛、白细胞轻度减少、腹泻、中度脱发、尿蛋白、皮疹、肌酐升高及可逆性肝脏转氨酶升高等。

【应急措施】

1. 药物过量，密切监测，必要时给予对症及支持治疗，也可进行血液透析。

2. 患者在出现提示乳酸酸中毒或明显肝脏毒性的临床表现或实验室结果时（甚至可能包括无明显转氨酶升高的肝肿大和脂肪变性），都必须暂停本品的治疗。

【用药宣教】

1. 告知患者不可随意停药，因患者停止乙型肝炎治疗会发生肝炎的急性加重，包括停止使用阿德福韦酯。因此，停止乙肝治疗的患者应当严密监测肝功能，若必要，应重新进行抗乙肝治疗。

2. 合并 HIV 的慢性乙肝患者，服用本品后可能会使 HIV 产生耐药，

3. 告知患者，必须在有慢性乙型肝炎治疗经验的医生指导下使用本品。

4. 治疗过程中如出现失代偿肝病（如肝硬化失代偿）者，不建议停药。

5. 使用抗乙肝治疗药物，如本品，会对慢性乙肝患者携带的未知或未治疗的 HIV 产生作用，也许会出现 HIV 耐药，故用药过程中应注意。

6. 妊娠期妇女用药的研究尚不充分，本品是否经乳汁分泌尚不明确，故妊娠期及哺乳期妇女应权衡利弊，谨慎用药。

7. 使用本品治疗前，应对所有患者进行人类免疫缺陷病毒（HIV）抗体检查。

8. 所有用药者在用药期间均应检测全血细胞计数、血清淀粉酶、常规血液生化检查及肝肾功能检查，至少每 6 个月检查一次乙型肝炎生化指标、病毒学指标和血清标志物，HBV 感染者用药期间还应测定血清中相应的抗原和抗体。

恩替卡韦
（Entecavir）

【适应证】用于病毒复制活跃，血清转氨酶 ALT 持续升高或肝脏组织学显示有活动性病变的慢性成人乙型肝炎的治疗。

【用法用量】本品应空腹服用（餐前或餐后至少 2h）。

1. 成人和 16 岁以上青少年

（1）推荐剂量　口服，每天 1 次，每次 0.5mg。

（2）拉米夫定治疗时发生病毒血症或出现拉米夫定耐药突变者　每天 1 次，每次 1.0mg。

2. 肾功能不全者　见下表。

肾功能不全患者的给药剂量

CCr	常用剂量	拉夫米定治疗失效时剂量
≥50ml/min	每天 1 次，每次 0.5mg	每天 1 次，每次 1.0mg
30～50ml/min	每天 1 次，每次 0.25mg	每天 1 次，每次 0.5mg
10～30ml/min	每天 1 次，每次 0.15mg	每天 1 次，每次 0.3mg
血液透析后或 CAPD	每天 1 次，每次 0.05mg	每天 1 次，每次 0.1mg

【操作要点】由于本品主要经肾清除，因此，本品如合用可降低肾功能或与本品竞争肾小管分泌的药物，可能使本品或合用药物的血药浓度升高。

【不良反应】常见头痛、疲劳、眩晕、恶心、ALT 升高、腹痛、腹部不适、肝区不适、失眠、肌痛及风疹等，还可见糖尿、脂酶及淀粉酶升高及血肌酸酐升高等，拉米夫定治疗者普遍出现头痛、疲劳及眩晕等。

【应急措施】目前尚无本品过量的报道，如药物过量，应监测患者毒性指标，必要时给予支持治疗。

【用药宣教】

1. 使用本品治疗并不能降低经性接触或污染血源传播 HBV 的危险性，因此需要采取适当的防护措施。

2. 告知患者不可擅自停药，因为擅自停药后可能会出现肝炎病情急速加重的情况，要在专业医师的指导下停药。

3. 患者应在有经验的医生指导下服用本品。

4. 本品可透过胎盘，动物试验显示可经乳汁分泌，故妊娠期及哺乳期妇女应权衡利弊，谨慎用药。

5. 对曾经或正在使用影响肾功能的免疫抑制剂（环孢素、他克莫司等）的肝移植患者，治疗前及治疗期间均应监测肾功能。用药期间及停药后几个月内，应严密监测肝功能。

替诺福韦
（Tenofovir）

【适应证】

1. 2 岁以上儿童及成人 HIV 感染。

2. 12 岁以上儿童及成人慢性乙型肝炎病毒感染。

【用法用量】12 岁以上儿童及成人，口服推荐剂量为每次 300mg，每天 1 次。不能吞咽片剂者可给予粉剂 7.5 平勺。

3. 肾功能不全的患者剂量见下表。

肾功能不全时的推荐剂量表

CCr（ml/min）	剂量和间隔时间 *
≥50	每次 300mg，每 24h 一次
30 ~ 49	每次 300mg，每 48h 一次
10 ~ 29	每次 300mg，每 48 ~ 7h 一次
<10（未接受血液透析）	尚无用药推荐

注：* 根据标准体重计算。

【操作要点】口服粉剂只能用附带的加药勺量取，一平勺为 1g 粉剂，含 40mg 本品。粉剂应与 2 ~ 4 盎司不须咀嚼的软食（如苹果酱、酸奶等）混合后立即服用。不可将粉剂加入液体中，粉剂会漂浮于液体表面而无法服用。

【不良反应】

常见不良反应包括头痛、头晕、发热、腹痛、背痛、四肢无力、腹泻、恶心、消化不良、呕吐、脂肪代谢障碍、关节痛、肌痛、失眠、头晕、周围神经病、焦虑、肺炎、皮疹、胆固醇升高、肌酸激酶升高、淀粉酶升高、碱性磷酸酶升高、ALT 及 AST 升高、血红蛋白降低、高血糖、血尿、糖尿、中性粒细胞减少、三酰甘油升高。

【用药宣教】曾经报道骨软化症（与近端肾小管病变有关）与本品有关，在有病理性骨折或有骨硬化症风险的 HIV 感染患者中，应当考虑骨监测。尽管没有对补充钙和维生素 D 的作用进行研究，但这样的补充可能对所有患者都有益。

第三章 内分泌疾病的安全用药

妇产科内分泌疾病是女性卵巢及其相应的器官在发生、发育、成熟和衰退过程中与性腺轴内分泌功能密切相关的疾病。

1. 性早熟

（1）病因治疗 对病因明确的首先针对病因治疗，肿瘤能够完全切除者治疗效果及预后一般良好，而肿瘤不能完全切除者的预后不佳。若肿瘤不能完全切除可行部分切除并辅以放疗或化疗。对病因无法去除者如脑膜炎后遗症等，可采用药物治疗以控制或阻止病情发展，甲状腺功能减退者于甲状腺激素替代后，病情可消退，先天性肾上腺皮质增生患者，可采用皮质醇类激素治疗，性发育变异一般不需治疗，但需追踪观察。女性自主性滤泡囊肿，一般不考虑手术切除，可在腹腔镜下，穿刺使较大的囊肿缩小或采用甲羟孕酮治疗。

（2）心理卫生咨询 对特发性性早熟及时合理的心理咨询是本病治疗措施的重要内容。大多数患者最终发育除身高较一般人矮小外，其他完全正常，故不需特殊处理，但应对患儿和家属做好解释，告知本病的有关知识，使其解除顾虑，消除好奇、恐惧和害羞心理，一旦患儿进入正常的青春发育期年龄和发育成熟年龄，即与周围同伴完全一样。在患儿性发育过程中应特别提醒家长注意保护儿童，避免遭受凌辱，造成身心创伤。

（3）特发性性早熟的药物治疗 主要目的是抑制排卵，促使性发育推迟，阻止行经及骨骺过早融合，以防止成年后身材矮小。抑制性发育的药物有甲羟孕酮、氯地孕酮、环丙孕酮等，上述药物对抑制性发育效果较理想，往往性征发育终止，但身高继续增加，骨骺提早融合，以致最终身长低于应有身长。近年应用

GnRH 激动剂治疗真性性早熟取得较理想效果，可抑制性发育，又可控制身高增加。

2. 青春期发育迟缓　16 岁无性征发育，18 岁无月经伴性征发育不良，可称青春期与性发育迟缓。可用雌激素及孕激素治疗，促使第二性征及内、外生殖器发育，同时可以预防因雌激素低下引起的心理变化。

3. 各类月经失调　如功能性子宫出血、闭经、高泌乳素血症、多囊卵巢外科综合征等，由于经期长及经量多造成。除一般止血措施外，可酌情选用激素或刮宫止血。予口服补血药物或输液治疗。可采用雌激素、孕激素单一或联合的周期治疗。

4. 卵巢功能衰退及其相关疾病　如卵巢早衰、更年期综合征、生殖泌尿道萎缩性疾病、绝经后骨质疏松症等，可用雌激素替代治疗。

5. 不孕不育　可给予促排卵药。

一、雌激素及抗雌激素类药

己烯雌酚

（Diethylstilbestrol）

【适应证】用于卵巢功能不全或垂体功能异常引起的各种疾病、闭经、子宫发育不全、功能性子宫出血、绝经期综合征、老年性阴道炎及退乳等。

【用法用量】

1. 闭经，口服小剂量可刺激垂体前叶分泌促性腺激素，不超过每天 0.25mg。

2. 用于人工月经周期，每天 0.25mg，连服 20 天，待月经后再用同法治疗，共 3 周期。

3. 用于月经周期延长及子宫发育不全，每天服 0.1 ~ 0.2mg，持续 6 个月，经期停服。

4. 治疗功能性子宫出血，每晚服 0.5 ~ 1mg，连服 20 天。

5. 用于绝经期综合征，每天 0.25mg，症状控制后改为每天 0.1mg（如同时每天舌下含服甲睾酮 5 ~ 10mg，效果更好）。

6. 退乳，每次服 5mg，每天 2～3 次，连服 3 天；或肌内注射 4mg，连用 3～5 天，同时紧束双乳，少进液体。

7. 老年性阴道炎，阴道塞药，每晚塞入 0.2～0.4mg，共用 7 天。

8. 用于因子宫发育不良及子宫颈分泌物黏稠所致不育症，以小剂量促使宫颈黏液稀薄，精子易透入，于月经后每天口服 0.1mg，共 15 天，1 疗程为 3～6 个月。

9. 用于稽留流产（怀孕 7 个月以内死胎，经 2 个月或 2 个月以上仍未娩出），每次服 5mg，每天 3 次，5～7 天为 1 疗程，停药 5 天，如无效可重复 1 个疗程。

【操作要点】

1. 高血压患者用药期间按时监测血压变化，以免因药物相互作用影响降压药物疗效，引起血压波动。

2. 本品用药期间应注意有无尿频、尿急、尿疼等膀胱刺激症状。

【不良反应】可有恶心、呕吐、厌食、头痛等不良反应。长期应用可使子宫内膜增生过度而导致子宫出血与子宫肥大。有时可引起肝功能不正常。

【应急措施】

1. 本品用药期间若出现不规则的阴道流血，应立即停药，及时给予止血药物及孕激素药物拮抗治疗。

2. 高血压患者本品治疗期间，一旦出现剧烈头痛、头晕伴恶心、呕吐及血压增高现象，应考虑雌激素药物相互作用引起血压升高，应及时给予降压及脱水药物治疗。

【用药宣教】

1. 告知患者本品应按指定方法服药，中途停药可导致子宫出血。

2. 告知患者孕妇服用，可能引起第二代女性阴道腺病及腺癌发生率升高、男性生殖器异常发生率增加。

3. 告知患者长期使用应定期检查血压、肝功能、阴道脱落细胞，每年一次宫颈癌筛查。

4. 告知患者本品可降低抗凝药及抗高血压药的疗效，若必须同用，应调整后者用量。

结合雌激素
（Conjugated Estrogens）

【适应证】

1. 用于卵巢功能不全、子宫发育不良、功能性子宫出血、绝经期综合征、老年性阴道炎及前列腺癌等。

2. 还用于鼻出血、妇产科出血及手术时出血。

【用法用量】

1. 口服　通常每次 0.5～2.5mg，每天 1～3 次；用于绝经期综合征，每天 0.625mg 或 1.25mg；用于前列腺癌，每天 7.5mg。

2. 肌内注射　通常每次 20mg；功能性子宫出血，注射生效后改口服，每天 2.5～7.5mg，连服 20 天（最后 5 天加服孕激素）。

【操作要点】

1. 本品可与 0.9% 氯化钠注射液配用，忌同酸性溶液配伍。

2. 静脉炎患者雌激素用药期间应随时观察静脉是否出现局部肿胀、疼痛、皮肤颜色改变等血液回流障碍症状。

【不良反应】可有子宫内膜增生、恶心、呕吐、乳房胀、体重增加、甘油三酯升高等。

【应急措施】

1. 家族性高脂血症患者一旦出现突发的上腹部疼痛伴恶心、呕吐等急性胰腺炎症状，应立即停药，给予止痛和抗菌药物治疗。

2. 心、脑血管患者如出现下肢酸痛等静脉栓塞症状时，应嘱患者卧床休息、抬高患肢、热敷、穿弹力袜等，并给予抗凝治疗。

3. 用药期间如出现异常子宫出血及乳房胀痛等雌激素刺激症状，应立即停药给予孕激素拮抗。

【用药宣教】

1. 告知患者本品长期使用须加用孕激素。

2. 开始治疗前应做全面体检，包括乳腺检查、血压、盆腔检查及宫颈细胞学检查，以后至少每年 1 次，用药妇女应定期检查乳腺、子宫内膜厚度。

3. 告知患者如长期用药应注意有无异常子宫出血和乳房胀痛等雌激素刺激症状。

炔雌醇
（Ethinylestradiol）

【适应证】

1. 补充雌激素，用于经月经紊乱，如闭经、月经过少、功能性子宫出血、绝经期综合征、子宫发育不全等。

2. 用于晚期乳腺癌（绝经后妇女）、晚期前列腺癌的治疗。

3. 与孕激素配伍，对抑制排卵有协同作用，增强避孕效果，为口服避孕药中最常用的雌激素。

【用法用量】

1. 性腺发育不全　每次 0.02~0.05mg，每晚 1 次，连服 3 周，第 3 周配用孕激素进行人工周期治疗，可用 1~3 个周期。

2. 更年期综合症　每天 0.02~0.05mg，连服 21 天，间隔 7 天再用，有子宫的妇女，于周期后期服用孕激素 10~14 天。

3. 乳腺癌　每次 1mg 次，每天 3 次。

4. 前列腺癌　每次 0.02~0.05mg，每天 1 次。

【操作要点】

1. 应用最低有效量，时间尽可能缩短，以减少可能发生的不良反应。

2. 闭经以及子宫切除后的妇女，通常采用周期治疗，即用药 3 周停药 1 周，相当于自然周期中的雌激素的变化情况，避免过度刺激；也可在周期的最后 5~10 天加用孕激素，模拟自然周期中的激素浓度。

3. 长期或大量使用雌激素者，当停药或减量时应逐步减量。

【不良反应】可有恶心、呕吐、头痛、乳房肿痛等。

【用药宣教】

1. 告知患者长期服用雌激素者必须定期体检，建议每 6~12 个月 1 次，体检内容包括血压、肝功能、阴道脱落细胞等。

2. 告知患者妊娠期间禁用雌激素。若全身用药可导致胎儿畸形，阴道用药也应注意。用药后娩出的女婴在育龄期有发生生殖道异常、阴道癌或宫颈癌的病例报道。

3. 告知患者雌激素可能从乳汁排出，影响胎儿，并可抑制乳汁分泌，哺乳期妇女禁用。

氯米芬
（Clomifene）

【适应证】

1. 用于避孕药引起的闭经及月经紊乱。

2. 对无排卵性不育症、黄体功能不全、多囊卵巢等亦有一定疗效。

3. 对经前紧张症、溢乳症可改善症状。

4. 还可用于精子缺乏的男性不育症。

5. 对并有精索静脉曲张，在静脉切除后一年仍不生育，可用本品治疗。

6. 用于体内有一定雌激素水平的无排卵或少排卵的女性不育症、黄体功能不足。

【用法用量】

1. 口服　用于诱导排卵，有月经者自经期第 5 天开始，每次 50mg，连服 5 天；无月经者任意一天开始，每天 1 次，每次 50mg，连服 5 天。一般在服药后 7 天左右排卵，3 周后自然行经。连服 3 个周期为一疗程。闭经者可先用黄体酮（肌内注射每天 1 次，每次 20mg）或人工周期催经（己烯雌酚每天 1 次，每次 1mg，连服 20 天，以后每天加黄体酮 10mg，肌内注射，每天 1 次），在撤退性出血第 5 天开始服用本品。每天剂量不超过 100mg。

2. 男性不育症　每天 1 次，每次 25mg，连服 25 天为一疗程。停药 5 天后，重复服用，直至精子数达到正常标准，一般 3 ~ 12 个月疗效较好。

【操作要点】

1. 治疗男性不育症用药期间要定期检查精液常规、FSH 和睾酮水平，服药后一般经 2 ~ 3 个月始能生效。

2. 本品治疗男性不育症时，用药原则是低剂量、长疗程，要注意高剂量会抑制精子的发生。

3. 治疗男性无精子患者，除睾丸活检证明尚有精子发生外，不应使用。

4. 本品服药后有严重过敏反应者应停用。

【不良反应】

1. 常见肿胀、胃痛、盆腔或下腹部痛。

2. 少见视物模糊、复视、眼前感到闪光、眼睛对光敏感、视力减退、皮肤和巩膜黄染。

3. 下列反应持续存在时应予以注意，如潮热、乳房不适、便秘或腹泻、头昏或晕眩、头痛、月经量增多或不规则出血、食欲和体重增加、毛发脱落、精神抑郁、精神紧张、好动、失眠、疲倦、恶心呕吐、皮肤红疹、过敏性皮炎、风疹块、尿频等，也可有体重减轻。

【应急措施】 尚无本品急性中毒的经验。对本品过度反应偶尔会引起过度兴奋，但通常是轻度，或极为罕见中度，症状一般出现在排卵后 3 ~ 6 天。

1. 对于轻度过度兴奋情况，可能包括腹部有些胀满感和疼痛、卵巢增大到 5 厘米直径，可通过休息、仔细观察和缓解症状来处理。卵巢增大会很快缩小。

2. 中度过度兴奋，症状包括更明显的腹部膨胀和疼痛、恶心、呕吐、偶见腹泻、卵巢增大可达 12 厘米。应卧床休息、密切观察，在出现受孕的场合，需要密切观察任何发展到严重过度兴奋的迹象，在 2 ~ 3 周内症状会自动消退。

3. 严重过度兴奋是一种罕见但严重的并发症。症状包括明显的腹部膨胀和疼痛、腹水、腹膜渗漏、血容量减少、尿量减少、电解质失衡和偶见休克、卵巢增大至超过直径 12cm，并可能出现囊肿。应采用保守治疗，注意恢复血容量和防止休克。急性症状在数天后消退，如果未受孕，卵巢在 20 ~ 40 天后会恢复到正常，如果出现受孕，则持续时间可能会延长。

【应急措施】 出现严重过度兴奋时，注意恢复血容量和防止休克。

【用药宣教】

1. 每天必须在同一时间用药 1 次，若漏服应立即补上。

2. 告知患者，用药期间应每天测量基础体温，以监测患者的排卵与受孕，一旦受孕立即停药。

3. 多囊卵巢综合征慎用。

4. 用药期间按需进行下列测定

（1）促排卵激素（FSH）及促黄体生成激素（LH）。

（2）长期用药者测定血浆内 24 - 去氢胆固醇含量，查明用药对胆固醇合成有无影响。

（3）血浆内的皮质激素传递蛋白含量。

（4）血清甲状腺素含量。

（5）性激素结合球蛋白含量。

（6）磺溴酞钠（BSP）肝功能实验。

（7）甲状腺素结合球蛋白含量（可能增多）。

5. 用药期间须注意检查

（1）每一疗程开始前须正确估计卵巢大小。

（2）每天测量基础体温，必要时测定雌激素及血清黄体酮水平。

（3）测尿内孕二醇含量，判断有无排卵。

（4）治疗前须测定肝功能，治疗 1 年以上者，须进行眼底及裂隙灯检查。

（5）用药中若出现视力障碍应立即停药并进行相应检查。

6. 告知患者如果出现视觉症状，例如模糊、阴影或闪视（罕见盲点）时应停药。出现视觉异常时不应驾驶或操作机器。

二、孕激素及抗孕激素类药

黄体酮

（Progesterone）

【适应证】

1. 本品主要用于习惯性流产、痛经、经血过多或血崩症、闭经等。

2. 口服大剂量用于黄体酮不足所致疾患，如经前综合征、排卵停止所致月经紊乱、良性乳腺病、围绝经期激素替代疗法。

【用法用量】

1. 口服或阴道给药 每次 100mg，早、晚（睡前 2h）各 1 次，每周期连续 10 天（一般在周期第 17～26 天）。

2. 肌内注射

（1）先兆流产，每次 10～20mg，每天 1 次，用至疼痛及出血停止。

（2）习惯性流产史者，自妊娠开始，每次 10～20mg，每周 2～3 次。

（3）功能性子宫出血，每天 5～10mg，连用 5～10 天，如在用药期间月经来潮，应立即停药。

（4）闭经，在预计月经前 8～10 天，肌内注射 10mg，每天 1 次，共 5 天；或肌内注射 20mg，每天 1 次，连用 3～4 天。

（5）经前期紧张综合征，在预计月经前 12 天注射，每次 10～20mg，每天 1 次，连用 10 天。

【操作要点】

1. 本品在动物实验中未发现对胎儿不良影响，但孕妇只可在医生同意下才可使用本品。

2. 本品栓剂应放入阴道后穹隆处，卧床 15～30min。

3. 本品需在医生指导下，单独或与雌激素周期使用。

【不良反应】偶见恶心、头晕及头痛、倦怠感、荨麻疹、乳房肿胀、长期连续应用可月经减少或闭经、肝功能异常、浮肿、体重增加等。

【应急措施】

1. 肾病、心源性水肿、高血压患者慎用。

2. 一旦出现血栓性疾病，如血栓性静脉炎、脑血管病、肺栓塞、视网膜血栓形成的临床表现，应立即停药。

3. 出现突发性部分视力丧失或突发性失明，复视或偏头痛，应立即停药。

【用药宣教】

1. 告知患者本品用药可出现头晕、头痛、恶心、抑郁、乳房胀痛等。长期应用可引起子宫内膜萎缩、月经量减少，并容易发生阴道霉菌感染。

2. 告知患者肝疾病患者不能口服。

3. 对早期流产以外的患者用药前应进行全面检查，确定属于黄体功能不全再使用。

炔诺酮

（Norethisterone）

【适应证】用于月经不调、子宫功能出血、子宫内膜异位症等；单方或与雌激素合用能抑制排卵，作避孕药。

【用法用量】

1. 治疗子宫功能性出血　口服，每次 5mg，每 8h 一次，连用 3 天，血止后，改为每 12h 一次，7 天后必为每次 2.5～3.75mg 维持，连续用 2 周左右。

2. 痛经或子宫内膜增生　口服，每天 2.5mg，连续 20 天，下次月经周期第 5 日开始用药，3～6 个周期为一疗程。

3. 子宫内膜异位症　口服，每天 10～30mg，开始时每天 10mg，每 2 周后增加 5mg，最高为每天 30mg，分次服，连续服用 6～9 个月。

4. 探亲避孕药　与探视前 1 天或者当日中午起服用本品复方片剂 1 片，此后每晚服 1 片，至少连服 10～14 天。

【操作要点】

1. 哺乳期妇女服药后可能乳汁减少，故应于产后半年开始服用。

2. 本品作为避孕药使用时，应严格掌握服药时间段。

（1）人工流产者应在来第 1 次月经第 5 天开始用药。

（2）产后妇女应于产后半年开始服用。

（3）本品漏服或延服时避孕会失败，故必须每天定时服药；如漏服应在 24h 内补服 1 次。

【不良反应】主要为恶心、头晕、倦怠、突破性出血。

【应急措施】

1. 本品作为避孕药服用期间，可能发生突破性出血，可每天加服炔雌醇 0.005 ~ 0.015mg；一般会有经量减少、经期偏短现象，不必处理。

2. 服药 22 天后，一般过 3 ~ 4 天即来月经；如第 7 天仍未见月经，应开始服用下一个月的药。若连续发生 2 ~ 3 个月闭经，应予以停药。也可考虑加服炔雌醇每天 0.005 ~ 0.01mg。

【用药宣教】

1. 本品妊娠 4 个月内慎用，不宜用作早孕试验。

2. 告知患者，用药期间如出现突破性出血或经量减少、经期缩短，均属正常表现。

3. 告知患者用药期间应停止吸烟，否则易并发心血管疾病。

甲地孕酮

（Megestrol）

【适应证】

1. 用于痛经、闭经、功能性子宫出血、子宫内膜异位和子宫内膜腺癌等。

2. 由于其抗雌激素活性，近年来亦用于乳腺癌的姑息治疗。

【用法用量】

1. 闭经　口服，每次 4mg，每天 2 ~ 3 次，连服 6 ~ 10 天。停药 2 周内即有撤退性出血。

2. 功能性子宫出血　口服，每次 4mg，每 8h 一次，每 3 天减量 1 次，减量不超过原剂量的 1/2，直至维持量每天 4mg，连用 21 天。

3. 子宫内膜异位症　口服，每次 4 ~ 8mg，每天 1 ~ 2 次，自月经第 5 天服，连服 3 ~ 6 个月。

4. 乳腺癌　口服，每次 40mg，每天 4 次，连用 2 个月。

5. 子宫内膜癌　口服，每次 10 ~ 80mg，每天 4 次，或每次 160mg，每天 1 次。

【操作要点】

1. 对接受本品治疗的患者应进行常规的密切监测。

2. 对未控制的糖尿病及高血压患者需谨慎使用。

【不良反应】

1. 体重增加。

2. 罕见血栓栓塞，包括血栓性静脉炎及肺动脉栓塞。

3. 乳房痛、溢乳、阴道出血、月经失调、面部潮红。

4. 糖皮质激素作用于不良反应：满月脸、高血压、高血糖。

5. 子宫出血、恶心、呕吐、呼吸困难、心力衰竭、皮疹。

6. 恶心、呕吐、胃部不适等，少数有 ALT 升高。

【用药宣教】

1. 告知患者，本品若漏服应于 24h 内补服。

2. 告知患者本品必须每月服药，如果经常漏服可能达不到避孕效果。

3. 告知患者，药酶诱导剂如利福平、氯霉素、氨苄西林、苯巴比妥、苯妥英钠、扑米酮、氯氮䓬、对乙酰氨基酚及保泰松同服可加速本品代谢，导致避孕失败。

环丙孕酮

（Cyproterone）

【适应证】

1. 用于治疗男性性欲异常、妇女多毛症、痤疮、青春期早熟及脂溢性皮炎、前列腺癌等。

2. 本品对各种性变态和异性恋者的性欲亢进具有抗性欲治疗效果。

【用法用量】

1. 男性降低性欲倒错的冲动　开始剂量 50mg，每天 2 次，可能有必要将剂量增至 100mg，每天 2～3 次，获满意效果后，给予最低维持量 25mg，每天 2 次。停药时应逐渐减少用量后停用。

2. 对不宜手术的前列腺癌进行抗雄激素治疗，100mg，每天 2 次。

3. 治疗接受 LH－RH 类似物治疗的患者或睾丸切除术患者

的热潮红，每天 50 ~ 150mg，可慢慢增至每天 2 次。

4. 女性雄激素化的严重体征，如严重多毛症、雄激素依赖性脱发、常伴有严重痤疮和（或）脂溢性皮炎。

（1）育龄妇女在周期的第 1 天开始治疗，闭经妇女可即刻开始治疗。周期第 1 ~ 10 天，每天 100mg，同时服用孕激素制剂；21 天后停药 7 天，然后开始下个周期。如停药期未发生出血，则必须终止治疗，并在恢复用药前排除妊娠可能。临床改善后，本药前 10 天的剂量可减至每天 25 ~ 50mg。

（2）绝经妇女或子宫切除患者，平均剂量为每天 25 ~ 50mg，每天 1 次，连续服用 21 天后停药 7 天。

【操作要点】用药期间不可饮酒。

【不良反应】

1. 可有头痛、贫血、胃肠道反应等。

2. 与炔雌醇组成口服避孕药，可有恶心、头痛、性欲降低、抑郁、不规则子宫出血、乳房痛等。

3. 本品可减少精子生成，产生不正常精子，导致男性不育。

【应急措施】如出现以下情况遵医嘱给予相应处理。

（1）首次出现偏头痛和发作频繁的头痛。

（2）突发的视觉或听觉障碍。

（3）首次出现血栓性静脉炎或血栓栓塞性疾病的症状。

（4）出现黄疸、全身瘙痒、血压明显升高应立即停药。

【用药宣教】

1. 本品应在医生指导下应用，用药前应作全面体格检查。

2. 告知患者，如长期使用，应每半年作一次体检，检查乳房和子宫内膜厚度。

3. 告知患者妊娠或哺乳期妇女禁用。

4. 告知患者乙醇能降低本品的作用，用药期间不可饮酒。

5. 本品合用炔雌醇时可能发生相互作用，使口服避孕药无效。

甲羟孕酮

（Medroxyprogesterone）

【适应证】用于先兆流产、痛经、闭经、子宫内膜异位症、乳腺癌、子宫内膜癌。

【用法用量】

1. 先兆流产　口服，每次 4~8mg，每天 2~3 次。

2. 习惯性流产　开始的前 3 个月，每次 10mg，第 4~4.5 个月后每天 20mg，最后减量停药。

3. 痛经　月经周期第 6 天开始，每天口服 2~4mg，连服 20 天；或用于月经第 1 天开始，每天 3 次，连服 3 天。

4. 闭经　每天服 4~8mg，连用 5~10 天。

5. 子宫内膜异位症　口服，开始每天 6~8mg，逐渐加量至每天 20~30mg，连用 6~8 周。肌内注射，每周 50mg 或每 2 周 100mg 肌内注射 1 次，至少进行六个月的疗程。

6. 出血闭经　每天 4~10mg，共 7~10 天，周期性用药。

7. 激素替代　在用雌激素的基础上，加用本品 12~14 天，每天 4.0~8mg。或每 3 个月 150mg 深部肌内注射一次。

8. 乳腺癌　推荐每天 500~1500mg，甚至每日高达 2g（大剂量可分成每天 2~3 次用药）。肌内注射初始剂量每天 500~1000mg，持续 28 天，然后采用维持剂量，每周 2 次，每次 500mg，直至缓解。

9. 子宫内膜癌、前列腺癌及肾癌等激素依赖性肿瘤　每天 100~500mg。一般每次 100mg，每天 3 次，或每次口服 500mg，每天 1 次。初始剂量为每周肌内注射 400~1000mg，如果数周或数月内病情改善并稳定，则每月至少 400mg 注射可维持病情的改善。

【操作要点】

1. 本品用药期间如连续大剂量治疗时，应注意有无高血压、水钠潴留、高钙血症倾向等，如出现此类症状应调整用药。

2. 用药期间，若抑郁复发至严重程度须停药。

【不良反应】

1. 和其他孕酮类药物相似，可能出现乳房痛、腹胀、溢乳、闭经、子宫颈糜烂或子宫颈分泌改变以及男性乳房女性化。

2. 精神方面可出现神经质、失眠、嗜睡、疲累、头晕。

3. 过敏反应包括瘙痒、麻疹、血管神经性水肿至全身性皮疹及无防御性反应等曾被报告，少数病例有痤疮、谢顶或多毛之报告。

4. 胃肠道反应可见恶心及消化不良，尤其会发生在较大剂量服用后。

【应急措施】

1. 本品使用期间，部分妇女有不规则出血等。如发生出血，可根据出血量加服炔雌醇 0.05～0.1mg，连服 3 天，即可止血。

2. 一旦出现血栓栓塞症状，如偏头痛、视力减退、复视等情况应立即停药。

【用药宣教】

1. 告知患者本品长期使用需注意检查肝功能。

2. 告知患者本品使用期间，女性不宜吸烟。

孕三烯酮

（Gestrinone）

【适应证】治疗子宫内膜异位症。

【用法用量】每次 2.5mg，每周 2 次，第 1 次于月经第 1 天服用，3 天后服用第 2 次，以后每周相同时间服用。

【操作要点】本品对于早期妊娠，如与前列腺素合用，可提高引产成功率。

【不良反应】

1. 少数人有头昏、乏力、胃部不适等。也可有月经周期缩短或延长、闭经、经量减少、不规则出血，但一般会自行减少。

2. 本品不良反应主要与雄激素作用有关，包括痤疮、多毛症、声音变化、乳房缩小和体重增加等，还可出现潮红、头痛、胃肠功能紊乱、肝酶值增加、神经过敏和性欲改变。

【应急措施】本品用药期间要定期检查肝功能。氨基转移酶轻度升高者，服用保肝药，可继续治疗。如氨基转移酶明显升高且服保肝药也无效时则应停止治疗。

【用药宣教】

1. 告知患者，运动员慎用。

2. 开始治疗前必须排除妊娠的可能性，特别是以前有闭经的患者。整个治疗期间须采取屏障避孕措施（禁用口服避孕药），一旦发现妊娠，应停止治疗。

三、雄激素及蛋白同化激素

达那唑

（Danazol）

【适应证】

1. 用于对其他药物治疗不能忍受或治疗无效的子宫内膜异位症，有明显的疗效，也可用于治疗纤维囊性乳腺病。

2. 推广应用到自发性血小板减少性紫癜、血友病和 Christmas（凝血因子Ⅸ缺乏）、遗传性血管神经性水肿、系统性红斑狼疮、男性乳房女性化、青春期性早熟与不孕症。

【用法用量】

1. 子宫内膜异位症　每天量 400 ~ 800mg，分次服用，连服 3 ~ 6 个月，必要时可继续到第 9 个月，如停药后症状再出现，可再给药一疗程。本品栓剂用于痛经症状明显，但体征较轻的子宫内膜异位症。阴道给药，每次 1 粒，每天 1 ~ 2 次，月经期停用 3 ~ 4 天，3 ~ 6 个月为一疗程。

2. 纤维囊性乳腺病　每次 50 ~ 200mg，每天 2 次，如停药后一年内症状复发，可再给药。

3. 遗传性血管神经性水肿　开始每次 200mg，每天 2 ~ 3 次，直到疗效出现，维持量一般是开始量的 50% 或更少，在 1 ~ 3 个月或更长一些的间隔时间递减，根据治疗前发病的频率而定。

4. 男性乳房发育　口服，每天 200 ~ 600mg。

5. 血小板减少性紫癜　口服，每天 200 ~ 600mg。

6. 性早熟　口服，每天 200 ~ 400mg。

7. 红斑狼疮　口服，每天 400 ~ 600mg。

【操作要点】孕妇及哺乳期妇女禁用，老年人应减量服用。

【不良反应】

1. 较常见　女性闭经，突破性子宫出血和滴血，并可有乳房缩小、音哑、毛发增多等；无论男女，均可出现痤疮、皮肤或毛发的油脂增多、下肢浮肿或体重增加，症状与药量有关，是雄激素效应的表现。

2. 较少见　血尿、鼻出血、牙龈出血、白内障（视力逐渐模糊）、肝功能损害、颅内压增高（表现为严重头痛、视力减退、复视和呕吐）、白细胞增多症、急性胰腺炎、多发性神经炎等。

3. 罕见　女性阴蒂增大、男性睾丸缩小；肝脏功能损害时，男女均可出现巩膜或皮肤黄染。

4. 以下反应如果持续出现需引起注意　①由于雌激素效能低下，可使妇女有阴道灼热、干枯及瘙痒，或阴道出血，发生真菌性阴道炎；②男女均可出现潮红或皮肤发红、情绪或精神状态的改变、神经质或多汗；③有时且可出现肌痉挛性疼痛，属于肌肉中毒症状。

【应急措施】

1. 本品用药期间，若患者出现突破性阴道流血量较多时，应立即遵医嘱给予止血药物。

2. 出现雄激素过度刺激引发的男性化症状时，应立即停药，遵医嘱给予雌激素拮抗。

3. 本品用药期间若患者精神状态及情绪发生改变时，应安抚患者并遵医嘱给予镇静药物及调节自主神经系统药物。

4. 本品用药期间，若患者出现肌肉中毒症状，如痉挛性疼痛时，应立即停药，及时给予止痛、解痉药物。

【用药宣教】

1. 治疗期间一般不会妊娠，一旦发现妊娠，应立即停服本品。

2. 告知患者本品服药时，对一些诊断性试验有影响，如糖耐量试验和甲状腺功能试验，血清总 T_4 可降低，而血清 T_3 则增加。

3. 使用本品时应注意有无心脏功能损害、肾脏功能损害、生殖器官出血及肝脏功能损害，对男性应注意睾丸大小。

4. 在治疗期间应密切注意肝脏功能。

5. 告知患者，使用本品栓剂偶尔外阴瘙痒或轻度体重增加。

甲睾酮

（Methyltestosterone）

【适应证】用于月经过多或子宫肌瘤、绝经妇女晚期乳腺癌姑息性治疗。

【用法用量】本品可口服或舌下含服。

1. 绝经妇女晚期乳腺癌姑息性治疗　舌下含服，每次 25mg，每天 1～4 次。如果对治疗有反应，2～4 周后，用量可减至每天 2 次，每次 25mg，舌下含服。

2. 月经过多或子宫肌瘤　每次舌下给药 5～10mg，每天 2 次。每月不超过 300mg。

3. 子宫内膜异位症　每次舌下含服 5～10mg，每天 2 次，连用 3～6 月。

【操作要点】

1. 糖尿病患者应用睾酮，能够降低血糖，因此要减少胰岛素的用量。

2. 女性患者应限制雄激素的使用，每月总量不超过 300mg。

【不良反应】

1. 长期大剂量应用易致胆汁淤积性肝炎，出现黄疸。

2. 舌下给药可致口腔炎，表现为疼痛、流涎等症状。

3. 可引起女性男性化、浮肿、头晕、痤疮。

4. 可导致电解质、水、钠潴留。

【应急措施】

1. 一旦出现水肿（伴有或不伴有充血性心力衰竭）时，应停药并加用利尿剂。

2. 乳腺癌患者服用本药时，由于刺激骨质溶解，一旦发生血钙过高，需停药。

【用药宣教】

1. 告知患者当使用本品含片时，切勿将药片吞服，并且含服期间不要嚼口香糖、喝水或抽烟。

2. 告知患者孕妇、哺乳期妇女禁用。

3. 告知患者儿童长期应用可影响生长发育。

四、促性腺激素

绒促性素
(Chorionic Gonadotrophin)

【适应证】

1. 垂体促性腺激素不足所致的女性无排卵性不孕症，常在氯米芬治疗无效后，联合应用本品与绝经后促性腺激素合用以促进排卵。

2. 用于体外受精以获取多个卵母细胞，需与绝经后促性腺激素联合应用。

3. 用于女性黄体功能不足、功能性子宫出血、妊娠早期先兆流产、习惯性流产。

【用法用量】

1. 促排卵　为女性无排卵性不孕或体外受精，于尿促性素末次给药后 1 天或氯米芬末次给药后 5～7 天肌内注射一次 5000～10000U，连续治疗 3～6 周期，如无效应停药。

2. 黄体功能不全　于经期 15～17 天排卵之日起隔日注射一次 1500U，连用 5 次。可根据患者的反应作调整。妊娠后，须维持原剂量直至 7～10 孕周。

3. 功能性子宫出血　1000～3000U 肌内注射。习惯性流产、妊娠先兆流产 1000～5000U 肌内注射。

4. 先兆流产或习惯性流产　肌内注射 1 次 1000～5000U。

【操作要点】

1. 本品应现用现配。

2. 本品注射前需作过敏试验。

3. 使用前应向患者说明有多胎妊娠的可能性。使用本品过程中应注意询问不良反应，定期行相关临床检查。

【不良反应】

1. 用于促排卵时，较多见者为诱发卵巢囊肿或轻到中度的卵巢肿大，伴轻度胃胀、胃痛、盆腔痛，一般可在 2～3 周内消退。

2. 较少见的不良反应有乳房肿大、头痛、易激动、精神抑郁、易疲劳。

3. 偶有注射局部疼痛、过敏性皮疹。

4. 用本品促排卵可增加多胎率或新生儿发育不成熟、早产等。

【应急措施】发现卵巢过度刺激综合征及卵巢肿大，胸腔积液、腹水等并发症时应停药。

【用药宣教】

1. 对妊娠试验可出现假阳性，应在用药后 10 天后进行检查。

2. 告知患者，运动员、高血压患者慎用。

3. 告知患者，用药期间应注意随访检查。

4. 告知患者本品促进排卵，可增加多胎率，而使胎儿发育不成熟，并有发生早产的可能。

5. 告知患者，本品对肥胖症无效。

绒促性素 α

（Choriogonadotropin α）

【适应证】

1. 本品用于诱导最终卵泡成熟和经垂体脱敏及应用 FSH 作为辅助生殖技术（ART），如体外受精和胚胎移植的不孕妇女的早期黄体化。

2. 也用于诱导排卵和功能性而非卵巢衰竭的无排卵性不孕患者。

【用法用量】

1. 接受辅助生育技术（ART）　在应用最后 1 次促卵泡发育药的第 2 天给予本品 250μg。当血清雌二醇浓度和阴道超声检查证明卵泡发育完全后，才能应用本品。卵巢过度刺激表现为卵巢肥大或雌二醇浓度过高时，延迟给药。

2. 促排卵　当血清雌二醇浓度和阴道超声检查证明卵泡发育成熟后，才能应用本品。在应用最后 1 次促卵泡发育药后的第 2 天给予本品 250μg。卵巢过度刺激表现为卵巢肥大或雌二醇浓度过高时，延迟给药。

【操作要点】

1. 本品仅用于皮下注射，应将剩余药品丢弃。

2. 同卵泡刺激素（FSH）和尿源性人体绒膜促性腺激素［hCG（u-hcg）］一起应用时可能会导致轻度到中度的单纯性卵巢肿大，可伴有腹胀、腹痛，一般2~3周内消退。

3. 如果在应用FSH治疗的最后一天出现卵巢异常肿大，不要在此周期使用本品。这样可降低出现卵巢过度刺激综合延（OHSS）的风险。

【不良反应】

1. 接受辅助生育技术（ART）

（1）大于2%的不良反应有用药部位损害、注射部位疼痛、注射部位淤血、胃肠道系统疾病、腹痛、恶心、呕吐、术后疼痛。

（2）小于2%的不良反应，包括注射部位的炎症反应、胀气、腹泻、呃逆、异位妊娠、乳房疼痛、经间期出血、阴道出血、宫颈病变、白带异常、卵巢过度刺激、子宫疾病、阴道炎、阴道不适、身体疼痛、背部疼痛、发热、头晕、头痛、潮热、抑郁、感觉异常、皮疹、情感不稳定、失眠、上呼吸道感染、咳嗽、排尿困难、尿路感染、尿失禁、蛋白尿、心律失常、生殖器念珠菌病、生殖器疱疹、白细胞增多、心脏杂音和宫颈癌。

2. 用于促排卵

（1）大于2%的不良反应有用药部位损害、注射部位疼痛、注射部位炎症、注射部位淤血、注射部位反应、女性生殖系统疾病、卵巢囊肿、卵巢过度刺激、胃肠道系统疾病、腹痛。

（2）小于2%的不良反应包括乳房疼痛、腹胀、腹部肿大、咽喉炎、上呼吸道感染、高血糖和瘙痒。

3. 妊娠后的不良反应包括流产、异位妊娠、早产、产后发热、先天性畸形。

4. 曾报道出现的其他不良反应有肺部和血管并发症、附件扭转（一种卵巢肥大的并发症）、轻度到中度的卵巢肿大、腹腔积血。另外，女性在接受多个诱导排卵的药物方案后，可能会出现良性或恶性的卵巢肿瘤，但两者之间的因果关系并不确定。

5. 上市后报告的不良反应中包括过敏反应和轻微的可逆性皮疹，与本品的因果关系未知。血栓栓塞事件与卵巢过度刺激综合征既相关又各自独立存在。

【应急措施】OHSS 常发生于使用本品后 7～10 天，月经来潮后自发缓解，如给予 hCG 前有发生 OHSS 的迹象，暂停使用本品。

【用药宣教】本品可由患者自行注射，步骤如下。

（1）用清水、肥皂将手洗净。

（2）仔细清理注射部位，根据个人需要可坐下或仰卧，将腹部上的注射部位用酒精棉球擦拭消毒，风干。

（3）取出本品，小心拔下注射器的针头帽，请勿触摸针头或将针头触碰其他物品，根据医嘱规定的剂量注射本品。

（4）轻轻拔出针头，将注射器和针头放进安全容器中。注射部位如果出血，轻轻用纱布压住出血部位。如果几分钟内仍未止血，用绷带将纱布包裹住注射部位。注射器具应无菌，且不可重复使用。

促卵泡素

（Follitropin）

【适应证】治疗女性不排卵的不育症。

【用法用量】

1 一般采用皮下注射，每天 75～150IU，连用 7 或 14 天。如无效应，在 7 或 14 天的间期中增加用量，直至获得充分的但又不是过分的效应。1 或 2 天后再给单次绒促性素 5000～10000IU，以便诱导排卵。在月经来潮的患者中，治疗应在月经周期的前 7 天开始。

2. 本品也可用于体外受精或其他生殖技术的一部分。一般每天给予 150～225IU，在月经期第 2 天或第 3 天开始，至少连用 4 天。根据卵巢的反应，用量应根据个体情况予以调整，通常，卵泡的产生在治疗的 5～10 天中开始。戈那瑞林类似物使垂体下调可以结合本品使用，一般来说，前者的使用应在后者使用之前2周开始，继而两种治疗一直使用到卵泡充分发育为止。然后再单次给予绒促性素10000IU，以诱导卵泡成熟，约在35h后即可进行卵细胞检查。

【操作要点】

1. 治疗的用量和方案必须根据每个患者的具体情况和需求予以确定，应进行尿雌激素测定和卵泡的超声检查。

2. 首次使用本品应在医师监督下进行。

3. 为防止注射部位疼痛以及减少液体渗漏，应缓慢肌内注射或皮下注射。皮下注射部位应变换。未用完的溶液必须抛弃。

【不良反应】

1. 肌内或皮下注射本品可出现注射部位的局部反应。

2. 可出现OHSS有关的症状和体征。

3. 已发现异位妊娠和多胎妊娠的危险稍有增加。

4. 其他更多的全身症状，如头痛和恶心（约占接受本品治疗女性的1.0%）。

5. 其他促性腺激素治疗时出现罕见的血栓栓塞，这些反应也可发生在本品和hCG的治疗中。

【应急措施】　本品导致的卵巢过度刺激综合征早期表现为严重盆腔疼痛、恶心、呕吐和体重增加。卵巢过度刺激综合征可发生于治疗结束，7~10天至顶峰，本品治疗后至少应随访2周，月经来潮后自动缓解。严重者需停药，并住院治疗。

【用药宣教】

1. 可导致轻至中度卵巢增大，可伴腹胀和或腹痛，常于2~3周缓解。

2. 可导致卵巢过度刺激综合征，严重者于24h至数天内快速进展，表现为血管渗透性急剧增高，造成腹膜腔、胸腔、可能包括心包腔内液体迅速积聚。

3. 可致严重的肺部并发症（如肺不张、急性呼吸窘迫综合征及哮喘恶化）和卵巢过度刺激综合征，罕见死亡报道。

4. 本品可致多胎，治疗前应告知患者。

尿促性素

（Menotrophin）

【适应证】用于性腺功能低下引起的不育症。

【用法用量】本品仅供肌内注射。无排卵性不育症在月经周期的头 7 天内开始给药，每天 75～150IU，直至出现充分的反应（测定证实尿中雌激素水平升高或滤泡超声显影），停药 1～2 天后单剂给予绒促性素 5000～10000IU。治疗后 3 周内无效，应停药。

【操作要点】本品仅供肌内注射。

【不良反应】

1. 由于卵巢受到过度刺激，可见卵巢由轻度肿大、腹部不适以至发生卵巢囊肿破裂出血，导致腹腔受到严重刺激。

2. 可出现恶心、呕吐、腹泻、腹水、脑腔积液、少尿、低血压、动脉或静脉血栓栓塞。甚至致死。

3. 多胎妊娠的发生率上升。

4. 偶然发生过敏。

5. 本品有致癌性。

6. 罕见发生动脉血栓栓塞。

【应急措施】如果出现骨盆疼痛、腹胀等症状或卵巢增大，或雌激素测定或超声检查提示过度的雌激素反应，应终止本品的治疗，并不再接用 hCG 治疗，同时避免性交以防止发生卵巢的过度刺激。

【用药宣教】

1. 告知患者应全面进行盆腔检查，以了解卵巢的大小，特别从雌激素浓度开始上升后，要每天检查，直到加用绒促性素后至少 2 周。

2. 每天测量基础体温，有助于了解卵巢排卵。

3. 对促黄体激素（LH）值高的患者，如多囊卵巢综合征，应使用仅含 FSH 75U 的促性腺激素。

重组人促黄体激素 α

（Lutropin α）

【适应证】与促卵泡素 α 合用，治疗黄体生成素严重不足的女性不孕症（低促性腺激素性功能减退症）。

【用法用量】

1. 无排卵妇女，推荐的起始剂量为每天 75U 联合使用 75～150U 的 FSH，皮下注射。如果增加 FSH 剂量，其递增量最好为37.5～75U，且剂量的调整最好在 7～14 天的间隔后。刺激时间可从任一治疗周期延长至最多 5 周。当达到满意的反应时，应在末次注射本药及促卵泡激素（FSH）24～48h 后一次性注射人绒毛膜促性腺激素（hCG）5000～10000U。建议患者在注射 hCG 当日和次日进行性生活，或进行子宫内授精（IUI）。

2. 体外授精和其他助孕技术前进行卵巢刺激以促进多卵泡发育的妇女，通常促排卵方案是从治疗周期第 2 或第 3 天开始，每天注射本品 150～225U。以血清雌激素浓度和（或）超声波监测，直到卵泡发育充分为止。根据患者反应调整剂量，日剂量通常不高于 450U。患者一般会在治疗的第 10 天获得充分的卵泡发育（范围介于 5～20 天之间）。

在本品末次注射 24～48h 后，一次性注射剂量为 10000U 的hCG，以诱导卵泡的最终成熟。

目前常用促性腺激素释放激素（GnRH）激动剂调节，以抑制内源性促黄体激素（LH）峰，达到控制 LH 基础水平的目的。常用的方案是：在 GnRH 激动剂治疗约 2 周后开始本品治疗，然后两药同时使用直至卵泡发育充分。例如，在使用 2 周的激动剂后，前 7 天每天给予本品 150～225U，然后根据卵巢反应调整剂量。

【操作要点】使用本品最初应在有治疗不孕症经验的医生指导下进行。只有经过良好的指导，适当的培训且可接受专家建议的患者才能进行自我用药。缺乏 LH 和 FSH 的妇女，本药和 FSH联合使用的目的是形成单个成熟的格拉夫卵泡，而此卵泡是在使用 hCG 后由卵母细胞释放。本品每天注射 1 次，有月经的患者，应在月经周期的前 7 日内开始治疗。在一个疗程中，本药应每天与 FSH 同时注射。由于闭经且内源性雌激素分泌水平低，对这些患者的治疗可随时进行。本品的治疗应根据患者超声检测卵泡的大小、雌激素反应因人而异。

【不良反应】

1. 心血管系统　有引起血栓栓塞性并发症（如动脉血栓栓塞）的潜在危险。

2. 中枢神经系统　可出现头痛和疲乏。

3. 呼吸系统　可出现上呼吸道感染。

4. 泌尿生殖系统

（1）可导致轻至中度单纯性卵巢增大（可伴有腹痛和腹胀），通常于 2～3 周后开始好转。

（2）卵巢过度刺激综合征（OHSS）为本品治疗中的严重不良反应，发生率为 5.9%。通常发生于停药后，并于排卵后 7～10 天达高峰，给予 hCG 后应监控至少 2 周。若出现严重的 OHSS，应停止治疗。

（3）还可见乳房疼痛、卵巢囊肿、痛经和卵巢疾病、恶心、腹痛、胃肠胀气、便秘和腹泻。

【应急措施】　使用本品，一些女性可能会出现卵巢过度刺激综合征（OHSS），OHSS 与简单的卵巢增大不同，严重的 OHSS 可迅速进展（24h 内至数天）为严重的医疗事件。其特点是血管通透性显著增加导致液体在腹腔、胸腔、和心包腔内迅速积聚。早期警告性症状为严重骨盆疼痛、恶心、呕吐及体重增加。临床症状表现为腹痛、腹胀、胃肠道症状，包括恶心，呕吐和腹泻，严重的卵巢增大，体重增加，呼吸困难和少尿。临床检查会发现血容量减少、血液浓缩、电解质失衡、腹水、腹腔、胸腔积液、急性肺窘迫及血栓事件等。肝功能试验异常提示肝功能不全，可伴肝细胞活检形态学改变。

妊娠时 OHSS 可能会更严重和持久，OHSS 发生迅速，因此患者给予 hCG 后需至少随访 2 周，严重者可能危及生命。

OHSS 常发生于使用本品后 7～10 天，月经来潮后自发缓解，如给予 hCG 前有发生 OHSS 的迹象，暂停使用本品。

【用药宣教】

1. 用药后可能有多胎风险。

2. 治疗期间应测定血清雌二醇，并进行超声波检查，以监控卵泡是否成熟、确定何时触发排卵及检测是否有卵巢增大、过度刺激或多胎妊娠。

3. 开始治疗前，应对不孕的夫妇进行全面检查，以排除妊娠禁忌证。

戈那瑞林

（Gonadorelin）

【适应证】

1. 用于诊断下丘脑垂体生殖腺功能障碍。

2. 治疗闭经与促性腺激素分泌不足和多滤泡性卵巢引起的不育症。

3. 本品或其同类物布舍瑞林（Buserelin）、戈舍瑞林（Goserelin）、亮丙瑞林（Leuprorelin）、那法瑞林（Nafarelin）和曲普瑞林（Triptorelin）［这些同类物都有更强、更长的作用持续时间］还可用于避孕、恶性肿瘤（尤其前列腺癌）、延迟和提前的青春期。

4. 还可用于子宫内膜异位。

【用法用量】

1. 用于诊断单次静脉注射或皮下注射本品 $100\mu g$，一般根据反应做出评定。如有可能，女性应在月经滤泡期的早期使用。

2. 治疗闭经、不育症可经脉冲泵给予，每次于 $1min$ 内给予 $5\sim20\mu g$，每 $90min$ 一次，连用 6 个月，或直至怀孕。

【操作要点】临用时每瓶用 $2ml$ 灭菌生理盐水溶解后使用。

【不良反应】

1. 可见恶心、腹部不适、头痛、月经过多、阴道干涩、面红、性欲减退等。

2. 注射部位可发生疼痛、皮疹、血栓性静脉炎、肿胀和瘙痒。

3. 过敏反应已有报道，包括支气管痉挛和超敏反应。

4. 可能出现精神改变、神经过敏、心悸、痤疮、皮肤干燥、肝功能试验和血脂异常、糖耐量减低、头发和体毛的改变。

5. 血液雌激素长时期受到抑制时可能引起骨小梁的骨密度降低。

6. 极少发生卵巢过度兴奋，同"绒促性素"。

【用药宣教】

1. 一旦怀孕，应立即停药。

2. 闭经患者应首先增加食量，恢复体重，然后使用本品才有效。

亮丙瑞林

（Leuprorelin）

【适应证】

1. 治疗子宫内膜异位和子宫平滑肌瘤。

2. 治疗中枢性性早熟和其他与性激素有关的疾病。

【用法用量】

1. 治疗子宫内膜异位和子宫平滑肌瘤每月可皮下或肌内注射1次缓释微球制剂 3.75mg，或每 3 个月肌内注射 1 次 11.25mg，治疗应在月经周期头 5 天内开始，针对子宫内膜异位可持续用药 6 个月，由于子宫平滑肌瘤持续伴有贫血，应同时补铁 3 个月。用于子宫手术，可于手术前 5 ~ 6 周 1 次肌内注射缓释微球制剂 3.75mg。

2. 治疗中枢性性早熟每 4 周根据体重肌内注射 1 次缓释微球制剂 0.3mg/kg，然后根据效应调整。

【操作要点】注射前，应用本品包装内附加的 2ml 溶媒将瓶内药物充分混悬，注意混悬时勿起泡沫。

【不良反应】参见戈那瑞林。

【用药宣教】

1. 给药的第 1 周，应当住院并少活动。

2. 可能出现反应能力改变，用药患者应避免上街或操作机械。

布舍瑞林

（Buserelin）

【适应证】

1. 用于治疗前列腺癌、乳腺癌等。

2. 治疗子宫内膜异位症。

3. 治疗垂体脱敏。

【用法用量】

1. 治疗晚期前列腺癌每 8h 皮下注射本品 500μg，连用 7 天。第 8 天开始，改为每天经鼻孔喷进 100μg，每天每一鼻孔喷 6 次（一般于饭前和饭后给药），连用 4~6 周。在开始使用本品之前，先给予几天的抗雄激素（如环丙孕酮），然后再给予本品，至少连用 3 周。

2. 治疗子宫内膜异位可向每一鼻孔喷药 150μg，每天 3 次，疗程不应超过 6 个月。

3. 治疗垂体脱敏（pituitarydesensifisation）在使用促性腺激素进行排卵诱导之前，鼻内给予本品 150μg，每天 4 次，于月经周期的滤泡期初期（第 1 天）或黄体中期（第 21 天）开始。另一种方法是，每天皮下注射 200~500μg，治疗必须持续到垂体下调出现，一般约经 1~3 周；如有必要，每天皮下注射 4 次，每次给予 300μg，或每天 2 次，每次 500μg。然后再加用促性激素，直到滤泡产生的适合阶段，当两种方法均被撤除时，就可给予绒促性素诱导排卵。

【不良反应】可有面部发热、恶心、呕吐、头痛、皮疹、无力、骨痛、性欲减低等。

加尼瑞克

（Ganirelix）

【适应证】用于接受辅助生殖技术（ART）控制性卵巢刺激（COS）方案的妇女，预防过早出现促黄体激素（LH）峰。

【用法用量】本品一般须合用促卵泡激素（FSH，如促卵泡素 α、促卵泡素 β），以控制卵巢过度刺激综合征。使用的方法是，在月经周期第 2 天或第 3 天早晨开始给予 FSH 治疗（参见促卵泡激素），接着在月经周期第 7 或第 8 天早晨皮下注射本品 250μg，每天 1 次，直至出现充分的卵泡反应为止，此时，再给予人绒促性素，并停用本品和 FSH 治疗。然后进行卵细胞检索（为体外受精或向胞质内注射精液），接着就期盼着植入和怀孕。

【操作要点】本品应皮下注射，最好是在大腿部。为防止皮下脂肪萎缩，应循环更换注射部位。

【不良反应】

1. 中性粒细胞减少。

2. 妇科腹痛，胎儿死亡。

3. 头痛、卵巢过度刺激综合征，阴道出血。

4. 注射部位反应、恶心和胃肠不适。

【用药宣教】

1. 使用本品前，必须先做妊娠试验，以免发生流产或其他意外。

2. 临床试验表明，用本品治疗不育症（女性）是有效的。

3. 本品一定要由富有治疗不育症经验的医生指导使用，这是治疗有效的保证。

第四章　妊娠期疾病安全用药

1. 胎盘早剥　胎盘早剥患者容易发生产后出血，故在分娩后应及时应用子宫收缩剂如催产素、麦角新碱等，并按摩子宫。若经各种措施仍不能控制出血，子宫收缩不佳时，须及时作子宫切除术。若大量出血且无凝血块，应考虑为凝血功能障碍，并按凝血功能障碍处理。情况危重、处于休克状态者，应积极补充血容量，纠正休克，尽快改善患者状况。输血必须及时，尽量输新鲜血，既能补充血容量，又可补充凝血因子。

2. 前置胎盘　绝对卧床休息，纠正贫血并使用抗生素预防感染。如果孕周小于 34 周，抑制宫缩并给予促胎肺成熟药。同时严密观察病情并进行相关辅助检查。如反复大量出血、需酌情终止妊娠。

3. 胎膜早破　保持外阴清洁，早产胎膜早破或足月胎膜早破超过 12h 者，应给予抗生素以预防感染。

4. 胎儿生长受限　胎儿生长受限是指胎儿大小异常，在宫内未达到其遗传的生长潜能，可用复方氨基酸、复方丹参和维生素 C 联合治疗。

5. 先兆流产　如发生先兆流产，孕妇应该注意休息，减少活动，禁止性生活，避免不必要的阴道检查，减少对子宫的刺激，同时避免过分的精神紧张，否则会引起流产。黄体酮有保证胚胎发育、维持妊娠、抑制子宫平滑肌收缩、降低子宫紧张度的作用。在孕中晚期可用镇静药和 β 受体阻滞剂，以减少精神刺激和抑制宫缩。另外，口服维生素 E 也有益于维持胚胎的发育。

人纤维蛋白原
（Human Fibrinogen）

【适应证】用于产后大出血和因大手术、外伤、内出血等引起的纤维蛋白原缺乏而造成的凝血障碍，以及弥散性血管内凝血等获得性纤维蛋白原减少症。

【用法用量】静脉滴注，其用量视血浆纤维蛋白原水平及要达到止血所需的纤维蛋白原水平（＞1g/L）而定。一般开始每次1~2g，每1~2天1次，以后每3~4天，滴注1次即可，必要时加量。大出血时应立即给予4~8g。

【操作要点】

1. 本品专供静脉滴注，以注射用水溶解后，应立即使用。

2. 配制前，应先将本品与溶解液放至室温，温度过低，会造成溶解困难，并导致蛋白变性。

3. 加入溶液后，应将瓶轻轻转动，直至完全溶解。切忌剧烈摇动，以免引起蛋白变性。

4. 滴注本品所用输液器应带有滤网，若发现块状不溶物时，不宜使用。

5. 用于弥散性血管内凝血时，在肝素化基础上给予本品更好。

【不良反应】少数患者使用本品后，出现过敏反应或发热。

【应急措施】

1. 少数患者可能出现过敏反应甚至严重过敏反应，使用本品时应配备良好急救措施。

2. 本品过量有引起血栓的危险性。

【用药宣教】孕妇和哺乳期妇女用药应权衡利弊。

利托君
（Ritodrine）

【适应证】预防妊娠20周以后的早产。

【用法用量】

1. 静脉滴注　本品100mg稀释为100mg/500ml（0.2mg/ml）

的溶液，静脉滴注时应保持左侧姿势，以减少低血压危险。密切观察静脉滴注速度，使用可控制的静脉滴注装置或调整分钟滴数。开始时应控制滴速使剂量为 0.05mg/min（5 滴/分，20 滴/ml），每 10min 增加 0.05mg/min（增加 5 滴/分），直至达到预期效果，通常保持在 0.15 ~ 0.35mg/min（15 ~ 35 滴/分），待宫缩停止，继续静脉滴注至少 12 ~ 18h。

2. 口服　静脉滴注结束前 30min 开始口服治疗，最初 24h 口服剂量为每 2h 给予 10mg，此后每 4 ~ 6h 给予 10 ~ 20mg，每日总量不超过 120mg。每天常用维持剂量在 80 ~ 120mg 之间，平均分次给药。只要医生认为有必要延长妊娠时间，可继续口服用药。

【操作要点】据孕妇情况，滴注时要经常监测妊娠子宫收缩频率、心率、血压和胎儿的心率。静脉滴注时应保持左侧姿势，以减少低血压危险。密切观察静脉滴注速度，使用可控制的静脉滴注装置或调整分钟滴数。

【不良反应】

1. 可见心悸，面部潮红、出汗、震颤、恶心、呕吐等，偶有肺水肿的报道。

2. 长期用药可能引起中性粒细胞减少。

【应急措施】如出现肺水肿的症状，应停药，使患者采取半坐位，双下肢下垂，必要时四肢交替束缚止血带，以减少静脉回心血量，减轻心脏前负荷，给予吸氧，静脉给予扩张血管药，如硝普钠。

【用药宣教】

1. 正接受本品抑制早产的孕妇较易发生肺水肿，应予注意肺水肿的早期症状，如咳嗽、胸闷，轻度呼吸浅速、急促等。

2. 静脉滴注期间，应持续监测母体心率，要求保持在 135 ~ 140 次/分，切不可超过 150 次/分。

3. 除糖尿病患者外，配制输液不可采用含钠盐的液体，因可导致肺水肿。

沙丁胺醇
（Salbutamol）

【适应证】

1. 防治早产，并可解除胎盘血管痉挛，增加胎盘血流量。

2. 治疗支气管哮喘或哮喘性支气管炎等伴支气管痉挛的呼吸道疾病。

【用法用量】

1. 预防早产　①外伤、妊娠期各种手术刺激均可诱发早产，可于手术前半小时口服4.8mg，如手术时间超过6h，首次服药6h后再服4.8mg。②预防某些高危妊娠并发早产，如多胎妊娠、前置胎盘、妊娠期高血压及妊娠合并子宫畸形或发育不良等，一般在妊娠25～30周时，常规预防性服用2.4mg，每隔6h一次，直至妊娠37周停药。

2. 治疗先兆流产、早产　口服给药，首次口服4.8mg，服药后观察15～30min，若宫缩的频率或强度减弱，即按4.8mg口服给药，每隔6h一次，直至宫缩停止后停药。若用药后30min宫缩未见减弱，可以加服2.4～4.8mg，以后仍按4.8mg，每隔6h一次。

3. 用于支气管哮喘或哮喘性支气管炎等伴有支气管痉挛的呼吸道疾病。①口服，每次2～4mg，每天3次；②气雾吸入，最小初始剂量每次0.1mg，分1～2次吸入，两次吸入时间间隔为1min；③雾化吸入，间歇疗法，每次2.5～5mg，每天4次，从低剂量开始，用0.9%氯化钠注射液稀释至2ml或2.5ml，通过驱动式喷雾器吸入，可维持10min喷雾，直至不再有气雾产生为止。给药剂量为10mg时，可不经稀释而直接置于喷雾器中雾化吸入使用，直至起效，一般需要3～5min；连续疗法，以0.9%氯化钠注射液稀释成50～100μg/ml的溶液，给药速度通常为1～2mg/h。

4. 用于预防运动诱发的急性哮喘或其他过敏源诱发的支气管痉挛　气雾吸入，运动前或接触过敏原前10～15min给药。长期治疗时，最大剂量为每次0.2mg，每天4次。

【操作要点】

1. 用药期间监测患者血压、脉搏、心率等变化。

2. 本品使用中，若患者出现胸痛、头晕、持续头痛、心率加快、烦躁不安等表现，可能为过量中毒表现，应密切监护。

【不良反应】

1. 常见不良反应是肌肉震颤，好发于四肢和面颈部骨骼肌。

2. 心脏不良反应仅见室性心动过速，未见心律失常，亦未见中毒致死。

3. 少数人可见恶心、头痛、面部潮红、心悸，还能引起血液中乳酸、丙酮酸升高，并出现酮体升高。

【应急措施】

1. 出现心率加快、恶心呕吐、烦躁不安等，立即停药。

2. 出现心血管中毒症状时，可用非选择性 β - 受体阻滞剂，如普萘洛尔等。

3. 出现心绞痛，可口服硝苯地平等。

4. 过敏反应者，可应用氯苯那敏或阿司咪唑等。

【用药宣教】

1. 预防早产时本品不宜长期反复使用，不断增加剂量可损伤心血管。

2. 本品雾化吸入溶液常规剂量无效时，患者不可随意增加药物剂量或使用次数，反复过量使用可导致支气管痉挛，如发生此种情况应立即停药并告知医师。

3. 告知患者，增加吸入的 $β_2$ - 受体激动剂剂量可能是哮喘恶化的征象，如出现此种情况，应立即告知医师，重新评估治疗方法。

4. 本品雾化吸入溶液及气雾剂的使用方法应严格参照说明书中的方法进行。

5. 告知患者，本品雾化吸入溶液只供吸入使用，并需配一适宜的雾化器。

6. 告知患者，本品气雾剂的装置同其他大多数气雾罐吸入剂一样，当罐体受冻后，可能降低药品的疗效。不论空否，药罐不得弄破、刺穿或火烤。

7. 用药前后及用药时应当检查或监测血钾水平及肺功能试验，监测患者的治疗反应，危险患者应监测每天峰流速。

特布他林

（Terbutaline）

【适应证】

1. 用于中期早产、胎儿宫内窘迫症。

2. 用于支气管哮喘、慢性支气管炎、肺气肿和其他伴有支气管痉挛的肺部疾病。

【用法用量】

1. 用于中期早产、胎儿宫内窘迫症。

（1）静脉滴注　开始滴速 $2.5\mu g/min$，以后每 20min 滴速增加 $2.5\mu g/min$，直至宫缩停止或达到滴速 $17.5\mu g/min$，再后每 20min 滴速减少 $2.5\mu g/min$，直至最低有效滴速，维持 12h。若再出现宫缩，可再按上述方法增加滴速控制。

（2）口服　用于静脉滴注后维持治疗。在停止静脉滴注前 30min 口服给予 5mg，以后每 4h 口服 1 次，每日极量为 30mg。

2. 用于支气管哮喘或哮喘性支气管炎等伴有支气管痉挛的呼吸道疾病。

（1）口服　片剂，每次 1.25mg，每天 2~3 次，1~2 周后可加至每次 2.5mg，每天 3 次。

（2）静脉滴注　每天 0.5~0.75mg，分 2~3 次给药，将本品 0.25mg 或 0.5mg 以 0.9% 氯化钠注射液 100ml 稀释后，以 $2.5\mu g/min$ 的滴速缓慢滴注。

（3）雾化吸入　每次 5mg，每天 3 次。

【操作要点】

1. 本品用于哮喘时推荐短期内间断吸入给药，仅在重症哮喘发作时考虑静脉给药，同时应注意联用肾上腺皮质激素等抗炎药。

2. 在必须终止妊娠的情况下，如死胎、宫内感染、严重的妊娠毒症，须停用本品。

【不良反应】少数患者有手颤、头痛、心悸及胃肠障碍。口服 5mg 时，手颤发生率为 20% ~30% 。

【应急措施】药物过量时应以活性炭灌胃冲洗，监测酸碱平衡、血糖、电解质、心率、心律和血压，并纠正代谢异常。对无哮喘、有症状的心动过速者须给予美托洛尔（或阿替洛尔、普萘洛尔及其他非选择性 β – 受体阻断药），对伴有哮喘者首推维拉帕米，对伴有哮喘的室性心律失常者给予利多卡因，其他室性心律失常者给予美托洛尔或普萘洛尔。

【用药宣教】

1. 告知患者用药期间不宜饮用含咖啡因的饮料及食用含咖啡因的食物，会增加心脏的不良反应。

2. 告知患者本品雾化液只能经雾化器给药，患者应严格按照说明书中详细的使用方法雾化给药。

3. 告知患者，将溶液挤入雾化贮液器后可稳定存放 24h，如药液一次未用完，可在 24h 内再次使用。开封后，药液应在 3 个月内使用。

4. β_2 – 受体激动药可引起高血糖，建议伴有糖尿病的患者在开始使用本品时监测血糖。

复方氨基酸（18AA）
（Compound Amino Acid（18AA））

【适应证】用于蛋白质摄入不足、吸收障碍等氨基酸不能满足机体代谢需要的患者。亦用于改善手术后患者的营养状况。

【剂量与用法】静脉滴注，每次 250~500ml。

【操作要点】本品遇冷会析出结晶，应微温溶解，待冷至 37℃，溶液澄明后方可使用。如药液发生浑浊、沉淀时不可再用。

【不良反应】本品可致疹样过敏反应，一旦发生应停止用药。偶有恶心、呕吐、胸闷、心悸、发冷、发热或头痛等。

【应急措施】大量输入本品可能导致酸碱失衡，一旦出现酸碱失衡，应及时纠正。

【用药宣教】本品虽为营养药，不可单一大剂量滴注。

第五章 妊娠期合并疾病安全用药

一、妊娠合并高血压用药

妊娠期高血压疾病是妊娠期特有的疾病，除此以外还有妊娠期子痫前期、子痫、慢性高血压并发子痫前期以及慢性高血压。所有降压药物对胎儿都缺乏足够的安全性，所以在选用药物的时候，一定要遵医嘱。一般来说，妊娠高血压当血压超过 160mmHg，舒张压在 110mmHg，为了预防卒中的发生需选择抗压治疗，有一些药物可以作为紧急降压治疗药物，比如硝苯地平、拉贝洛尔。

妊娠高血压也是在高血压治疗中比较棘手的一个问题。治疗必须要权衡利弊，一方面要关注血压增高的水平，另一方面要关注孕妇年龄，以及母亲和婴儿基本状况选择考虑降压治疗。影响肾素 - 血管紧张素 - 醛固酮系统的药物尽量不要选择应用，比如血管紧张素酶抑制剂、血管紧张素受体拮抗剂，因为此类药物可以导致胎儿的畸形，导致羊水过少，甚至导致新生儿肾功能异常。利尿剂也会使孕妇血容量减少，会影响到胎盘供血情况，除非水肿情况特别严重，明显尿量少时使用，一般情况下避免应用。

先兆子痫是一种不明病因的妊娠特异性的多系统功能紊乱病证，约占妊娠总数的 5% ~7%，是造成妊娠期孕妇和婴儿死亡的主要原因。主要临床表现是怀孕后 20 周左右出现高血压和蛋白尿。多胎妊娠、糖尿病以及肾炎患者是主要发患者群。

先兆子痫治疗中，降压治疗是最重要环节，降压药物虽可使血压下降，但同时可减少重要脏器的血流量，特别是子宫胎盘的血流量，对胎儿有一定的危害，所以关键是药物治疗的时机和降压药物的选择。其治疗要兼顾孕产妇及胎儿或新生儿双方的安全。临床医生应在治疗中严密观察，慎重选择治疗方案。有学者主张当舒张压≥100mmHg 或收缩压＞170mmHg 或低于这个水平但伴有糖尿病，心功能不全或肾脏疾病时，应使用药物降压治疗。对于先兆子痫、子痫，一般主张舒张压≥110mmHg 应给予静脉药物降压治疗。

肼屈嗪

（Hydralazine）

【适应证】用于治疗高血压和心力衰竭。

【用法用量】口服或静脉注射、肌内注射。每次 10mg，每天 4 次，饭后服用，2～4 天后，加至25mg，每天 4 次，共 1 周；第 2 周后增至每次50mg，每天 4 次。最大剂量不超过每天 300mg。

【操作要点】

1. 本品不宜单独应用，对中度原发性高血压，肼屈嗪合并应用利尿药和 β - 受体阻滞剂可以获得良好疗效。

2. 长期给药可产生血容量增大、液体潴留、反射性交感兴奋而心率加快、心排血量增加，使本品的降压作用减弱。

3. 使用本品须缓慢减量，以免血压突然升高。

4. 与非甾体类抗炎镇痛药同用可使降压作用减弱。与二氮嗪或其他降压药同，可使降压作用加强。

【不良反应】

1. 常见头痛、恶心、呕吐、腹泻、心悸、心动过速等。

2. 少见便秘、低血压、面部潮红、流泪、鼻塞。

3. 罕见免疫变态反应所致，可引起皮疹、瘙痒、胸痛、淋巴结肿大、周围神经炎、水肿、红斑狼疮综合征。

【应急措施】用药过量致血压下降，立即停药，将胃排空，可对症给予升压药；若有休克，给予扩容治疗。

【用药宣教】

1. 食物可增加其生物利用度，故宜在餐后服用。

2. 用药期间注意监测血压，重度妊娠高血压患者应根据血压调整剂量，使舒张压始终维持在 90 ~ 100mmHg 之间。

3. 用药期间监测血常规、抗核抗体，出现红斑狼疮等不良反应时应停药。

4. 用药期间注意观察有无恶心、呕吐、腹泻、心悸、心动过速等不良反应，应及时通知医护人员。

硝苯地平

（Nifedipine）

【适应证】可用于变异型、不稳定型、慢性稳定型心绞痛的治疗。

【用法用量】口服，从小剂量开始服用，一般起始剂量每次 10mg，每天 3 次。常用的维持剂量为每次 10 ~ 20mg，每天 3 次。部分有明显冠脉痉挛的患者，可用至每次 20 ~ 30mg，每天 3 ~ 4 次。最大剂量不宜超过每天 120mg。如果病情紧急，可嚼碎服或舌下含服 10mg，根据患者对药物的反应，决定再次给药。

【操作要点】

1. 用药期间尤其是合用其他降压药时，应监测血压，以防出现严重低血压。

2. 10% 的患者用药后发生轻中度外周水肿，多初发于下肢末端，可用利尿剂治疗。

3. 与硝酸酯类合用控制心绞痛发作，有较好的耐受性。

【不良反应】

1. 常见不良反应有外周水肿、头晕、头痛、恶心、乏力、面部潮红、一过性低血压、心悸、胸闷、便秘、腹泻、腹胀、关节僵硬、精神紧张、睡眠紊乱、视物模糊等。

2. 少见不良反应有贫血、白细胞减少、血小板减少、紫癜、过敏性肝炎、齿龈增生、红斑性肢痛、抑郁、偏执、血药浓度峰值时瞬间失明、抗核抗体阳性、关节炎等。

3. 可能产生的严重不良反应有心肌梗死、充血性心力衰竭、肺水肿、心律失常、传导阻滞。

4. 过敏者可出现过敏性肝炎、皮疹，甚至剥脱性皮炎等。

【应急措施】

1. 口服或误服大量者，立即催吐、洗胃，给予活性炭口服。

2. 出现血压下降，取平卧位，下肢抬高，补充血容量，可给予肾上腺素、异丙肾上腺素、多巴胺等升压药物。

3. 心动过缓、房室传导阻滞，可遵医嘱给予阿托品。窦性停博、三度房室传导阻滞，应安置心脏起搏器。

4. 水肿者，可遵医嘱应用利尿剂。

【用药宣教】

1. 告知哺乳期妇女使用本品时应停止哺乳。

2. 告知患者用药期间注意观察有无心率减慢、房室传导减弱、心肌收缩力降低或诱发哮喘等不良反应。

3. 告知患者长期服药时，定期监测血压，不能骤然停药、漏服，因为能引起血压升高或心肌梗死。

4. 告知患者用药过程中，注意监测心率、血压、心电图等，避免孕妇血压过低，影响胎盘血液灌注。

5. 告知患者观察出现外周水肿以及皮肤持续反应时通知医护人员。

6. 告知患者勿咬、嚼、掰断本品缓释片。其活性成分被吸收后，空药片完整地经肠道排出。

拉贝洛尔

（Labetalol）

【适应证】用于多种类型高血压（尤其是高血压危象），包括伴心绞痛或心力衰竭史的高血压、伴冠心病高血压、妊娠高血压。

【用法用量】

1 口服　每次 100mg，每天 2～3 次，如效果不佳，可增至每次 200mg，每天 3～4 次。极量为每天 2400mg。

2. 静脉注射　每次 25～50mg，以 10% 葡萄糖注射液 20ml 稀释，于 5～10min 内缓慢推注，如疗效不佳可于 15min 后重复 1 次，直至产生理想的降压效果。总剂量不应超过 200mg。

3. 静脉滴注　每次 50～200mg（嗜铬细胞瘤患者可能需 300mg），以 5% 葡萄糖注射液或 0.9% 氯化钠注射液稀释至 250ml，滴注速度为 1～4mg/min，直至取得较好疗效。

【操作要点】

1. 用量必须个体化。

2. 静脉滴注本品时应控制滴速，以防降压过快。

【不良反应】偶有头晕、胃肠道不适、疲乏、感觉异常及哮喘加重等。个别患者可出现体位性低血压。药物过量会出现严重的直立性低血压及心动过缓。

【应急措施】参见"普萘洛尔"。

【用药宣教】

1. 静脉给药时患者应取卧位，注射完毕后静卧 10 ~ 30min。

2. 少数患者可在服药后出现体位性低血压，因此给药剂量应逐渐增加。同时应避免突然停药，建议 1 ~ 2 周内逐渐停药。

3. 用药期间应监测血压、心电图，长期用药应定期检查肝功能及视力。

4. 对检验值的影响：本品尿中代谢物可造成尿儿茶酚胺和香草基杏仁酸（VMA）假性升高，本品可使尿中苯异丙胺试验呈假阳性。

甲基多巴

（Methyldopa）

【适应证】治疗高血压，包括肾病时的高血压。妊娠期伴有高血压首选治疗药物。

【用法用量】口服，250mg，每天 2 ~ 3 次，每 2 天调整剂量 1 次，至达预期疗效。一般晚上加量以减少药物的过度镇静作用。若与噻嗪类利尿药合用需减量，起始剂量控制在每天 100mg，但利尿药剂量可不变。维持量每天 0.5 ~ 2g，分 2 ~ 4 次口服，最大剂量不宜超过每天 3g。

【操作要点】

1. 本品可引起荧光，干扰某些测定。也有报道血小板及白细胞抗体的补体结合试验阳性、Coombs 试验阳性、抗核抗体阳性，经停药后均可恢复，应注意观察。

2. 治疗期间应监测血常规、肝功能、血尿素氮、血钾、血尿酸可能增高。血转氨酶及胆红素可能增高，提示有肝损害，如出现不良损害应停药。

【不良反应】

1. 镇静、头疼和乏力多于开始用药和加量时出现，通常为一过性。

2. 较常见的有水钠潴留所致的下肢水肿、口干。

3. 较少见的有药物热或嗜酸性粒细胞增多，肝功能变化，精神改变，性功能减退，腹泻，乳房增大，恶心，呕吐，晕倒。

4. 偶有加重心绞痛和心力衰竭。

5. 少见的有延长颈动脉窦敏感性和直立性低血压、体重增加、肝功能损害、胰腺炎、结肠炎、唾液腺炎、舌痛或舌黑、便秘、腹胀、排气、高泌乳素血症、骨髓抑制、血小板减少、溶血性贫血、白细胞减少、抗核抗体、类风湿因子阳性、心肌炎、心包炎、血管炎、狼疮样综合征、帕金森综合征、反应迟钝、不自觉舞蹈症、脑血管供血不足症状、精神异常。

6. 罕见的有粒细胞减少症，停药后即恢复正常；致命性肝细胞坏死。

【应急措施】

1. 出现水肿或体重增加，可用利尿药治疗。一旦水肿进行性加重或有心力衰竭迹象，应停止用药。

2. 药物过量可产生急性低血压伴脑和胃肠道功能紊乱的各种反应，应对症治疗，必要时采用透析方法清除药物。

【用药宣教】

1. 告知患者注意观察给药后的不良反应，如下肢水肿、口干、头痛、乏力、嗜睡、直立性低血压等。

2. 告知患者用药前和用药过程中定期检查血压、血常规、Coombs 试验和肝功能。

3. 告知患者注意观察用药后有无水肿或体重增加现象。

硝普钠

（Sodium Nitroprusside）

【适应证】用于高血压急症，如高血压危象、高血压脑病、恶性高血压、嗜铬细胞瘤手术前后阵发性高血压等的紧急降压，也可用于外科麻醉期间进行控制性降压。

【用法用量】

1. 用前将本品 50mg 溶解于 5ml 5% 葡萄糖注射液中，再稀释于 250～1000ml 的 5% 葡萄糖注射液中，在避光输液瓶中静脉滴注。

2. 初始剂量为每分钟按体重 $0.5\mu g/kg$，根据患者实际情况以 $0.5\mu g/(kg \cdot min)$ 递增，常用速率为 $3\mu g/(kg \cdot min)$，最大给药速率为 $10\mu g/(kg \cdot min)$，每天总量不超过 $3.5mg/kg$。

【操作要点】

1. 本品可引起血压急剧下降，故用药期间应持续监测血压。

2. 由于本品可代谢为氰化物，为避免出现氰化物中毒，以最大给药速率 $10\mu g/(kg \cdot min)$ 滴注不得超过 10min，且用药过程中应监测酸碱平衡、静脉血氧浓度，同时严密观察氰化物中毒指征。

3. 本品对光敏感，溶液稳定性较差，故应现用现配并迅速将输液瓶用黑纸或铝箔包裹避光。新配溶液为淡棕色，如变为暗棕色、橙色或蓝色，应弃去。溶液的保存与应用不应超过 24h，溶液内不宜加入其他药品。

4. 本品溶液只可慢速静脉滴注，禁止直接推注。最好使用微量输液泵，可以精确控制给药速度，从而减少不良反应的发生。

5. 药液有局部刺激性，谨防外渗，推荐作中心静脉滴注。

6. 麻醉中控制性降压时，应先纠正贫血或低血容量。

7. 长期用药者应置于重症监护室内，撤药时应给予口服降压药巩固疗效。

8. 如以 $10\mu g/(kg \cdot min)$ 的滴速静脉滴注本品 10min 而药效仍不满意，应考虑停药，改用或加用其他降压药。

9. 用药过程中偶可出现明显耐药性，此应视为氰化物中毒的先兆征象，此时减慢滴速，即可消失。

【不良反应】

1. 短期应用适量不致发生不良反应。毒性反应主要由其代谢产物（氰化物和硫氰酸盐）引起。

（1）硫氰酸盐中毒或超量时，可出现运动失调、视物模糊、谵妄、眩晕、头痛、意识丧失、恶心、呕吐、耳鸣、气短。停止给药可好转。

（2）氰化物中毒或超量时，可出现反射消失、昏迷、心音遥远、低血压、脉搏消失、皮肤粉红色、呼吸浅、瞳孔散大。应停止给药并对症治疗。

2. 血压降低过快过剧易出现眩晕、大汗、头痛、肌肉颤搐、神经紧张或焦虑、烦躁、胃痛、反射性心动过速或心律不齐，症状的发生与静脉给药速度有关，与总量关系不大。减速给药或停止给药可好转。

3. 麻醉期间控制性降压时突然停药（尤其是血药浓度较高时）可能发生反跳性血压升高。

4. 光敏感反应，与疗程及剂量有关，表现为皮肤石板蓝样色素沉着，停药后 1～2 年才渐退；过敏性皮疹、停药后消退较快。

【应急措施】

1. 一旦发生严重不良反应，应立即停药，通知医生及时救治。

2. 药物过量

（1）血压过低　减慢滴速或暂时停药。

（2）氰化物中毒　吸入亚硝酸异戊酯或静脉滴注亚硝酸钠（或硫代硫酸钠）。

【用药宣教】

1. 用药前后及用药期间应监测血压、心率，肾功能不全而本品应用超过 48～72h 者，每天须测定血浆中氰化物或硫氰酸盐的浓度，保持硫氰酸盐不超过 $100\mu g/ml$，氰化物不超过 $3\mu mol/ml$，急性心肌梗死者应用本品时须测定肺动脉舒张压或肺动脉楔压。

2. 对诊断的干扰，如用药期间人体二氧化碳分压、pH 值、碳酸氢盐浓度可能降低，血浆氰化物、硫氰酸盐浓度可能因本品代谢后产生而增高。

3. 老年人使用本品时须注意因年龄增大导致的肾功能减退对本品排泄的影响，老年人对降压反应也比较敏感，故用量宜酌减。

普萘洛尔

（Propranolol）

【适应证】

1. 作为二级预防，降低心肌梗死率。

2. 用于高血压（单独或与其他抗高血压药合用）。

3. 用于劳累型心绞痛。

4. 控制室上性快速心律失常、室性心律失常，特别是与儿茶酚胺有关或洋地黄引起心律失常。可用于洋地黄疗效不佳的房扑、房颤心室率的控制，也可用于顽固性期前收缩，改善患者的症状。

5. 减低肥厚型心肌病流出道压差，减轻心绞痛、心悸与昏厥等症状。

6. 配合 α – 受体阻滞剂用于嗜铬细胞瘤患者控制心动过速。

7. 用于控制甲状腺机能亢进症的心率过快，也可用于治疗甲状腺危象。

【用法用量】

1. 高血压　口服，初始剂量 10mg，每天 3 ~ 4 次，可单独使用或与利尿剂合用。剂量应逐渐增加，日最大剂量 200mg。

2. 心绞痛　开始时 5 ~ 10mg，每天 3 ~ 4 次；每 3 天可增加 10 ~ 20mg，可渐增至每天 200mg，分次服。

3. 心律失常　每天 10 ~ 30mg，日服 3 ~ 4 次。饭前、睡前服用。

4. 心肌梗死　每天 30 ~ 240mg，日服 2 ~ 3 次。

5. 肥厚型心肌病　10 ~ 20mg，每天 3 ~ 4 次。按需要及耐受程度调整剂量。

6. 嗜铬细胞瘤　10 ~ 20mg，每天 3 ~ 4 次。术前用 3 天，一般应先用 α – 受体阻滞剂，待药效稳定后加用普萘洛尔。

【操作要点】

1. 用量应个体化。

2. 本品血药浓度不能完全预示药理作用，故应根据心率、血压等临床征象指导用药，心动过缓（少于 50 ~ 55 次/分）时，不能再增加剂量。

3. 外科手术前是否需要停药存在争议，建议术前逐渐减量（但不能停药），直至手术进行，给予麻醉剂时需格外谨慎。

【不良反应】

1. 常见眩晕、神志模糊（尤见于老年人）、精神抑郁、反应迟钝、头昏（低血压所致）及心率过慢（<50次/分）等。

2. 较少见支气管痉挛、呼吸困难及充血性心力衰竭等。罕见发热、咽痛（粒细胞缺乏）、皮疹及出血倾向等。

3. 不良反应持续存在时，须格外警惕雷诺氏征样四肢冰冷、腹泻、倦怠，眼、口或皮肤干燥，恶心、指趾麻木、异常疲乏等。

【应急措施】

1. 一旦发生严重不良反应，应立即停药，通知医生及时救治。

2. 药物过量

（1）一般情况下应尽快排空胃内容物，预防吸入性肺炎。

（2）心动过缓给予阿托品，慎用异丙肾上腺素，必要时需安置人工起搏器。

（3）室性期前收缩给予利多卡因或苯妥英钠。

（4）心力衰竭时给予吸氧、洋地黄类药物或利尿药。

（5）低血压时输液并给予升压药。

（6）抽搐时给予地西泮或苯妥英钠。

（7）支气管痉挛时给予异丙肾上腺素。

【用药宣教】

1. 本品可空腹服药或与食物同服。

2. 乙醇会减慢本品吸收速率，故用药期间不建议饮酒或含乙醇的饮料。

3. 首次用药需从小剂量开始，逐渐增加剂量并密切观察反应以免发生意外。

4. 充血性心力衰竭者（继发于心动过速者除外），须等心力衰竭得到控制后方可使用本品。

5. 冠心病、甲状腺功能亢进及长期用药者不宜骤停本品，否则可出现严重不良反应。所有服用本品者，撤药时均须逐渐减量，至少经过 3 天，一般为 2 周，同时应尽可能限制体力活动。

6. 如用药过程中出现呼吸困难、乏力、心率加快及水肿等，应立即告知医师。

7. 服药期间应定期检查血常规、血压、心功能、肝功能、肾功能等。糖尿病患者应定期检查血糖。

8. 对诊断的干扰，如肾功能不全者服用本品后，其代谢产物可蓄积于血中，使血清胆红素的重氮反应出现假阳性。

9. 本品可致眩晕及疲劳，故从事驾驶、机械操作及高空作业等需谨慎。

美托洛尔
（Metoprolol）

【适应证】用于治疗高血压、心绞痛、心肌梗死、肥厚型心肌病、主动脉夹层、心律失常、甲状腺功能亢进、心脏神经官能症等。近年来尚用于心力衰竭的治疗，此时应在有经验的医师指导下使用。

【用法用量】

1. 普通片剂 每次 25 ~ 50mg，每天 2 ~ 3 次，或每次 100mg，每天 2 次。

2. 缓释片（琥珀酸盐） 每次 47.5 ~ 95mg，每天 1 次。无效时可增加剂量或合用其他抗高血压药（推荐利尿剂及二氢吡啶类钙通道阻滞剂）。

（重度肝功能不全、低血压及心动过缓者，考虑减量服药。）

【操作要点】参见"普萘洛尔"。

【不良反应】

1. 常见疲劳、头晕、头痛、肢端发冷、心动过缓、腹痛、恶心、呕吐、腹泻及便秘等。

2. 少见胸痛、体重增加、心力衰竭暂时恶化、睡眠障碍、感觉异常、气急、支气管哮喘或支气管痉挛等。

3. 罕见多汗、脱发、味觉改变、可逆性肝功能异常、血小板减少、房室传导时间延长、心律失常、水肿、晕厥、梦魇、抑郁、焦虑、幻觉、皮肤过敏、光过敏、氨基转移酶升高、视觉损害及耳鸣等。

4. 可见血钾、脂蛋白等增高及血糖降低（糖尿病患者可能增高）等。

【应急措施】药物过量时，可给予活性炭，必要时进行洗胃，洗胃前应先给予阿托品，成人 0.25～0.5mg，儿童 10～20μg/kg。还可采取支持疗法及对症治疗，详见"普萘洛尔"。

【用药宣教】

1. 普通片剂应空腹服药。缓释片建议于早晨服药，用至少半杯液体送服，食物不影响药效，可掰开服用，但不能咀嚼或压碎后服用。

2. 支气管痉挛者需谨慎用药，应仅用小剂量，并及时加用 β_2 - 受体激动剂（如沙丁胺醇、特布他林等）。

3. 用于嗜铬细胞瘤时应先行使用 α - 受体拮抗药（酚妥拉明、哌唑嗪等）。

4. 其他参考"普萘洛尔"。

阿替洛尔

（Atenolol）

【适应证】用于治疗高血压、心绞痛、心肌梗死，也可用于心律失常、甲状腺功能亢进、嗜铬细胞瘤。

【用法用量】

1. 口服　每次 12.5～25mg，每天 1～2 次，可逐渐增量至每天 100mg。

2. 肾功能不全者　CCr 小于 15ml/min 者，每天 25mg，CCr 为 15～35ml/min 者，每天最多 50mg。

【操作要点】本品临床效应与血药浓度不完全平行，剂量调整应以临床效应为准。由于达到最佳降压效果需 1～2 周不等，故应观察一段时间之后再判断治疗效果。

【不良反应】

1. 心肌梗死患者最常见的不良反应为低血压和心动过缓。

2. 其他不良反应可有头晕、四肢冰冷、疲劳、乏力、肠胃不适、血小板减少症及干眼等。

3. 罕见直立性低血压、精神抑郁、脱发、银屑病状皮肤反应、银屑病恶化、视物模糊。

4. 其他可见血脂蛋白、血钾等增高，血糖降低（糖尿病患者可出现血糖升高），血尿素氮、尿酸等增高。

【应急措施】本品可经血液透析清除。余见"普萘洛尔"。

【用药宣教】

1. 避免在进食时服药。

2. 冠心病、甲状腺功能亢进及长期用药者不宜骤停本品，否则可出现严重不良反应。所有服用本品者，撤药时均须逐渐减量，至少经过 3 天，一般为 2 周，同时应尽可能限制体力活动。

3. 如用药过程中出现呼吸困难、乏力、心率加快及水肿等，应立即告知医师。

4. 服药期间应定期检查血常规、血压、心功能、肝功能、肾功能等。糖尿病患者应定期检查血糖。

比索洛尔

（Bisoprolol）

【适应证】用于治疗高血压、冠心病。

【用法用量】

1. 口服　某些患者（如支气管痉挛者）初始剂量宜为 2.5mg，一般初始剂量为每次 5mg，每天 1 次。如药效不佳，可增至每天 10mg。

2. 肾功能不全者　CCr < 20ml/min 者，每天剂量不宜超过 10mg。

3. 重度肝功能不全者　每天剂量不宜超过 10mg。

【操作要点】

1. 用量应个体化，剂量应逐渐增加直至达到最佳降压效果。由于达到降压效果的时间不等，故应密切观察一段时间之后才能判断疗效。

2. 首次用药后，应于 4h 内密切观察耐受情况，尤其是血压、心率、传导障碍及心力衰竭恶化迹象等。

【不良反应】

1. 常见心动过缓（于慢性心力衰竭患者中）。

2. 少见眩晕、头痛、慢性心力衰竭患者病情加重、肢端冷感或麻木、低血压（在心力衰竭患者中）、恶心、呕吐、腹痛、腹泻及便秘等。

3. 偶见抑郁、失眠、房室传导阻滞、心动过缓（在高血压或心绞痛患者中）、心力衰竭加重（在高血压或心绞痛患者中）、直立性低血压、支气管痉挛（有支气管哮喘或呼吸道阻塞病史者）、肌肉无力及肌肉痉挛等。

4. 罕见多梦、幻觉、视觉障碍、泪液分泌减少（使用隐形眼镜的患者应注意）、听觉损害、过敏性鼻炎、瘙痒、红斑、皮疹等皮肤过敏反应、肝酶升高、肝炎、糖耐量降低（糖尿病患者）、低血糖表现被掩盖（糖尿病患者）及三酰甘油水平升高等。

【应急措施】

1. 一旦发生严重不良反应，应立即停药，通知医生及时救治。

2. 药物过量的对症治疗

（1）心动过缓或传导阻滞　阿托品、异丙肾上腺素或采用心脏起搏治疗。

（2）心力衰竭或低血压　强心药、升压药及补液治疗。

（3）支气管痉挛　β_2 – 受体激动剂和（或）氨茶碱；

（4）低血糖　静脉给予葡萄糖。

（5）急性心力衰竭加剧　静脉给予利尿剂、正性肌力药及扩血管药物。

【用药宣教】

1. 本品宜于早晨用水整片（粒）送服，不应咀嚼，可与食物同服。

2. 用于嗜铬细胞瘤时应先行使用 α – 受体拮抗药（酚妥拉明、哌唑嗪等）。

3. 用药期间应定期监测心率、血压、心电图、胸片、肝、肾功能等，糖尿病患者应定期检查血糖。

4. 其他参见"阿替洛尔"。

卡维地洛

（Carvedilol）

【适应证】用于轻、中度原发性高血压。

【用法用量】

1. 初始剂量为每天 12.5mg，分 1~2 次服用，如耐受良好，以服药后 1h 的立位收缩压为依据，以该剂量维持 7~14 天，之后根据谷浓度时的血压，必要时增至每天 25mg（甚至每天 50mg），每天 1~2 次，一般在 7~14 天内达到完全的降压作用。

2. 老年人，每次 10~12.5mg，每天 1 次，若疗效欠佳，可在间隔至少 2 周后增量至最大推荐量，每天 50mg，每天 1 次或分次服用，并密切观察。

3. 心率低于 55 次的心动过缓者需减量服用。

【操作要点】

1. 本品剂量必须个体化，给药剂量增加时需密切观察。

2. 嗜铬细胞瘤患者使用本品前，应先使用 α - 受体拮抗剂。

3. 患者在用药期间出现一过性心力衰竭或水钠潴留加重，需增加利尿剂的剂量。有时则需减少本品给药剂量或暂时终止治疗。

4. 有支气管痉挛倾向的患者使用本品可能会发生呼吸道阻力增加，从而导致呼吸窘迫，因此在用药初始阶段及增加剂量期间应严密观察患者的呼吸情况，治疗中如发现任何支气管痉挛的症状均应及时减少本品用量。

5. 本品与维拉帕米及地尔硫草等钙通道阻滞剂或 I 类抗心律失常药合用时，需严密监测患者的心电图和血压情况，并禁止静脉联用此类药物。

【不良反应】

1. 少见外周循环障碍（四肢发凉）、使原有间歇性跛行或有雷诺现象的患者症状加重、水肿、心绞痛、便秘及呕吐等。

2. 偶见轻度头晕、头痛、乏力、心动过缓、体位性低血压、腹痛、腹泻、恶心、皮疹、血清转氨酶改变、血小板减少、白细胞减少、四肢疼痛及眼干等。

3. 罕见抑郁、睡眠紊乱、感觉异常、晕厥、房室传导阻滞、心力衰竭加重、鼻塞、荨麻疹、瘙痒、银屑病样皮肤损害或使原有病情加重、口干、排尿障碍、性功能减退、视觉障碍及眼部刺激等。

4. 心力衰竭患者可出现头晕、不同部位不同程度的水肿，偶见体重增加及高胆固醇血症，剂量增加时，极少数出现完全性房室传导阻滞。偶可诱导有哮喘或呼吸困难倾向的患者发病。可使隐性糖尿病者出现临床症状，或使原有糖尿病患者病情加重。心力衰竭和弥漫性心血管病变和（或）肾功能不全者可能会进一步加重肾功能损害，个别出现肾功能衰竭。

【应急措施】药物过量时，患者取仰卧位，如药物摄入不久，可洗胃或催吐。如引发严重的窦性心动过缓时，给予硫酸阿托品（0.25～1mg）静脉注射，之后根据病情需要给予盐酸异丙肾上腺素（开始给药25μg缓慢静脉注射）或硫酸间羟异丙肾上腺素（0.5mg，缓慢静脉注射时）等β-受体激动剂。如需加大β-受体激动剂的剂量，应注意避免出现血压过低。本品半衰期较长，故严重中毒（出现休克症状）时，解毒剂必须持续时间足够长。

【用药宣教】

1. 服药时间与用餐时间无关，但充血性心力衰竭患者必须餐中服药，以减缓吸收，降低直立性低血压的发生频率。

2. 本品宜长期使用，所有用药患者均应避免突然停药，宜在1～2周以上的时间内逐渐停药且停药后2～3周内尽量减少体力活动，以免出现其他不良反应。

3. 本品可能会引起眼睛干燥，故戴隐形眼镜者应注意。

4. 本品可能影响驾驶及操作机械的能力，故用药期间驾驶、操作机械及高空作业等应谨慎。

呋塞米

（Furosemide）

【适应证】

1. 用于治疗心性水肿，肾性水肿、肝硬化腹水、功能障碍或血管障碍所引起的周围性水肿，并可促使上部尿道结石的排出。

2. 尤用于急需消除水肿的紧急情况如急性肺水肿，脑水肿和高血压危象等。

3. 当药物中毒时，使用本品可以加速毒物的排泄。

【用法用量】

1. 口服　每次 20～40mg，每天 3 次，以后可根据需要增至每天 60～120mg。

2. 肌内注射或静脉注射　每次 20～40mg，隔日 1 次，必要时可每天 1～2 次。

【操作要点】本品利尿作用迅速、强大，因此要注意掌握开始剂量，防止过度利尿，引起脱水和电解质不平衡。使用过程中监测出入量。

【不良反应】

1. 主要不良反应有电解质失调，常见低钾、低钠和低氯性碱中毒。

2. 可能出现轻微恶心、腹泻、药疹、瘙痒、视物模糊等不良反应。

3. 有时可发生直立性头晕、乏力、疲倦、肌肉痉挛、口渴，少数病例有白细胞减少，偶见肝损害、血小板减少、粒细胞减少，肝炎患者易产生肝昏迷、多形性红斑。

4. 长期服用可引起高尿酸血症、胃肠道障碍、过敏反应、血糖升高、胃及十二指肠溃疡。

5. 药物过量可引起心脏骤停。

【应急措施】一旦发生心脏骤停，必须就地抢救，给予心肺复苏等治疗措施。

【用药宣教】

1. 快速注射大剂量本品，可引起暂时性突聋。

2. 本品静脉注射必须缓慢，不宜与其他药物混合注射。

3. 本品由于能减少尿酸排出，多次使用后可产生尿酸过多症，个别患者长期应用可产生急性痛风。

4. 糖尿病患者应用后可使血糖升高，糖尿病患者慎用。

5. 由于本品利尿作用迅速、强大，因此，要注意掌握开始剂量，防止过度利尿，引起脱水和电解质不平衡。

6. 长期大量用药时应注意检查血中电解质浓度，顽固性水肿患者特别易出现低血钾症状，在同时使用洋地黄或排钾的甾体激素时，更应注意补钾。

托拉塞米
（Torasemide）

【适应证】治疗水肿性疾病及高血压。

【用法用量】

1. 治疗水肿　一般口服 20mg，每天 1 次；有些患者日剂量可达 40mg，也可静脉给药，常用 10～20mg，一般不超过每天 40mg；有时静脉给药的量更高，尤其是肾源性水肿，开始可给予 20mg/天，必要时逐渐加量到每天 200mg。

2. 治疗高血压　口服每天 2.5～5mg，美国的资料表明，剂量可增加到 10mg。

【操作要点】【不良反应】【应急措施】同"呋塞米"。

【用药宣教】

1. 口服给药后 1h 内出现利尿，1～2h 内达到最大效应，持效 8h。

2. 静脉注射后 10min 内可见明显利尿，持效也为 8h。

氢氯噻嗪
（Hydrochlorothiazide）

【适应证】

1. 用于各类型水肿，对心性水肿如充血性心力衰竭引起的水肿也很有效。

2. 用于降低血压。

3. 用于缓解尿崩症。

【用法用量】口服，每次 12.5～50mg，1～2 次/天。

【操作要点】用药期间监测水电解质平衡，特别是血钾水平，防止低钾血症。

【不良反应】

1. 长期服用可引起电解质紊乱，如低钾血症、低钠血症和低氯血症。有时出现低镁血症。

2. 本品可诱发或加重痛风发作。因本品竞争性地干扰尿酸排出，升高血中尿酸浓度，引起高尿酸血症。

3. 少数病例服药后可能产生胃肠道症状，如口干、恶心、呕吐、便秘、腹泻、气胀。

4. 偶有血小板减少性紫癜、黄疸、结晶尿、急性胰腺炎及粒细胞缺乏。

5. 还可能出现乏力、昏睡、嗜睡、不安、肌痛和痛性痉挛、癫痫发作、少尿、低血压。

6. 其他还会引起头痛、头晕、直立性低血压、感觉异常、阳痿和黄视。

7. 过敏反应包括皮疹、发热、肺炎、肺水肿和光敏反应。

8. 胆汁淤积性黄疸、胰腺炎、血小板减少或其他血液病也会发生，如粒细胞减少、白细胞减少、再生不良性贫血或溶血性贫血。

【应急措施】

1. 一旦发生过敏性休克，必须就地抢救，予以保持气道畅通、吸氧及用肾上腺素、糖皮质激素等治疗措施。

2. 应尽早洗胃，给予支持、对症处理，并密切随访血压、电解质和肾功能。

【用药宣教】

1. 服用本品应注意适当补钾。

2. 停药时应逐渐减量，以免发生 Na^+、Cl^- 及水潴留。

3. 服用本品时，如同时饮酒或使用巴比妥酸盐类、类阿片药物可加重直立性低血压。

螺内酯

（Spironolactone）

【适应证】

1. 主要用于治疗与醛固酮升高有关的难治性水肿，如肝硬化腹水、难治的心性水肿和肾性水肿。

2. 近几年国内外临床用药资料显示，由于具有抗醛固酮受体作用，故可发挥治疗充血性心力衰竭的作用。

3. 用于原发性醛固酮增多症。

【用法用量】

1. 治疗水肿　每次口服 20mg，每天 3 ～ 4 次，小儿每天 2mg/kg，每天 3 ～ 4 次。用药 5 天后如疗效满意，维持原剂量，否则，可加用其他利尿药。

2. 治疗充血性心力衰竭　在使用 ACEI 的同时，口服本品每天 12.5 ～25mg。应注意，日剂量 >50mg，可能导致高血钾。

3. 原发性醛固酮增多症　手术前患者每天用量 100 ～400mg，分 2 ～4 次服用。不宜手术的患者，则选用较小剂量维持。

【操作要点】用药期间监测水电解质平衡，特别是血钾水平。

【不良反应】

1. 可引起头痛、嗜睡、精神错乱、月经失调、运动失调、皮疹、乳汁分泌过多、低钠血症、高钾血症、胃肠道功能紊乱等。

2. 长期大量应用后，可出现男子乳腺发育、性欲减退和阳痿；女子可出现月经不调、更年期后子宫出血、乳房触痛、黄褐斑、声音变粗及多毛症等。停药后均可消失。

【应急措施】过敏性休克：一旦发生，必须就地抢救，予以保持气道畅通、吸氧及用肾上腺素、糖皮质激素等治疗措施。

【用药宣教】

1. 本品有保钾作用，在应用过程中切不可盲目使用氯化钾，以免引起钾中毒。

2. 尽量避免长期大剂量使用。

门冬氨酸钾镁

（Potassium Aspartate and Magnesium）

【适应证】本品为电解质补充药，用于低钾血症，还可作为包括各种急慢性肝病、心血管系统疾病、呼吸系统疾病、神经系统疾病、代谢性疾病、妊娠呕吐、妊娠高血压综合征、听力减退及免疫功能低下在内的多种疾病的辅助用药。

【用法用量】

1. 口服　每次 1～2 片，每天 3 次，餐后服用。可酌情增至每次 3 片，每天 3 次。

2. 静脉滴注　注射液每次 10～20ml，使用时加入 5% 或 10% 葡萄糖注射液 250～500ml 中缓慢滴注，每天 1 次。重症黄疸及低钾血症者可酌情增加剂量。

【操作要点】本品应于稀释后缓慢静脉滴注，不能作肌内注射或静脉注射。

【不良反应】

1. 静脉滴注速度过快，会出现恶心、呕吐、胸闷、面部潮红及血压下降等，偶见血管刺激性疼痛，罕见心率减慢。

2. 口服给药偶见恶心，大剂量用药可导致腹泻。

【应急措施】一旦发生严重不良反应，应立即停药，通知医生及时救治。可静脉注射氯化钙 100mg/min，必要时采用透析治疗。

【用药宣教】

1. 电解质紊乱者，需常规性检查血钾及血镁的浓度。

2. 妊娠期及哺乳期妇女用药安全有效性尚不明确，故应权衡利弊，谨慎用药。

3. 尚无可靠数据显示本品对儿童存在毒害作用，但仍需谨慎用药。

4. 老年人肾脏清除能力下降，应慎用本品。

5. 服用本品期间同时使用其他药物者，应详细告知医师，并遵医嘱用药。

二、妊娠合并糖尿病用药

糖尿病孕妇有两种情况：一种是糖尿病合并妊娠，在妊娠前就已有糖尿病，占孕妇的不足 20%；另一种是妊娠合并糖尿病，妊娠前糖代谢正常，妊娠后出现糖尿病。

1. 妊娠对糖尿病的影响　妊娠可使隐性糖尿病显性化，使既往无糖尿病的孕妇发生妊娠糖尿病，使原有糖尿病患者的病情加重。孕早期空腹血糖较低，应用胰岛素治疗的孕妇如果未及时调整胰岛素用量，部分患者可能会出现低血糖。

2. 糖尿病对妊娠的影响　　妊娠合并糖尿病对母婴的影响及影响程度取决于糖尿病病情及血糖控制水平。病情较重或血糖控制不良者，对母婴影响极大，母婴近、远期并发症仍较高。

3. 对孕妇的影响

（1）高血糖可使胚胎发育异常甚至死亡，流产发生率达 15%～30%。

（2）发生妊娠期高血压疾病的可能性较非糖尿病孕妇高 2～4 倍。

（3）感染是糖尿病主要的并发症。未能很好控制血糖的孕妇易发生感染，感染亦可加重糖尿病代谢紊乱，甚至诱发酮症酸中毒等急性并发症。

（4）羊水过多发生率较非糖尿病孕妇多 10 倍。其原因可能与胎儿高血糖、高渗性利尿致胎尿排出增多有关。

（5）因巨大儿发生率明显增高，难产、产道损伤、剖宫产几率增高。

（6）易发生糖尿病酮症酸中毒。由于妊娠期复杂的代谢变化，加之高血糖及胰岛素相对或绝对不足，代谢紊乱进一步发展到脂肪分解加速，血清酮体急剧升高，进一步发展为代谢性生酸中毒。

（7）妊娠糖尿病孕妇再次妊娠时，复发率高达 33%～69%。远期患糖尿病几率增加，17%～63%将发展为 2 型糖尿病。

4. 对胎儿的影响

（1）巨大胎儿发生率高达 25%～42%。其原因为孕妇血糖高，胎儿长期处于母体高血糖所致的高胰岛素血症环境中。促进蛋白、脂肪合成和抑制脂解作用，导致躯干过度发育。

（2）胎儿生长受限（FGR）发生率为 21%。妊娠早期高血糖有抑制胚胎发育的作用，导致孕早期胚胎发育落后。

（3）易发生流产和早产。早产发生率为 10%～25%。

（4）胎儿畸形率高于非糖尿病孕妇，严重畸形发生率为正常妊娠的 7～10 倍，与受孕后最初数周高血糖水平密切相关，是构成围生儿死亡的重要原因。

5. 对新生儿的影响

（1）新生儿呼吸窘迫综合征发生率增高。

（2）新生儿脱离母体高血糖环境后，高胰岛素血症仍存在，若不及时补充糖，易发生低血糖，严重时危及新生儿生命。

口服降糖药在妊娠期应用的安全性尚未得到足够证实，二甲双胍、α-葡萄糖苷酶抑制剂、DDP-4 抑制剂、胰岛素类似物（包括甘精胰岛素、门冬胰岛素、赖脯胰岛素等）美国妊娠安全等级为 B 级，可谨慎使用。胰岛素是多肽，不通过胎盘，对饮食治疗不能控制的糖尿病，胰岛素是主要的治疗药物。

二甲双胍
（Metformin）

【适应证】用于单纯饮食控制不满意的 2 型糖尿病患者（尤其是肥胖和伴高胰岛素血症者），也可与磺酰脲类合用，用于对某些磺酰脲类疗效差的患者，亦可用于胰岛素治疗的患者，以减少胰岛素用量。

【用法用量】口服，开始每次 0.25g，每天 2~3 次，之后根据病情调整剂量，每天常用量 1~1.5g，极量 2g；缓释片口服，初始剂量为每次 0.5g，每天 1 次，晚饭时与食物同服，之后可根据病情以 1 周 0.5g 的方式逐渐加量，每天极量 2.0g，如每次 2.0g，每天 1 次仍不能很好地控制血糖，可考虑采用每次 1.0g，每天 2 次给药。

【操作要点】

1. 本品的蓄积可引起罕见但严重的乳酸性酸中毒，致死率高（约50%），其风险的增加与肾功能及患者年龄有关，故必须定期监测患者肾功能，同时采用最低有效剂量给药。

2. 治疗过程中（尤其是治疗初期）应密切观察，防止出现低血糖、昏迷等。

【不良反应】常见恶心、呕吐、腹泻、口中金属味，偶有乏力、疲倦、体重减轻、头晕、皮疹等；乳酸性酸中毒虽然发生率很低，但应予注意，其主要临床表现为呕吐、腹痛、过度换气、神志障碍等；本品还可减少肠道对维生素 B_{12} 的吸收，使血红蛋白减少，产生巨幼红细胞性贫血。

【应急措施】

1. 低血糖　可以给予进食缓解，严重者需静脉注射 50% 葡萄糖注射液。

2. 乳酸性酸中毒　立即停药并予以支持治疗，透析可有效清除本品。

【用药宣教】

1. 乙醇与本品同服，易致乳酸性酸中毒，故用药期间避免饮酒或含乙醇饮料。

2. 餐中或餐后服用本品，以减轻胃肠道反应。

3. 本品缓释制剂应整片吞服，不得嚼碎或掰开服用。

4. 本品应避免与碱性溶液或饮料同服。

5. 患者从使用其他药物改为本品时，通常不必过渡期，但如果原来使用的药物半衰期较长，则需在初始用药的 1~2 周内严密监测，谨防低血糖的发生。

6. 患者用药过程中如呕吐、腹泻明显，或出现皮疹等应立即停药并告知医师。

7. 患者如需要静脉注射碘化造影剂时应暂停用药。

8. 告知患者本品不可单用于 1 型糖尿病的治疗。

9. 告知患者用药期间应定期监测肝、肾功能、空腹血糖、尿糖、尿酮体，对存在维生素 B_{12} 摄入或吸收不足倾向者应每年监测血常规，每 2~3 年监测 1 次血清维生素 B_{12} 水平。

10. 本品可经乳汁分泌，故哺乳期妇女应权衡利弊，谨慎用药。

阿卡波糖
（Acarbose）

【适应证】用于 1 型糖尿病（与胰岛素合用，减少胰岛素用量，降低全天血糖波动）及经饮食控制、体育锻炼疗效不满意的 2 型糖尿病，还可降低糖耐量减低者的餐后血糖。

【用法用量】口服，剂量需个体化，起始剂量每次 50mg，每天 3 次，之后逐渐加量至每次 0.1g，每天 3 次，个别情况可加量至每次 0.2g，每天 3 次。

【操作要点】

1. 本品应由小剂量开始，酌情逐渐加量以减少不良反应。

2. 如患者坚持严格的糖尿病饮食仍有不适时，就不能再增加剂量，有时还需适当减少剂量。

【不良反应】　常见胃胀、腹胀、腹泻等，少见乏力、头晕、头痛、低血糖及皮肤过敏反应，极个别患者有血氨基转移酶升高的报道。

【应急措施】　出现低血糖时应给予葡萄糖纠正，进食或口服糖水效果较差。

【用药宣教】

1. 告知患者，本品应于用餐前整片吞服或与前几口食物一起咀嚼服用，如服药时间与进餐时间间隔过长，则药效较差，甚至无效。

2. 告知患者如服药过量，在之后的 4~6h 内不应进食碳水化合物，以免导致严重的胃肠胀气及腹泻。

3. 用药过程中如出现较严重的腹胀，应先减量服药并联系医师。

4. 用药期间应定期检查肝功能（前 6~12 个月注意氨基转移酶的变化）。

西格列汀

（Sitagliptin）

【适应证】　用于改善 2 型糖尿病患者的血糖控制。

【用法用量】

1. 口服，本品单药或与二甲双胍联合治疗的推荐剂量为 100mg，每天 1 次。

2. 肾功能不全

（1）轻度肾功能不全者（$CCr \geqslant 50ml/min$）　不必调整剂量。

（2）中度肾功能不全者（$30 \leqslant CCr < 50ml/min$）　剂量调整为每次 50mg，每天 1 次。

（3）重度肾功能不全者（CCr＜30ml/min）　剂量调整为每次 25mg，每天 1 次。

3. 透析患者　用法用量参见"重度肾功能不全"，服用本品不需考虑透析的时间。

【操作要点】由于需要根据患者肾功能调整剂量，故开始使用本品治疗之前建议对患者肾功能进行评估，之后也应进行定期评估。

【不良反应】可见低血糖、鼻咽炎、上呼吸道感染、头痛、恶心、腹痛及腹泻等，罕见胰腺炎、过敏反应、血管神经性水肿及剥脱性皮炎等。

【应急措施】一旦发生严重不良反应，应立即停药，通知医生及时救治。

【用药宣教】

1. 患者如出现持续、严重的腹痛（疑似胰腺炎），应停用本品和其他潜在的可疑药物。

2. 告知患者用药期间应定期监测肾功能。

胰岛素

（Insulin）

【适应证】

1. 用于 1 型糖尿病或继发于严重胰腺疾病的糖尿病。

2. 用于下列情况的糖尿病

（1）合并严重感染、外伤、大手术等严重应激情况或合并心、脑血管并发症、肾脏或视网膜病变者。

（2）糖尿病急性并发症（如酮症酸中毒、高血糖非酮症性高渗性昏迷等）或慢性并发症（如心脑血管并发症、肾脏或视网膜病变等）进展迅速、病情恶化。

（3）病程长的 2 型糖尿病，经合理饮食、体力活动和口服降糖药治疗效果不满意或失效者，以及具有口服降糖药禁忌者（如妊娠、哺乳等）。

（4）成年或老年糖尿病患者发病急、体重显著减轻伴明显消瘦者。

（5）肝、肾功能不全的糖尿病患者。

【用法用量】

1. 皮下注射　一般每天 3 次，必要时睡前可少量给药：①1 型糖尿病，每天 0.5～1U/kg，根据血糖测定结果调整用量；②2 型糖尿病，敏感者每天 5～10U，一般约为 20U，肥胖或对胰岛素敏感性较差者需要量可明显增加；③糖尿病（1 型、2 型）伴急性并发症，每 4～6h 注射 1 次，根据血糖值及病情变化调整剂量。

2. 静脉滴注　用于治疗糖尿病酮症酸中毒/糖尿病高渗性昏迷，持续静脉滴注 4～6U/h，根据病情变化调整剂量。

3. 肾功能不全者　建议肾小球滤过率为 10～50ml/min 时，减为常规剂量的 75%～95%，低于 10ml/min 时，减为 50%，尿毒症时可出现胰岛素耐药，因此应根据血糖水平调整用量。

【操作要点】

1. 胰岛素首次用药应从小剂量开始，并注意患者的状态，然后根据空腹及餐后血糖、尿糖、酮体、糖化血红蛋白等情况逐步调整用量，同时也应根据患者运动、饮食状态的改变而调整剂量。

2. 用药同时注意纠正电解质紊乱、酸中毒，同时注意集体对热量的需求。对于不能进食的患者，在静脉滴注含葡萄糖的溶液时应同时滴注胰岛素。

3. 有全身过敏反应但必须使用胰岛素治疗者，应进行脱敏治疗。

4. 高热、甲状腺功能亢进、肢端肥大症、严重感染或外伤、重大手术及糖尿病酮酸症中毒者需增加胰岛素用量。

5. 肝功能不全、恶心、呕吐、腹泻及甲状腺功能减退者应减少胰岛素用量。

【不良反应】剂量过大、未能及时进食或进行较剧烈的体力活动时容易引发低血糖（出汗、心悸、乏力、饥饿、头痛、颤抖及皮肤苍白等）甚至低血糖性昏迷，少见过敏反应、眼屈光失调（多为一过性）、注射部位脂肪萎缩（增生），偶见过敏性休克（可用肾上腺素抢救），罕见胰岛素耐药。

【应急措施】患者出现低血糖甚至低血糖性昏迷的先兆症状时应口服葡萄糖、进食糕点或糖水，如患者失去知觉，应肌内、皮下或静脉注射胰高血糖素（对胰高血糖素无反应者，给予静脉注射葡萄糖注射液），神志清醒后给予含糖物质口服。

【用药宣教】

1. 中等量以上的乙醇可增强胰岛素的降血糖作用，导致严重、持续的低血糖反应，在空腹或肝糖原储备较少时更易发生，故患者用药期间不宜大量饮酒或含乙醇的饮料。

2. 吸烟可降低胰岛素药效，正在使用胰岛素的吸烟者，突然戒烟时应告知医师，适当调整胰岛素的用量。

3. 告知患者，为降低血糖波动，防止低血糖的发生，除正常的早、中、晚三餐外，可在上午、下午及睡前酌情加餐，但注意不能增加每天总热量。

4. 告知患者，由于注射部位可出现红肿、皮下结节和皮下脂肪萎缩等反应，故需经常更换注射部位（上臂、大腿、臀部、腹部），以免影响吸收。

5. 告知患者，胰岛素皮下注射过程中应注意如下几点。

（1）患者可根据自身情况选择每天 2 次（早、晚餐前）、3次（三餐前）或 4 次（三餐前及睡前）皮下注射。

（2）注射剂量的大小顺序为：早餐前 > 晚餐前 > 中餐前 > 睡前。

（3）注射时间，中、晚餐前 15 ~ 30min 注射，早晨视病情而定，病情越重、空腹血糖越高者注射时间需提前，可在早餐前 45 ~ 60min 注射。

6. 用药期间应定期检查血糖、尿糖、肾功能、尿常规、视力、眼底、血压及心电图等，以了解糖尿病病情及并发症情况。

7. 本品不透过胎盘屏障，对胎儿无影响。

8. 哺乳期妇女用药对婴儿无危险，但可能需要减量服用。

9. 告知患者，如无条件监测血糖，至少应定期测量血糖，以便为调整剂量提供依据。

10. 用药后应观察有无局部或全身过敏反应。

11. 告知患者，使用过程中的本品可在室温（最高不超过25℃）、避免光照和受热的条件下最长保存4周，超过4周不得再用。

12. 告知患者，本品超过有效期后严禁使用。

重组人胰岛素
（Recombinant Human Insulin）

【适应证】1型糖尿病、2型糖尿病（合并感染、创伤、手术或妊娠，以及口服降糖药失效者）及糖尿病急性并发症（酮症酸中毒、高渗性昏迷等）的急救。

【用法用量】

1. 皮下注射　每天3次，餐前15～30min注射，必要时睡前可少量给药，给药剂量需个体化，具体如下：①1型糖尿病，每天0.5～1U/kg，根据血糖结果调整剂量；②2型糖尿病，每天总量个体差异大，一般为20U，敏感者每天5～10U，肥胖或对胰岛素不敏感者需要量可明显增加；③糖尿病伴急性并发症，每4～6h注射1次，根据病情变化调整剂量。

2. 静脉滴注　用于糖尿病酮症酸中毒或高渗性昏迷，剂量个体化，一般4～6U/h持续静脉滴注并根据血糖变化调整剂量。

3. 静脉注射　用于糖尿病酮症酸中毒或高渗性昏迷，剂量需个体化，一般首次静脉注射10U，同时肌内注射4～6U，之后肌内注射4～6U/h并根据血糖变化调整剂量，病情较重者可先静脉注射10U，再改为静脉滴注给药，当血糖低于13.9mmol/L时，应减少用量及注射频率。

4. 肌内注射　参见"静脉注射"。

【操作要点】

1. 本品不能用于持续皮下胰岛素注射。

2. 当使用其他胰岛素后出现变态反应、脂肪萎缩及胰岛素抵抗等不良反应时可换用本品。

3. 由使用动物胰岛素换用本品时，开始阶段宜减低本品常用剂量，之后根据血糖监测结果逐渐调整用量。

【应急措施】参见"胰岛素"。

【不良反应】与动物源性胰岛素相比，本品为人胰岛素，免疫原性较低，较少导致注射部位脂肪萎缩、局部过敏及胰岛素抵抗等。另外，本品引起的低血糖反应常发生于皮下注射后 8 ~ 12h，初次用药尤需注意，余参见"胰岛素"。

【用药宣教】

1. 注射时应将皮肤捏起，以免胰岛素误入肌肉，注射后 30min 必须进餐。

2. 告知患者胰岛素笔芯卡式瓶仅供个人单独使用；患者使用前必须检查笔芯是否完整，包括橡皮塞，如给药装置已经损坏则不得使用；插入针头注射前应上下轻轻倒动笔芯卡式瓶，直至胰岛素呈白色均匀混悬液；注射药液后针头应在皮下停留至少 6 秒，并压住笔芯按钮直至针头从皮肤拔出为止；使用笔芯完毕后必须除去针头，因温度改变可使溶液自瓶中流出，导致胰岛素浓度改变；使用该卡式笔芯药量不应超过色条码带，药液用完后不得自行填装后重新使用。

3. 开封后或携带备用时不可冷藏，不可在超过 25℃的环境中存放，同时本品应放于包装盒内，避光保存，避免过热和阳光照射。

4. 余参见"胰岛素"。

精蛋白锌胰岛素

（Insulin Zinc Protamine）

【适应证】用于治疗中、轻度糖尿病，重症需与胰岛素合用，有利于减少胰岛素注射次数，控制夜间高血糖。

【用法用量】皮下注射，初始剂量每次 4 ~ 8U，每天 1 次，于早餐前 30 ~ 60min 注射，之后根据患者具体情况调整剂量，一般每天极量为 10 ~ 20U。

【操作要点】

1. 本品作用缓慢，不能用于抢救糖尿病酮症酸中毒、高糖高渗性昏迷患者。

2. 本品不能用于静脉注射，注射器消毒时不宜用碱性物质。

【不良反应】参见"胰岛素"，低血糖反应常发生于皮下注射后 8 ~ 12h。

【应急措施】参见"胰岛素"。

【用药宣教】

1. 告知患者本品需严格遵医嘱用药。

2. 告知患者本品静置后分为两层，需摇匀后使用，但注意不能用力摇动以免出现气泡，只有在溶液澄清、无色、无可见的固体颗粒（看起来像水）时，方可使用。

3. 针头严禁重复使用，使用过的针头应该进行处理，针头和笔式注射器严禁与他人合用，药液瓶可连续使用直至用尽，之后再进行处理。

4. 注射时应谨慎，以确保不致刺穿血管，注射完毕后不能揉搓注射部位。

5. 告知患者，本品超过有效期后严禁使用。

6. 其他内容参见"胰岛素"

甘精胰岛素

（Insulin Glargine）

【适应证】用于需用胰岛素治疗的糖尿病。

【用法用量】

1. 皮下注射，每天 1 次，采用预装式注射装置调整剂量的幅度为 2IU，单次注射的极量为 40IU；本品给药剂量应因人而异，2 型糖尿病患者也可将甘精胰岛素和口服降糖药物一起使用。

2. 肝、肾功能不全者酌情减量服用。

3. 从其他胰岛素治疗改为本品治疗者，用法用量如下。

（1）从其他中效或长效胰岛素的治疗方案改为甘精胰岛素的治疗方案时，可能需改变基础胰岛素的剂量并调整其他同时使用的治疗糖尿病的药物剂量。

（2）为了减少夜间和清晨发生低血糖的危险性，将原来采用每天 2 次注射 NPH 胰岛素的患者，改为每天 1 次注射本品的治疗方案时，在变更治疗的第 1 周，其每天基础胰岛素的用量应减少 20% ~ 30%。在第 1 周减少基础胰岛素用量期间，有些患者可能需在进食时代偿性地加用胰岛素，此后的治疗方案应因人而异。

（3）因有抗人胰岛素抗体而用大剂量胰岛素的患者，和其他胰岛素类似物一样，改用甘精胰岛素后可能对胰岛素反应会增加，换用及开始使用本品的最初几周，应密切监测代谢变化，随着代谢控制的改善以及胰岛素敏感性的增加，可能需进一步调整剂量方案。如果患者的体重或生活方式有改变，或出现容易发生低血糖或高血糖的情况，也需调整剂量及时间。

【操作要点】

1. 本品与其他胰岛素或稀释液禁止混合，混合或稀释会改变其时间（作用）特性，造成沉淀。

2. 糖尿病酮症酸中毒者不能使用本品治疗。

【不良反应】【应急措施】参见"胰岛素"。

【用药宣教】

1. 告知患者，本品属长效胰岛素类似物，每天应于固定时间皮下注射给药。

2. 告知患者本品严禁静脉注射，否则可导致严重低血糖。

3. 患者不得擅自换用胰岛素，更改胰岛素治疗必须在医师指导下进行。

4. 预装式注射装置仅供个人单用，首次使用前须将其置于室温中 $1 \sim 2h$，注射前应排出药筒中的小气泡，并安装新针头，须确保针头固定，否则可引起针头折断或注射液外溢而导致剂量不准。

5. 使用本品后可能出现高血糖或低血糖，造成视力障碍，降低注意力及反应能力，故驾驶、操作机械及高空作业患者用药需谨慎。

6. 本品正在使用的注射装置不能于冰箱内储存。

7. 余参见"胰岛素"。

门冬胰岛素

（Insulin Aspart）

【适应证】用于需用胰岛素治疗的糖尿病。

【用法用量】

1. 由于起效快，应在餐前即时皮下注射。除剂量个体化外，还应配合中效或长效胰岛素使用，至少每天 1 次。

2. 胰岛素需求量一般为 0.5～1.0U/(kg·d)，其中 2/3 用量是餐时胰岛素，1/3 为基础胰岛素。在监测血糖水平情况下，调整适合的用量。由于皮下注射本品后 10～20min 即可起效，因此，给药后必须进食，否则，易致低血糖。

【操作要点】由于皮下注射本品后 10～20min 即可起效，因此，给药后必须进食，否则，易致低血糖。

【不良反应】【应急措施】参见"胰岛素"。

【用药宣教】

1. 本品一旦开始使用，不可再存放于冰箱中保存，应在 30℃以下贮藏，避免直接光照和过热。如果发现本品已被冰冻，则不得使用。

2. 笔芯一旦开始使用，最多可使用 28d，即使 28 天后可能还有剩余药物，也必须扔掉。

3. 患者换用另一种类型或品牌的胰岛素应当在严格的医疗监督下进行。胰岛素效价、品牌（生产商）、类型（普通、低精蛋白锌胰岛素、长效胰岛素等）、种系（动物、人、人胰岛素类似物）和（或）生产方法（重组 DNA 来源还是动物来源胰岛素）的改变可能导致所需剂量的改变。

4. 从动物来源的胰岛素换用本品后出现低血糖反应的早期预兆不太明显，或者不同于他们以前所用胰岛素出现的低血糖预兆。未纠止的低血糖反应或高血糖反应会引起意识丧失、昏迷或死亡。

5. 用药剂量不足或者停药，特别是对于胰岛素依赖的糖尿病患者，可能导致高血糖和糖尿病酮症酸中毒，甚至可能会导致死亡。

6. 有肾功能损害时对胰岛素的需要量可能会减少。肝功能损害的患者由于糖异生能力降低、胰岛素分解减少，胰岛素的需要量可能会减少。但是，慢性肝功能不全的患者中，胰岛素抵抗增加可能导致胰岛素的需要量增加。

如果患者的体力活动增加或者其日常饮食发生改变，可能需要调整本品的剂量。餐后立即运动可能会增加低血糖的危险性。速效胰岛素类似物的药效学表现之一是，如果发生低血糖，注射后发生低血糖的时间比注射人胰岛素后出现低血糖的时间早。

三、妊娠合并心脏病用药

据统计，国内大约有 0.5% 的孕妇合并有心脏疾患。正常妊娠时，心脏会发生一定的生理变化，在某些情况下，这些改变可能被误诊为心脏异常。

（一）妊娠时心血管系统的生理改变

1. 血容量增加　红细胞总数在妊娠时可增加 20% ~30%，血浆增加 30% ~50%，由于血浆增加相对较多，可出现生理性贫血。

2. 血流动力学改变　由于外周血管阻力降低，血压可轻度下降。心输出量增加，在 32 周时心输出量达到峰值，并维持在高于平常 30% ~35% 水平。妊娠后期，心输出量受体位影响明显，子宫增大使肢体静脉回流受限，可引起低血压。在宫缩发作和分娩时，由于子宫收缩，大约 300 ~500ml 血液进入母体血循环，心输出量增加、血压升高，心率亦增快。产后数日内，组织内过多的水分和子宫窦内血液回到体循环，血容量仍高于正常，而且持续 4 ~6 周。血流动力学的改变使心脏处于高负荷状态。

3. 心肌氧耗量增加　由于胎儿的需要，妊娠时氧耗量增加，至分娩时可达妊娠前 130% 左右。

（二）妊娠合并心脏病的临床表现

1. 心力衰竭　在心脏病孕妇中常见，为主要死因。由于心脏病孕妇不能承受妊娠所增加的心脏负荷，使心功能恶化，从而出现明显心力衰竭。其严重程度与心脏疾病本身的类型、孕妇年龄、胎次和其他诱发因素（如感染、劳累、心律失常以及输液、输血过多、过快等）有关。

2. 心律失常　由于心脏疾病本身所致的心肌病变，加上妊娠后内分泌变化所致的心肌应激性增高及心肌收缩力增强等，使心脏容易发生各种心律失常，严重时甚至可出现室性心动过速。

3. 血栓栓塞　妊娠时凝血因子增多及纤溶系统受到抑制而使血液处于高凝状态。长期卧床，或伴有房颤等心律失常的孕妇，容易出现血栓形成，血栓脱落后可栓塞血管，造成严重后果。

4. 感染性心内膜炎　妊娠和分娩都容易合并泌尿生殖道感染，如孕妇合并有瓣膜疾病，则可能发生感染性心内膜炎。

5. 其他　如主动脉夹层动脉瘤、围生期心肌病等。

(三) 心脏功能分级

心脏病对妊娠和分娩的影响程度与心脏代偿功能有关，代偿功能的判定系根据日常体力活动时的耐受力为标准，分为四级。

第一级：一般体力活动时无心脏功能不全表现。

第二级：一般体力活动略受限制，休息时正常，在日常体力活动后有疲乏无力、心慌气短等表现。

第三级：一般体力活动明显受限，操作少于日常体力活动时即出现明显症状。以往有过心力衰竭史，均属此级。

第四级：休息时仍有心脏功能不全表现。

心脏代偿功能在三级以上者，常突然发生严重心力衰竭，因此，早期诊断和处理极为重要。心力衰竭的早期表现为轻微活动即有心慌、胸闷、气短，脉搏在 110 次/分以上，呼吸在 24 次/分以上及肺底部可听到少量持续性湿啰音等；较严重时表现为咳嗽、咯血及粉红色泡沫样痰（其内可找到心力衰竭细胞）、唇面发绀、颈静脉怒张、下肢明显浮肿、静卧休息时呼吸脉搏仍快、肺底部有持续性湿啰音及肝脾肿大、压痛等；最严重时表现为端坐呼吸、口周颜面发绀严重、心动过速或心房纤颤等。

(四) 处理

1. 做好计划生育宣传的工作，对患有心脏病的妇女，应注意避孕，并对已有子女者动员行绝育术。

2. 凡有以下情况者，应终止妊娠。

（1）心脏病较重，代偿功能在三级以上者。

（2）既往妊娠有心力衰竭病史或妊娠早期即发生心力衰竭者。

（3）风湿性心脏病有中、重度二尖瓣病变伴有肺动脉高压者或发绀型先心病。

（4）患有活动性风湿热、亚急性细菌性心内膜炎、严重的心律失常者。

（5）严重的先天性心脏病及心肌炎。

（五）药物治疗原则

1. 尽量避免不必要的用药。

2. 不要延误用药。

3. 尽量避免孕早期用药。

4. 在不影响治疗效果的前提下，尽量选用对胎儿影响小的药物。

5. 老药、新药同样有效的情况下选老药。

硝酸甘油

（Nitroglycerin）

【适应证】用于冠心病、心绞痛的治疗及预防。

【用法用量】

1. 口服　舌下含服，每次 0.25～0.5mg，每 5min 可重复 1 次，直至疼痛缓解，如 15min 内含服 3 片后症状仍未缓解，应立即就医；在活动或大便之前 5～10min 预防性使用，可避免诱发心绞痛。

2. 静脉滴注　用 5% 葡萄糖注射液或 0.9% 氯化钠注射液稀释，开始剂量为 25μg/min 或更高，推荐滴速不超过 40μg/min，滴注过程中注意监测血流动力学参数。

3. 喷雾剂　初始剂量 1～2 喷，效果不佳可在 10min 内重复同样剂量。

【操作要点】本品注射液应以适宜溶剂稀释混匀后静脉滴注，不得直接静脉注射且不得与其他药物混合，盛装本品应采用玻璃输液瓶，静脉给药时需避光。

【不良反应】用药后可出现持续性的剧烈头痛、低血压及面部潮红等。

【应急措施】药物过量，出现低血压时应抬高两腿，以利静脉血液回流，如仍不能纠正，可加用 α–受体激动剂（不得使用肾上腺素），如血中存在变性血红蛋白，应给予高流量氧吸入，重症可静脉注射亚甲蓝。

【用药宣教】

1. 告知患者，用药期间中度或过量饮酒可致血压过低，应谨慎。

2. 告知患者，为避免药物出现耐药性，应服用能缓解症状的最小剂量，大剂量服药时应减少给药次数，多次给药时选用短效制剂，使用贴剂时应保证一定时间的无药间期。

3. 为缓解心绞痛发作，宜使用口腔喷雾剂或舌下含服片剂。

4. 长期或大量用药后需停药时应逐渐减量，以防出现撤药反应，使症状加重。

5. 告知患者，本品片剂必须舌下含服，不可吞服，舌下含服时患者尽可能取坐位，以免因头晕而摔倒，初次含服本品者可酌减半量，以减轻不良反应。

6. 舌下黏膜明显干燥者应先用水润湿黏膜后给药，以免药物无法起效。

7. 患者舌下含服应有麻刺烧灼感或头部胀感，如无上述感觉，表明药片失效。

8. 使用喷雾剂前不得摇动，如喷射不出，可将阀门活动一下或拉上即可使用，使用时应屏住呼吸，喷于舌下，切勿吞咽或将药物吸入，每次间隔约 30 秒，瓶身切勿受热，避免撞击，勿将药物喷向火焰或灼热表面。

10. 用药期间如出现视物模糊、口干及剧烈头痛等，应停药。

11. 老年人对本品敏感性更高，更易发生不良反应，应谨慎用药。

12. 服用本品可致尿儿茶酚胺与尿香草杏仁酸值显著升高，应注意。

13. 用药过程中应注意监测血压及心功能。

14. 本品可能引起反应迟缓，影响患者驾驶、操作机械或高空作业。

硝酸异山梨酯
（Isosorbide Dinitrate）

【适应证】【不良反应】【操作要点】【应急措施】【用药宣教】参见"硝酸甘油"。

【用法用量】

1. 预防心绞痛　口服，每次 5～10mg，每天 2～3 次，每天总量 10～30mg，需个体化调整剂量。

2. 缓解心绞痛　舌下含服，每次 5mg。

3. 治疗心绞痛　口服，每次 5～10mg，每天 3～4 次，可增至 20～40mg，每 6h 一次。

单硝酸异山梨酯
（Isosorbide Mononitrate）

【适应证】【操作要点】【不良反应】【应急措施】【用药宣教】参见"硝酸甘油"。

【用法用量】

1. 普通片剂　口服，每次 10～20mg，每天 2～3 次，严重者可用至每次 40mg，每天 2～3 次，餐后服。

2. 缓释片剂　每次 40～60mg，每天 1 次，早餐后服。

3. 静脉滴注　临用前加 0.9% 氯化钠注射液或 5% 葡萄糖注射液溶解并稀释后静脉滴注。药物剂量可根据患者的反应调整，一般有效剂量为每小时 2～7mg。开始给药速度为 60μg/min，一般速度为 60～120μg/min，每天 1 次，10 天为一疗程。

多巴酚丁胺
（Dobutamine）

【适应证】用于器质性心脏病时心肌收缩力下降引起的心力衰竭也用于心脏外科手术后所致的低排血量综合征，作为短期支持治疗。

【用法用量】静脉滴注，将本品以5%葡萄糖注射液或0.9%氯化钠注射液稀释后，以2.5~10μg/（kg·min）滴速给药，极量为15μg/（kg·min），低于此剂量时，心率及周围血管阻力基本无变化，但仍需注意过大剂量可能加速心率并产生心律失常。

【操作要点】

1. 本品存在交叉过敏反应，对其他拟交感药物过敏者对本品也可能敏感。

2. 本品不宜与碳酸氢钠等碱性溶液及其他含有焦亚硫酸钠的制剂配伍。

3. 本品配好的溶液必须于24h内使用，药液可能会变为浅红色，且颜色会随时间而加深，但在贮存期内对药效无明显影响。

4. 本品半衰期短，必须以连续静脉滴注的方式给药，但不必给予负荷剂量或大剂量快速注射。

5. 药液浓度不得超过5mg/ml，用药前应先补充血容量，停药时应逐渐减量。

【不良反应】可有心悸、恶心、头痛、胸痛及气短等，如出现剂量相关性收缩压升高（多数10~20mmHg，少数50mmHg甚至更高）及心率增快（多数增加5~10次/分，少数30次/分）者，应减量或暂停用药。

【应急措施】药物过量时，立即停药，给予气管插管并迅速采取复苏措施，给予普萘洛尔或利多卡因控制严重的快速性室性心律失常，出现高血压时应减小剂量或停止治疗，密切监测患者生命体征、血气分析及血清电解质等，如药物通过胃肠道吸收，给予活性炭，且在一定时间内重复给药。

【用药宣教】用药期间应定时或连续监测心电图、血压、心率、心律、心排血量及血清钾浓度，必要或可能时监测肺动脉楔压。

利多卡因

（Lidocaine）

【适应证】本品可用于急性心肌梗死后室性期前收缩及室性

心动过速，亦可用于洋地黄类中毒、心脏外科手术及心导管引起的室性心律失常。对室上性心律失常通常无效。

【用法用量】

1. 常用量 静脉给药 1h 内最大负荷量为 4.5mg/kg（或 300mg），最大维持量为 4mg/min。以 5% 葡萄糖注射液配成 1～4mg/ml 药液滴注或用输液泵给药。

（1）静脉注射 以 1～1.5mg/kg（一般为 50～100mg）作为首次负荷量静脉注射 2～3min，必要时每 5min 重复 1～2 次。

（2）静脉滴注 给予负荷剂量后，可以 1～4mg/min 或 0.015～0.03mg/（kg·min）的速度静脉滴注。

（3）肌内注射 已少用，剂量为 4～5mg/kg，60～90min 可重复 1 次。

2. 特殊人群 肝、肾功能不全者、老年人（大于 70 岁）、心力衰竭、心源性休克及肝血流量减少者以 0.5～1mg/min 的速度静脉滴注。

【操作要点】

1. 非静脉给药时，应防止误入血管，并注意中毒症状的诊治。

2. 本品与下列药物存在配伍禁忌，如苯巴比妥、硫喷妥钠、硝普钠、甘露醇、两性霉素 B、氨苄西林、磺胺嘧啶。

3. 为了能较快达到有效浓度，宜用负荷剂量加静脉维持量，如首次负荷量后 5min 不能达到理想疗效，可再用初始剂量的 1/3～1/2。

4. 心或肝功能不全者如需长期静脉滴注，应减慢滴注速度，以免超量。

5. 静脉给药的同时监测心电图，并备有抢救设备。如出现 P－R 间期延长或 QRS 波增宽，出现其他心律失常或原有心律失常加重者应立即停药。

6. 静脉滴注一般以 5% 葡萄糖注射液配成 1～4mg/ml 药液滴注或用输液泵给药。

【不良反应】

1. 可见头晕、恶心、呕吐、倦怠、感觉异常、惊厥、神志不清及呼吸抑制。

2. 大剂量可见严重窦性心动过缓、心脏停搏、严重房室传导阻滞及心肌收缩力减低。

3. 少有红斑样皮疹及血管神经性水肿等，严重者可致呼吸停止。

【应急措施】

1. 一旦发生严重不良反应，应立即停药，通知医生及时救治。

2. 如发生惊厥，静脉注射地西泮、短效巴比妥制剂或短效肌肉松弛药。

3. 如出现窦性心动过缓、心脏停搏、严重房室传导阻滞及心肌收缩力减低，可用阿托品、异丙肾上腺素或起搏器治疗。

4. 如出现血压下降，给予吸氧、纠正酸中毒及升压药，保持气道通畅。

【用药宣教】 用药前后及用药期间应定期监测血压、血清电解质、血药浓度及心电图。

美西律

（Mexiletine）

【适应证】 口服用于慢性室性心律失常，如室性期前收缩、室性心动过速。静脉给药用于急性室性心律失常，如持续性室性心动过速。应避免用于无症状的室性早搏。

【用法用量】

1. 口服 首次 200～300mg，必要时 2h 后再服 100～200mg。一般维持量每天约 400～800mg，分 3～4 次服。极量为每天 1200mg，分次口服。

2. 静脉注射 开始量 100mg，加入 5% 葡萄糖注射液 20ml 中，缓慢静脉注射 3～5min。如无效，可在 5～10min 后再给 50～100mg，以 1.5～2mg/min 的速度静脉滴注 3～4h 后将滴速减至 0.75～1mg/min，并维持 24～48h。

【操作要点】

1. 静脉给药时神经系统不良反应大，故仅用于其他药物抢救无效者，且应密切监测心电图及血压。

2. 如心电图 P - R 间期延长、QRS 波群增宽、出现其他心律失常或原有心律失常加剧，均应立即停药。

【不良反应】

1. 常见恶心、呕吐、头晕、震颤、共济失调、眼球震颤、嗜睡、昏迷、复视、精神失常及失眠等。

2. 少见窦性心动过缓、窦性停搏。偶见胸痛、室性心动过速、低血压、心力衰竭加剧及心房颤动等。

3. 其他：皮疹、肝功能异常，罕见肺纤维化、白细胞及血小板减少。

【应急措施】药物过量，可出现恶心、低血压、窦性心动过缓、感觉异常、癫痫发作、间歇性左束支传导阻滞和心搏骤停。应酸化尿液，促进药物排泄。如出现低血压或心动过缓，可给予阿托品。必要时给予升压药、抗惊厥药或经静脉心脏起搏。

【用药宣教】

1. 建议本品与食物或抗酸药（碳酸氢钠、氢氧化铝及碳酸钙等）同服。

2. 换用其他抗心律失常药物前，应停用本品至少 12h 以上。

3. 用药期间应定期检查心电图、血压及血药浓度。

普罗帕酮
（Propafenone）

【适应证】

1. 口服用于有症状的室上性心动过速，如房室交界性心动过速、WPW 综合征合并室上性心动过速、阵发性心房颤动及经内科医师判断需要治疗或致命的重症室性心动过速。

2. 静脉给药用于阵发性室性心动过速、阵发性室上性心动过速及预激综合征伴室上性心动过速、心房扑动或心房颤动的预防，也可用于各种期前收缩的治疗。

【用法用量】

1. 口服　治疗量每天 300～900mg，分 4～6 次服，维持量每天 300 ~ 600mg，分 2 ~ 4 次服。极量每天 900mg，分次服用。

2. 静脉给药　常用量为 1 ~ 1.5mg/kg 或以 70mg 加入 5% 葡萄糖注射液稀释，于 10min 内缓慢注射，必要时 10 ~ 20min 重复每次，总量不超过 210mg。静脉注射起效后改为静脉滴注，滴速 0.5 ~ 1.0mg/min 或口服维持。

【操作要点】

1. 静脉给药需严密监测心率、血压及心电图，当心率小于 50 次/分，血压下降、新出现各种传导阻滞或原有阻滞加重或发生新的心律失常等应立即停药

2. 本品可能对起搏器阈值有影响，故用药期间应注意监测及调试起搏器。

【不良反应】

1. 常见直立性低血压、直立性低血压、胸痛、使原有的心律失常恶化、引起新的心律失常、损害心脏功能、心搏骤停、诱发心动过缓、传导障碍成心动过速（如发展为室性心动过速）、食欲下降、恶心、干呕、腹胀、便秘、腹痛、口干、口苦、嘴麻、厌食、视物模糊、晕厥、感觉异常、头晕及发热等。

2. 不常见胆汁淤积、血清转氨酶升高、黄疸、肝炎、呼吸窘迫、红斑、瘙痒、皮疹、荨麻疹、疲劳、焦虑、意识模糊、噩梦、睡眠障碍及共济失调等

3. 少见心室扑动、心室颤动、性功能减退、精子数量下降、白细胞减少、粒细胞减少、血小板减少、抗核抗体计数增加及狼疮样综合征等，罕见惊厥。

4. 药物过量可见低血压、嗜睡、心动过缓、房内和室内传导阻滞，偶尔发生抽搐或严重室性心律失常。

【应急措施】

1. 如发生严重心动过缓，应立即停药，静脉给予阿托品或异丙肾上腺素，必要时起搏治疗。

2. 如出现低血压，应给予升压药、异丙肾上腺素等。

3. 药物过量时给予对症及支持治疗，采用除颤及滴注多巴胺、异丙肾上腺素以控制心律及血压，静脉给予地西泮以控制惊厥，机械辅助呼吸和胸外心脏按压。

【用药宣教】

1. 由于本品味苦，可致口舌发麻，故应在饭后用水整片吞服。

2. 使用时宜从小剂量开始，逐渐加量。

3. 需换用其他抗心律失常药物时应先停用本品 1 天。反之，其他抗心律失常药至少停用一个半衰期，再换用本药。严重急性心律失常可遵医嘱酌情缩短停用时间。

4. 用药期间应定期检查心电图、血压、心功能及血药浓度测定。

5. 服用本品可能影响驾驶、操作机械及危险环境中安全工作的能力，故用药期间应避免上述行为。

艾司洛尔

（Esmolol）

【适应证】用于心房颤动、心房扑动或窦性心动过速的心率控制。

【用法用量】使用本品前先用 5% 葡萄糖注射液、5% 葡萄糖氯化钠注射液、0.9% 氯化钠注射液及林格液稀释。

1. 控制心房颤动、心房扑动的心室率 以负荷量 $0.5mg/(kg \cdot min)$ 静脉注射约 1min，继以 $0.05mg/(kg \cdot min)$ 静脉滴注维持 4min，达到预期疗效即可继续维持治疗。若疗效较差，可再次给予负荷量，之后并将维持量以 $0.05mg/(kg \cdot min)$ 的幅度递增。极量为 $0.3mg/(kg \cdot min)$，但 $0.2mg/(kg \cdot min)$ 以上的剂量并未显示能带来更好的疗效。

2. 心动过速 即刻控制剂量为 1mg/kg，在 30s 内静脉注射，继之以 $0.15mg/(kg \cdot min)$ 静脉滴注，最大维持量为 $0.3mg/(kg \cdot min)$。逐渐控制剂量同室上性心动过速的治疗。

【操作要点】

1. 高浓度给药（>10mg/ml）会造成严重的静脉反应（包括血栓性静脉炎），20mg/ml 的浓度溢出血管外可造成严重的局部反应，甚至引起皮肤坏死，故药液浓度一般不宜大于 10mg/ml，且应尽量通过大静脉给药。

2. 本品不得使用碳酸氢钠注射液配制。

3. 必须严格控制输液速度，最好采用定量输液泵。

4. 静脉给药时可能需要大量液体，故储备心力降低者应注意。

5. 血压偏低者用药过程应严密监测，当出现低血压时，减少最终维持量。

6. 虽本品无类似普萘洛尔的撤药症状，但仍需谨慎，减量方法如下。

（1）心率控制及病情稳定后，改用其他抗心律失常药（如普萘洛尔、地高辛、维拉帕米）。

（2）第 1 剂替代药物给药 30min 后，本品的滴注速度降低一半。

（3）给予第 2 剂替代药物后监测患者反应，如于 1h 内达到控制效果，可停用本品。

【不良反应】

1. 发生率≥1%的不良反应有低血压、注射部位反应（包括炎症、不耐受、恶心、眩晕、嗜睡）、外周缺血、神志不清、头痛、易激惹、乏力及呕吐等。

2. 发生率＜1%的不良反应有偏瘫、抑郁、思维异常、焦虑、食欲缺乏、轻度头痛、癫痫发作、气管痉挛、打鼾、呼吸困难、鼻充血、消化不良、便秘、口干、腹部不适、味觉倒错、注射部位水肿、红斑、皮肤褪色、烧灼感、血栓性静脉炎、外渗性皮肤坏死、尿潴留、语言障碍、视觉异常、寒战及发热等。

3. 药物过量可出现心脏停搏、心动过缓、低血压、电机械分离、意识丧失。每次用量达 12~50mg/kg 时即可致命。

【应急措施】药物过量，本品半衰期短，故首先应立即停药，观察临床效果。心动过缓时可静脉给予阿托品或其他的抗胆碱药；支气管痉挛时静脉给予 β_2 - 受体激动剂和（或）茶碱衍生物治疗；心力衰竭可静脉给予利尿剂和（或）洋地黄苷类治疗；因心脏收缩不足引起的休克可给予多巴胺、多巴酚丁胺、异丙肾上腺素；有症状的低血压则采取静脉输液和（或）收缩血管药物治疗。

【用药宣教】

1. 本品临床作用快而强，故初始剂量宜低。

2. 用药期间需监测血压、心率、心功能变化。

索他洛尔

（Sotalol）

【适应证】用于心律失常（包括危及生命的室性心动过速，症状性非持续性快速型心律失常和症状性室性期前收缩，心房颤动或心房扑动，儿茶酚胺过多以及儿茶酚胺敏感性增高引起的心律失常，心脏手术后阵发性房性心动过速、阵发性心房颤动、阵发性房室结折返性心动过速以及阵发性房室旁路折返性心动过速的预防）。

【用法用量】

1. 常用量　口服，推荐起始剂量为每天 160mg，分 2 次服用，每次间隔约 12h，如必要，经评估后剂量可增至每天 240 ~ 320mg。对于某些伴有危及生命的顽固的室性心律失常者，需要的剂量可高达每天 480 ~ 640mg，但必须权衡利弊后使用。极量为每天 640mg。

2. 肾功能不全者　调整给药间隔。CCr > 60ml/min 者，给药间隔 12h；30 ~ 59ml/min 者，间隔 24h；10 ~ 29ml/min 者，间隔 36 ~ 48h；10ml/min 以下者，实施个体化给药剂量。

【操作要点】

1. 为尽量减少诱导心律失常的风险，患者开始用药或重新服用本品时应在观察室中至少监测 3 天。

2. 用药初期及调整剂量时要求具备心肺复苏设施，并能进行持续的心电监护及 CCr 的测定，服用维持剂量的本品也至少应持续监护 3 天，经过电转复律或药物复律后 12h 内，不允许患者出院。

【不良反应】

1. 与 β - 受体拮抗药作用相关的不良反应有心动过缓、低血压、支气管痉挛、乏力、气短、眩晕、恶心、呕吐及皮疹等。

2. 严重不良反应为心律失常，可表现为原有心律失常加重或出现新的心律失常，严重时可出现扭转性室性心动过速、多源性室性心动过速及心室颤动等。

3. 药物过量，可见血压下降、心动过缓、Q－T间期延长及严重致命性心律失常等。

【应急措施】

1. 一旦发生严重不良反应，应立即停药，通知医生及时救治。

2. 药物过量时，立即停药并观察患者情况，必要时配合下列治疗手段。

（1）心动过缓　使用阿托品、异丙肾上腺素或经静脉心脏起搏。

（2）支气管痉挛　使用 β_2 －受体激动剂、茶碱衍生物治疗。

（3）二至三度房室传导阻滞　经静脉心脏起搏。

（4）尖端扭转型室性心动过速　进行直流电复律，经静脉心脏起搏，给予肾上腺素及硫酸镁等。

【用药宣教】

1. 由于个体差异大，故本品宜从小剂量开始逐渐加量。

2. 与呋塞米、托拉塞米、氢氯噻嗪等利尿药合用时，应注意补钾。

3. 心房颤动患者应遵医嘱，同时进行抗凝治疗。

4. 用药前应检查电解质，低血钾及低血镁者应纠正后再使用本品治疗。对于长期腹泻或同时服用利尿药者尤其需要注意。

5. 用药过程中需定期监测心电图（每次用药后监测Q－T间期2~4h）、血压、电解质及肾功能，条件允许的情况下还应监测血药浓度。

6. 本品所致严重心律失常多发生于最初用药的8天或调整剂量后3天，故患者应住院观察。

7. 将其他抗心律失常药换成本药时，应在严密监测下将以前所用药物逐渐减量至停药，至少2~3个半衰期后再使用本品。从胺碘酮转为本品使用时，须待Q－T间期恢复正常后再给予本品。

8. 不可骤然停药，宜在 1~2 周内逐渐减量。

胺碘酮

（Amiodarone）

【适应证】用于以下心律失常，尤其合并器质性心脏病的患者（冠状动脉供血不足及心力衰竭）：房性心律失常（心房扑动，心房纤颤转律和转律后窦性心律的维持）、结性心律失常、室性心律失常（治疗危及生命的室性期前收缩和室性心动过速以及室性心律过速或心室纤颤的预防）、伴 WPW 综合征的心律失常。注射液还可用于体外电除颤无效的室颤相关心脏停搏的心肺复苏。

【用法用量】

1. 口服　负荷量每天 600mg，可以连续应用 8~10 天。维持量宜应用最小有效剂量。根据个体反应，可给予每天 100~400mg。由于本品的延长治疗作用，可给予隔日 200mg 或每天 100mg。已有推荐每周停药 2 日的间歇性治疗方法。

2. 静脉滴注

（1）第一个 24h 内　先给予负荷量滴注，将 3ml 本品注射液溶于 100ml 葡萄糖注射液中配制而成的药液（浓度 1.5mg/ml）以 15mg/min 的滴速滴注 10min。随后 6h 内以 1mg/min 的速度滴注将 18ml 本品注射液溶于 500ml 5% 葡萄糖注射液中配制而成的药液。剩余 18h 内给药 540mg，此时滴速减至 0.5mg/min。

（2）第一个 24h 后　维持滴注速度 0.5mg/min（720mg/24h），浓度在 1~6mg/ml（浓度超过 2mg/ml，需通过中央静脉导管给药），持续滴注。当发生室颤或血流动力学不稳定的室速，可追加 150mg，溶于 100ml 的葡萄糖注射液中给药，追加的药液需给药 10min 以减少低血压的发生。维持量的滴速度可以增加以有效抑制心律失常。

3. 静脉注射　用于体外电除颤无效的室颤相关心脏停搏的心肺复苏。根据给药途径和该适应证的应用状况，如果能够立刻获得，则推荐使用中心静脉导管，否则需使用最大的外周静脉并以最高的流速通过外周静脉途径给药。初始剂量为 300mg（或 5mg/kg），稀释于 20ml 的 5% 葡萄糖注射液中并快速注射。如果室颤持续存在，需考虑静脉途径追加 150mg（或 2.5mg/kg）。

【操作要点】

1. 静脉给药应于不宜口服给药时使用。

2. 本品必须以 5% 葡萄糖注射液配制，不得向所配药液中加入任何其他制剂。

3. 静脉注射要点

（1）静脉注射仅用于体外电除颤无效的室颤相关心脏停搏的心肺复苏等紧急情况下，且应在持续监护（心电图，血压）下使用，推荐在重症监护室中应用。

（2）本品注射时间应至少超过 3min。首次注射后的 15min 内不可重复进行静脉注射，即使随后剂量仅为 150mg。

（3）每次静脉注射完毕后可在原位注射少量 0.9% 氯化钠注射液以减轻刺激，或采用中心静脉给药。

4. 静脉滴注的操作要点

（1）500ml 中少于 2 安瓿注射液的浓度不宜使用，且应尽量通过中心静脉途径给药。

（2）本品注射液溶于 5% 葡萄糖注射液中，浓度超过 3mg/ml 时，会增加外周静脉炎的发生，浓度低于 2.5mg/ml，出现上述情况较少。所以静脉滴注超过 1h，本品浓度不应超过 2mg/ml，除非使用中央静脉导管。

（3）本品第一个 24h 的给药剂量可以根据患者个体化给药。然而初始滴注速度不得超过 30mg/min，以 0.5mg/min 的滴速做维持滴注不应超过 3 周。

5. 在应用 PVC 材料或器材时，本品可使酞酸二乙酯（DE-HP）释放到溶液中，为了减少患者接触 DEHP，建议应用不含 DEHP 的 PVC 或玻璃器具，于应用前临时配制和稀释本品注射液。

6. 由于本品药效个体差异较大，需要给予负荷剂量来抑制危及生命的心律失常，同时进行精确的剂量调整。

7. 治疗持续 6 个月之后出现的血清转氨酶水平升高，即使为中度，也应该考虑诊断慢性肝损。

8. 本品可改变心电图（包括 Q – T 间期延长），这反映了复极化的延长，可伴 U 波，这是达到治疗浓度的征象，而不是毒性效应。

9. 如果出现二度或三度房室传导阻滞、窦房传导阻滞或双束支阻滞，则应该暂停治疗。如果出现一度房室传导阻滞，那么需要加强监护。

10. 尤其在长期使用抗心律失常药物时，有心室除颤阈值和（或）起搏器起搏阈值或植入式心律转复除颤器除颤阈值升高的报道。潜在地影响了上述治疗。因此推荐在使用本品治疗前和治疗中再次确认植入设备的作用。

11. 在给药之前，应该纠正低钾血症。

12. 用药期间可出现房室传导阻滞或原有阻滞加重，若出现该现象而又必须用药者，可安置永久性心脏起搏器。

【不良反应】

1. 非常常见恶心、角膜微沉淀、光敏反应、转氨酶出现中等的孤立性增高（正常值的 1.5～3 倍）、恶心、呕吐及味觉障碍等。一般停药后可恢复。

2. 常见皮肤色素沉着、甲状腺功能减退、很少具有症状的甲状腺功能亢进、甲状腺毒性、弥漫性间质性或肺泡性肺病、闭塞性细支气管炎伴机化性肺炎（BOOP）、震颤或其他锥体外系症状、夜间睡眠障碍、感觉、运动或混合性外周神经病、血转氨酶增高、黄疸及轻至中度心动过缓等。

3. 不常见肌病，非常罕见窦性停搏、心律失常发作或恶化、心脏骤停、视物模糊、视力减退、视神经炎、皮疹、红斑、剥脱性皮炎、脱发、风疹、哮喘患者出现支气管痉挛、急性呼吸窘迫综合征、肺出血、小脑共济失调、良性颅内高压、头痛、假性酒精性肝炎、不可逆肝损害、显著的心动过缓、附睾炎、阳痿、血管炎、肾功能损害、血小板减少症、溶血性贫血、再生障碍性贫血及抗利尿激素分泌失调综合等。

4. 直接外周静脉途径给药时不良反应包括浅表静脉炎、注射部位反应（如疼痛、红斑、水肿、坏死、渗出、浸润、炎症、硬化、静脉炎、血栓静脉炎、感染及蜂窝织炎）、中度和一过性血压下降、重度低血压及循环衰竭等。

5. 上市后不良反应包括急性胰腺炎、大疱性皮炎、口干及术后急性呼吸窘迫综合征。

【应急措施】药物过量，可出现窦性心动过缓、室性心律失常（特别是尖端扭转性室性心律失常）及肝脏功能受损纠正电解质紊乱，可给予升压药、异丙肾上腺素、碳酸氢钠或起搏器治疗。发展为心室颤动时可用直流电复律。

【用药宣教】

1. 由于本品口服起效及消除均缓慢，故不宜于短时间内服用过大剂量，故日剂量超过 1g 时，应分次且于进食时服用。

2. 用药期间建议患者避免暴露于阳光以及紫外线下。

3. 治疗开始前必须进行心电图、血清钾、甲状腺功能及肝功能检查，治疗期间推荐监测心电图（口服时应特别注意 Q – T 间期的监测）、血压、肝功能、甲状腺功能（包括三碘甲状腺原氨酸、血清甲状腺素及促甲状腺素，应每 3~6 个月 1 次）、肺功能、胸部 X 线片（每 6~12 个月 1 次）及眼科检查。

4. 如果用药期间出现呼吸困难或干咳，无论是否合并疲乏、体重下降、发热等，均应进行放射学对照检查。

5. 用药期间如出现血清转氨酶水平升高和（或）黄疸，需停药并告知医师。

6. 在出现视觉模糊不清或者视觉敏锐度出现下降时，必须立即实施完全的眼科评估，包括观察眼底。如果出现本品诱导的神经病或视神经炎时，由于存在着进展为失明的危险性，所以有必要停止治疗。

7. 本品半衰期较长，故停药后换用其他抗性心律失常药应遵医嘱，注意药物间相互作用。

地高辛

（Digoxin）

【适应证】用于高血压、瓣膜性心脏病、先天性心脏病等引起的急、慢性心力衰竭，尤其用于伴有快速心室率的心房颤动者。

【用法用量】口服，常用量为每次 0.125 ~ 0.5mg，每天 1 次，7 天可达稳态血药浓度。若要达到快速负荷量，可每 6 ~ 8h 给予 0.25mg，每天总剂量 0.75 ~ 1.25mg。维持量为每天 0.125 ~ 0.5mg。

【操作要点】

1. 本品不宜与酸、碱类药物配伍，禁与钙注射剂合用。

2. 本品通常口服给药，肠道外给药仅在紧急需要快速洋地黄化或患者不能口服时考虑使用，酊剂主要用于儿童、老年人及吞咽困难者。

3. 本品给药剂量应个体化，推荐剂量只是平均剂量，必须按照患者具体情况调整每次用量，剂量应按标准体重计算。

4. 心律失常者在用电复律前应暂停本品，且电复律开始使用时的电压宜低。

5. 给予负荷剂量本品前，需了解患者在近 2 ~ 3 周之前是否服用过任何洋地黄制剂。如有洋地黄残余作用，本品需减量，以免中毒。

6. 发生地高辛中毒的危险因素有地高辛血药浓度超过 2ng/ml、低钾血症、低镁血症、高钙血症、缺氧、缺血性心脏病、甲状腺功能减退、年龄较大、低体重、女性及肾功能减退。

【不良反应】

1. 常见心律失常、恶心、呕吐（刺激延髓中枢）、下腹痛、异常的无力及软弱等。

2. 少见视物模糊、"色视"（如黄视、绿视）、腹泻及中枢神经系统反应（如精神抑郁或错乱）等。

3. 罕见嗜睡、头痛、皮疹及荨麻疹等。

4. 洋地黄的中毒，表现为心律失常，最常见者为室性期前收缩，约占促心律失常不良反应的 33%，其次为房室传导阻滞、阵发性或加速性交界性心动过速、阵发性房性心动过速伴房室传导阻滞、室性心动过速、窦性停搏及心室颤动等。儿童心律失常比其他反应多见，但室性心律失常比成人少见。新生儿可有 P – R 间期延长。

【应急措施】

1. 一旦发生严重不良反应，应立即停药，通知医生及时救治。

2. 药物过量及中毒

（1）轻度中毒者停用本品及利尿药，如有低钾血症而肾功能尚好者，可给予钾盐（成人 40～80mmol，小儿 1～1.5mmol/kg，分次口服）。

（2）严重心律失常者可用：①氯化钾，成人 3～6g（40～80mmol），5% 葡萄糖注射液每 500ml 中加入 3g（40mmol），以不超过 1.5g（20mmol）/h 的速度缓慢静脉滴注；儿童 75～112mg/kg（1～1.5mmol/kg），加入适量 5% 葡萄糖注射液中，以不超过 37.5mg/（kg·h）［0.5mmol/（kg·h）］的速度静脉滴注，对异位心律有效，但心率过慢、房室传导阻滞及高血钾者禁用；②苯妥英钠，与强心苷竞争性争夺 Na^+，K^+ – ATP 酶，因而对本品引起的异位心律有效，成人 100～200mg 加入注射用水 20ml 中缓慢静脉注射，如情况不紧急亦可口服，每次 0.1mg，每天 3～4 次；③利多卡因，对消除室性心律失常有效。成人 50～100mg 加入葡萄糖注射液中静脉注射，必要时可重复给药；④阿托品，用于缓慢性心律失常者，成人 0.5～2mg 皮下或静脉注射；⑤异丙肾上腺素，可加快心率，如心动过缓或完全房室传导阻滞有发生阿 – 斯综合征的可能时，必要时可植入临时起搏器；⑥依地酸二钠，可与钙螯合，用于治疗心律失常；⑦活性炭，用于吸附肠道内残余洋地黄；⑧对可能有生命危险中毒，可经膜滤器静脉给予地高辛免疫 Fab 片段，每 40mg 地高辛免疫 Fab 片段，大约结合 0.6mg 地高辛或洋地黄毒苷。

【用药宣教】

1. 用药前后及用药期间应注意监测血压、心率、心律、心电图、电解质（尤其是血钾、钙、镁）及肾功能。怀疑有洋地黄中毒时，应进行血药浓度测定。过量时，由于蓄积性小，一般于停药后 1～2 天中毒表现可以消退。

2. 有严重或完全性房室传导阻滞且伴正常血钾者的洋地黄化患者不应同时应用钾盐，但同时使用本品与氢氯噻嗪时须给予钾盐，以防止低钾血症。

3. 老年人大多肾功能减退，易出现中毒反应，故应慎用，且需监测肾功能。

四、妊娠合并肝胆系统疾病用药

妊娠可因肝功能受损，凝血因子合成减少，导致产前、产时、产后出血机会增加，严重者可在短期内出现凝血功能障碍、肝性脑病、中毒性肠麻痹、水或电解质紊乱、肝肾综合征、急性肺损伤等并发症。妊娠合并肝脏疾病的治疗需考虑药物对胎儿的安全问题，选择药物治疗时应非常的谨慎。

妊娠期肝脏未见明显增大，胎盘循环的出现使肝脏血流量相对减少，肝细胞大小和形态略有改变，但无特异性；肝功能无明显变化，由于血液稀释，可使血清总蛋白降低，主要以白蛋白降低为主；凝血因子有所改变，使血液处于高凝状态，纤维蛋白原明显增加；血清胆固醇、三酰甘油等均会增加。

妊娠并不增加对肝炎病毒的易感性，但由于其生理变化及代谢特点，肝脏负担加重，同时肝脏抗病能力下降，使病毒性肝炎病情加重，使诊断和治疗难度加大，造成妊娠期重症肝炎及肝性脑病的发生率显著增高。

妊娠与肝炎互为不利因素，即肝炎可影响妊娠的正常发展，对母儿可产生不良后果，如流产、早产、妊娠期高血压综合征、产后出血；胎儿畸形、胎儿窘迫、胎儿生长发育受限、死胎、死产等；妊娠期高血压综合征可引起小血管痉挛，使肝脏、肾脏血流减少，而肾功能受损，可使代谢产物排泄受阻，可加重肝损害，易致肝细胞坏死，发展成为重型肝炎。抗病毒治疗药物参见抗感染药物中的叙述，本节介绍肝炎的辅助用药和利胆药。

多烯磷脂酰胆碱
（Polyene Phosphatidylcholine）

【适应证】本品用于辅助改善中毒性肝损伤（如药物、毒物、化学物质和酒精引起的肝损伤等）以及脂肪肝和肝炎患者的食欲不振、右上腹压迫感。

【用法用量】

1. 口服　开始每次 456mg，每天 3 次，最大服用量不得超过 1368mg。一段时间后，剂量可减至每次 228mg，每天 3 次的维持剂量。应餐后用足量液体整粒吞服。

2 静脉注射　每天缓慢静脉注射 232.5～465mg，严重病例剂量可加倍，不可与其他任何注射液混合注射。

3. 静脉滴注　465～930mg，严重病例剂量可加倍。

【操作要点】本品注射剂只能用不含电解质的葡萄糖溶液（如 5% 或 10% 葡萄糖溶液，5% 木糖醇溶液）稀释。

【不良反应】

1. 在大剂量服用时偶尔会出现胃肠道紊乱，例如胃部不适的主诉、软便和腹泻。

2. 在极罕见的情况下，可能会出现过敏反应，如皮疹、荨麻疹、瘙痒等。

【用药宣教】本品注射剂严禁用电解质溶液稀释。

肝细胞生长素
（Hepatocyte Growth Factor）

【适应证】用于重型肝炎（肝功能衰竭前期、中期）、慢性活动性肝炎、肝硬化、病毒性肝炎等。

【用法用量】

1. 慢性肝炎　每次肌内注射 20～40mg，每天 1～2 次，病情较重的患者，可用本品 40～80mg 加入 10% 葡萄糖注射液中滴注，每天 1 次，3 个月一疗程。

2. 重型肝炎　本品 80～120mg 加入 10% 葡萄糖注射液 250ml 中滴注，每天 1 次，或每次肌内注射 40mg，每天 2 次，疗程一般为 4 周。

【操作要点】

1. 本品粉针剂（冻干品）未溶解稀释前若颜色变为棕黄色时禁用。

2. 肌内注射时用 0.9% 氯化钠注射液或注射用水溶解后使用。

【不良反应】本品不良反应较少，个别患者可能出现低热。

【用药宣教】告诉患者，本品有发生过敏反应的可能，如出现过敏反应的症状，应立即医护人员联系。

硫普罗宁

（Tiopronin）

【适应证】

1. 用于改善各类急、慢性肝炎患者的肝功能。

2. 用于脂肪肝、酒精肝、药物性肝损伤的治疗及重金属的解毒。

3. 用于减少放疗、化疗的毒副反应，并可预防放疗、化疗所致的白细胞减少。

4. 用于老年性早期白内障和玻璃体混浊。

【用法用量】

1. 肝病　每次100～200mg，每天3次，餐后服，连服12周，停药3个月后继续下一疗程。

2. 放、化疗后的白细胞减少　化疗前一周开始服用，每次200～400mg，每天2次，餐后服，连服3周。

3. 重金属中毒　每次100～200mg，每天2次。

4. 静脉滴注　治疗上述病症不能口服的患者，可静脉滴注，每次200mg，每天1次，连续滴注4周。

【操作要点】粉针剂使用前，每100mg本品先用专用溶剂5%的碳酸氢钠（pH 8.5）溶液2ml溶解，再用5%～10%的葡萄糖溶液或0.9%氯化钠注射液250～500ml稀释后，静脉滴注。注射液可直接用5%～10%的葡萄糖溶液或0.9%氯化钠注射液稀释。

【不良反应】

1. 过敏反应　主要表现为过敏性休克。

2. 血液系统　少见粒细胞缺乏症，偶见血小板减少。

3. 泌尿系统　可出现蛋白尿，发生率约为10%，停药后通常很快即可完全恢复。另有个案报道本药可引起尿液变色。

4. 消化系统　可出现味觉减退、味觉异常、恶心、呕吐、腹痛、腹泻、食欲减退、胃胀气、口腔溃疡等。另有报道可出现胆汁淤积、肝功能检测指标（如 ALT、AST、总胆红素、碱性磷酸酶等）升高，如出现异常应停用本品，或进行相应治疗。

5. 皮肤　皮肤反应是本药最常见的不良反应，表现为皮疹、皮肤瘙痒、皮肤发红、荨麻疹、皮肤皱纹、天疱疮、皮肤眼睛黄染等，其中皮肤皱纹通常仅在长期治疗后发生。

6. 呼吸系统　可见喉水肿、呼吸困难，有发生肺炎、肺出血和支气管痉挛的报道。

7. 肌肉与骨骼　有个案报道使用本药治疗可引起肌无力。

8. 泌尿系统　长期、大量应用罕见蛋白尿或肾病综合征。

9. 神经系统　可见头痛。

10. 心血管系统　可见心慌。

11. 其他　罕见胰岛素性自体免疫综合征，出现疲劳感和肢体麻木时应停用。

【应急措施】

1. 如果外周白细胞计数降到 $3.5 \times 10^9/ml$ 以下，或者血小板计数降到 $100 \times 10^9/ml$ 以下，建议停药。

2. 如出现过敏性休克，应立即停药，参照青霉素过敏性休克的抢救。

【用药宣教】

1. 对于曾出现过青霉胺毒性的患者，使用本品应从较小的剂量开始。

2. 如出现胃肠道反应、蛋白尿时应减量或停药，出现疲劳感和肢体麻木应停服。

3. 应定期进行下列检查以监测本品的毒性，如外周血细胞计数、血小板计数、血红蛋白、血浆白蛋白、肝功能、24h 尿蛋白。此外，治疗中每 3 个月或每 6 个月应检查一次尿常规。

4. 本品可通过乳汁分泌，哺乳期妇女使用时，应暂停哺乳。

腺苷蛋氨酸

（Ademetionine）

【适应证】用于肝硬化前和肝硬化所致肝内胆汁淤积。

【用法用量】

1. 肌内注射或静脉注射　初始剂量，每天 0.5~1g，分 2 次肌内注射。持续 2 周。

2. 静脉滴注　每次 0.5~1g，每天 1 次，持续 2~4 周。

3. 口服　每天 1~2g，适用于维持治疗。

【操作要点】

1. 本品粉针剂须在临用前用所附溶剂溶解，不可与碱性液体、含钙离子的溶液及高渗溶液（如 10% 葡萄糖溶液）配伍。本品注射剂溶解后，保存时间不应超过 6h。

2. 本品肠溶片剂必须整片吞服，不得嚼碎，为使药物更好地吸收和发挥疗效，建议在两餐之间服用。

3. 用于静脉注射时，需缓慢注射。

【不良反应】

1. 少数患者服药后有胃灼热、上腹痛。

2. 对本品特别敏感的患者，偶可引起昼夜节律紊乱。

3. 其他还有浅表性静脉炎、恶心、腹泻、出汗和头痛等。

【应急措施】　在对本药特别敏感的个体，偶可引起昼夜节律紊乱，睡前服用催眠药可减轻此症状。以上作用均表现轻微，不需中断治疗。

【用药宣教】

1. 发生不良反应后一般不必中断治疗，对昼夜节律紊乱的患者，睡前服用催眠药可减轻症状。

2. 有血氨增高的肝硬化前及肝硬化的患者，应用本品时应注意监测血氨水平。

熊去氧胆酸

（Ursodeoxycholic Acid）

【适应证】用于胆固醇性胆囊结石（必须是 X 线能穿透的结石，同时胆囊收缩功能须正常）、胆汁淤积性肝炎（如原发性胆汁性肝硬化）、胆汁返流性胃炎、脂肪痢（回肠切除术后）。

【用法用量】推荐日剂量为 13~15mg/kg，分 2~4 次与食物同服。根据患者的个体需求调整剂量。

【操作要点】考来烯胺、考来替泊等胆汁酸多价螯合剂可减少本品的吸收，影响疗效。应在服用本品前后至少 2h 服用胆汁酸多价螯合剂，含铝的抗酸药可吸附胆汁酸，影响本品的疗效。

【不良反应】临床试验中观察到的不良反应有腹泻、肌酐升高、血糖升高、白细胞减少、消化性溃疡、皮疹、血小板减少。

【应急措施】如果发生腹泻则减少剂量；如果腹泻持续，则停止治疗。腹泻可以进行对症治疗，如补充液体和电解质等，不需其他特殊处理。

【用药宣教】

1. 用药前如对本品或其他胆汁酸过敏或存在其他变态反应请告知医师。应详细告知医师患者的疾病史，尤其是有肝脏疾病者（如腹水、静脉曲张破裂出血、肝性脑病）。

2. 原发性胆汁淤积性肝硬化伴有静脉曲张破裂出血、肝性脑病、腹水或者需要紧急肝移植者应接受适当的特殊治疗。

3. 本品的刻痕片可沿刻痕掰开服用。掰开的片剂在 20 ~ 25℃下置于原包装中最多可保存 28 天。因为有苦味，掰开的片剂应和完整的片剂分开存放。

4. 本品代谢产生的石胆酸具有肝毒性，人体通过硫酸盐化被解毒，如果存在硫酸盐化作用先天或后天性缺乏，则会发生石胆酸盐导致的肝损害。

5. 用药前及用药期间应定期监测肝功能。开始用药的前 3 个月每月检查一次 γ - GT、AST、ALT 和胆红素水平，之后每 6 个月检查一次肝功能。若这些指标升高则应停用本品。

五、妊娠合并血液系统疾病用药

1. 妊娠合并贫血

（1）发病特点　妊娠期由于血浆增加较红细胞增加相对为多，致血液稀释，血红蛋白值及红细胞数相对下降，出现所谓的"生理性贫血"。当血红蛋白低于 110g/L，红细胞数低于 350 万/mm³ 时，或细胞压积在 30% 以下时，则视为病理性贫血，应予治疗。常见的妊娠贫血可分为缺铁性及巨幼红细胞性贫血。缺铁性贫血较多见，发生的原因为对铁的需要量增加，但早孕常因胃肠功能失调，致恶心、呕吐、食欲不振或腹泻而影响铁的摄入，孕妇胃酸常过低，妨碍铁的吸收；巨幼红细胞性贫血较少见，与妊娠期营养缺乏，尤其是缺乏叶酸和维生素 B_{12} 有关。

（2）临床表现

①轻度贫血多无明显症状，重者可表现为面黄、水肿、头晕、心慌、气短及食欲不振等，甚至可发生贫血性心脏病及心力衰竭。巨幼红细胞性贫血多出现在妊娠后期或产褥期。除上述症状外，尚可有腹胀、腹泻等消化系统症状。

②轻度贫血对妊娠可无明显影响。严重者可引起早产或死胎，分娩时易出现宫缩乏力，产后易发生乏力性子宫出血，有时较少量的出血即可引起产妇休克或死亡，产后易发生感染。

（3）治疗方案　　首先应加强预防措施。孕妇应适当注意营养，特别是蛋白质及新鲜蔬菜的补充。已贫血者更应注意，应同时服用铁剂。胃酸缺乏时可给稀盐酸 $0.5 \sim 2ml$ 及维生素 C $100mg$ ，每日 3 次，有助于铁的吸收和利用。

①一般血红蛋白在 $60g/L$ 以上者，可采用口服铁剂疗法，选用不良反应小、利用率高的铁制剂，如硫酸亚铁、琥珀酸亚铁等。

②巨幼红细胞性贫血可用叶酸及维生素 B_{12} 等，同时给铁剂。

③血红蛋白 $\leqslant 50g/L$ 或红细胞 $\leqslant 150$ 万 $/mm^3$ 时，应输血，以少量多次为宜。

2. 妊娠合并再生障碍性贫血

（1）发病特点　　再生障碍性贫血是由于外界因素导致造血组织功能减退或衰竭而引起全血细胞（红细胞计数、白细胞计数、血小板）减少。妊娠可使再生障碍性贫血的病情加剧，再加上妊娠期间生理性血液稀释，易发生贫血性心脏病，甚至心力衰竭。再障孕妇发生妊娠期高血压、感染和出血的几率也会增加，是孕产妇的重要死因之一。

（2）临床表现　　妊娠合并再生障碍性贫血以慢性型居多。急性型者病情危重，贫血呈进行性加重，常伴严重感染、内脏出血；而慢性者起病缓慢，主要表现为进行性贫血、感染、出血等症状均相对较轻。分娩后宫腔内胎盘剥离，创面易发生感染，甚至引起败血症，易引起胎儿生长受限、胎儿宫内窘迫、早产和死胎等。

（3）治疗方案

①妊娠期　妊娠合并再生障碍性贫血无特效治疗方法，以支持及对症治疗为主。在病情未缓解之前应避孕。若已妊娠，应在早期做好输血准备的同时行人工流产。随着再生障碍性贫血治疗手段的进展，近50%慢性再障患者经恰当治疗后病情缓解，可以妊娠。但妊娠期间病情可能加重，因此妊娠期应严密监护，注意休息，减少感染机会，间断吸氧，少量间断多次输血，以保证母婴安全。

②分娩期　如无产科指征，应尽量阴道分娩，减少手术产，最好实行计划分娩。在宫颈成熟以后，经过输全血或成分血，血红蛋白达到80g/L左右，血小板达到20×10^9/L以上，在准备足够新鲜血的情况下分娩。缩短第2产程，防止第2产程用力过度，造成大脑等重要脏器出血。可适当助产，分娩时尽量避免组织损伤，仔细检查并完善缝合伤口。

③产褥期　产后及时地使用宫缩药，加速胎盘剥离和排出。有效地促进子宫收缩，减少产后出血。临床产后常规使用抗菌药物预防感染。在产褥期更应密切观察有无感染的临床表现，继续予抗菌药物，辅以适当的促进子宫复旧的中药治疗。有产科手术指征者行剖宫产术。

3. 妊娠合并特发性血小板减少

（1）发病特点　妊娠合并特发性血小板减少性紫癜（ITP）是因免疫机制使血小板破坏增多的临床综合征，又称免疫性血小板减少性紫癜，是最常见的一种血小板减少性紫癜，其特点为血小板寿命缩短，骨髓巨核细胞增多，血小板更新率加速。临床上分为急性型和慢性型。急性型多见于儿童，慢性型好发于青年女性。本病不影响生育，因此合并妊娠者不少见，是产科严重并发症之一。

（2）临床表现　皮肤瘀点多为全身性，以下肢为多，分布均匀。黏膜出血多见于鼻、齿龈，口腔可有血疱。胃肠道及泌尿道出血并不多见，颅内出血少见，但有生命危险。脾脏常不肿大。

血小板显著减少，病程多为自限性，80%以上患者可自行缓解。平均病程 4~6 周，少数可迁延半年或数年以上转为慢性。急性型占成人 ITP 不到 10%。

（3）治疗方案

①妊娠期　一般不必终止妊娠，只有当严重血小板减少未获缓解者，在妊娠 12 周前需用肾上腺皮质激素治疗者，可考虑终止妊娠。用药应尽可能减少对胎儿的损害，除支持疗法、纠正贫血外，可根据病情进行以下治疗。

肾上腺皮质激素：治疗 ITP 的首选药物。妊娠期血小板低于 $50 \times 10^9/L$，有出血表现的，可应用泼尼松每天 40~100mg，待病情缓解后逐渐减量至每天 10~20mg。

大剂量丙种球蛋白：每天 400mg/kg，静脉滴注，5~7 天为一疗程。

脾切除：糖皮质激素治疗病情无改善，手术最好在妊娠 3~6 个月期间进行。

血小板输注：当血小板 $< 50 \times 10^9/L$，为防止重要器官出血或分娩时，可输入新鲜血液或血小板。

②分娩期　分娩方式原则上以阴道分娩为主，产妇血小板 $50 \times 10^9/L$，有出血倾向者可行剖宫产。产前或术前氢化可的松 500mg 或地塞米松 20~40mg 静脉注射，备好新鲜血或血小板，仔细缝合伤口，防止血肿。

③产后　妊娠期应用皮质激素者，产后应继续应用。应给予抗菌药物预防感染。产后应立即检测新生儿脐血血小板，并动态观察是否有血小板减少。ITP 不是母乳喂养的禁忌证，但母乳中含有抗血小板抗体，应视母亲病情和新生儿血小板计数而定。

维生素 B_{12}

（Vitamin B_{12}）

【适应证】用于巨幼细胞性贫血，也可用于神经炎的辅助治疗。

【用法用量】肌内注射，每天 0.025~0.1mg 或隔日 0.05~0.2mg。用于神经炎时，用量可酌增。

【操作要点】有条件时，用药过程中应监测血中维生素 B_{12} 浓度；治疗巨细胞性贫血，在起始48h，宜查血钾，以防低钾血症。

【不良反应】偶可引起皮疹、瘙痒、腹泻及过敏性哮喘，但发生率低，极个别有过敏性休克。

【应急措施】一旦发生过敏性休克，必须就地抢救，予以保持气道畅通、吸氧及用肾上腺素、糖皮质激素等治疗措施。

【用药宣教】

1. 肌内注射偶可引起瘙痒、皮疹、腹泻、哮喘，甚至发生过敏反应。

2. 可诱发有痛风病史者的痛风急性发作。

叶酸
（Folic Acid）

【适应证】

1. 用于各种原因引起的叶酸缺乏及叶酸缺乏所致的巨幼红细胞贫血。

2. 用于妊娠期、哺乳期妇女预防用药。

3. 用于慢性溶血性贫血所致的叶酸缺乏。

【用法用量】每次5~10mg，每天15~30mg，直至血常规恢复正常。

【操作要点】

1. 口服片剂出现恶心、呕吐症状，或手术后禁食的患者可肌内注射本品。

2. 静脉注射较易致不良反应，故不宜采用；肌内注射时，不宜与维生素 B_1、维生素 B_2、维生素 C 同管注射。

3. 恶性贫血及疑有维生素 B_{12} 缺乏的患者，不单独用叶酸，因这样会加重维生素 B_{12} 的负担和神经系统症状。

【不良反应】不良反应较少，罕见过敏反应。长期用药可出现畏食、恶心、腹胀等胃肠道症状。大量服用本品时，可使尿液呈黄色。

【应急措施】

1. 患者一旦发生严重不良反应，应立即停药，通知医生及时救治。

2. 一旦发生过敏性休克，必须就地抢救，予以保持气道畅通、吸氧及用肾上腺素、糖皮质激素等治疗措施。

【用药宣教】

1. 如果大剂量服用本品，可使神经损害向不可逆转方面发展。

2. 抗生素类药物可致血清或红细胞中叶酸浓度，出现浓度偏低的假象，用药前应加注意。

3. 营养性巨幼红细胞性贫血常合并缺铁，应同时补充铁，并补充蛋白质及其他 B 族维生素。

亚叶酸钙

（Calcium Folinate）

【适应证】

1. 用作叶酸拮抗剂（如甲氨蝶呤、乙胺嘧啶或甲氧苄啶等）的解毒剂。

2. 用于预防甲氨蝶呤过量或大剂量治疗后所引起的严重毒性作用。

3. 也可用于叶酸缺乏所引起的巨幼细胞性贫血的治疗。

4. 与氟尿嘧啶合用，用于治疗晚期结肠癌、直肠癌。

【用法用量】

1. 叶酸拮抗剂亚叶酸钙"解救"疗法。根据甲氨蝶呤的血药浓度决定亚叶酸钙的剂量。一般静脉注射甲氨蝶呤 24h 后采用本品剂量按体表面积 $9 \sim 15 mg/m^2$，每 $6 \sim 8h$ 一次，持续 2 天，直至血中甲氨蝶呤浓度在 $5 \times 10^{-8} mol/L$ 以下。作为乙胺嘧啶或甲氧苄啶等的解毒剂，每次肌内注射 $9 \sim 15 mg$，视中毒情况而定。

2. 甲氨蝶呤的过量补救。当不慎超剂量使用甲氨蝶呤时，应尽可能及时使用亚叶酸钙进行急救：排泄延迟时，也应在甲氨蝶呤使用 24h 内应用亚叶酸钙。一般每 6h 肌内注射或静脉注射亚叶酸钙 10mg 直到血液中甲氨蝶呤浓度低于 $10^{-8} mol/L$（$0.01\mu mol$）。出现消化系统反应（如恶心、呕吐）时，亚叶酸钙可胃肠外给药，但不可鞘内注射。

3. 治疗前后每 24h 监测血清肌酐和甲氨蝶呤水平。用药后 24h 血肌酐超过治疗前 50% 或甲氨蝶呤量大于治疗前 5×10^{-6} mol/L，或用药后 48h 甲氨蝶呤量大于治疗前 9×10^{-7} mol/L，亚叶酸钙的用量增加到 100mg/m^2，每 3h 一次静脉注射，直到甲氨蝶呤水平低于 10^{-8} mol/L。

4. 叶酸缺乏引起的巨幼红细胞性贫血，一般每天肌内注射 1mg，尚无证据证明剂量增加疗效会增加。

5. 与氟尿嘧啶联用，用于晚期结肠癌、直肠癌，推荐两种联合用药方案。

（1）缓慢静脉注射 200mg/m^2 本品（不少于 3min）后，接着用 370mg/m^2 氟尿嘧啶静脉注射。

（2）静脉注射 20mg/m^2 本品后，接着用 425mg/m^2 氟尿嘧啶静脉注射。每天 1 次，连续 5 天为一疗程，间隔 4 周，用第二疗程；根据毒性反应的恢复情况，每隔 4～5 周可重复一次，并根据患者的耐受性调整氟尿嘧啶的剂量，以延长生存期。

【操作要点】

1. 本品应现用现配，避免光线直接照射及热接触。

2. 在使用本品期间应定期检查血常规。

3. 本品不可同时合用叶酸拮抗剂。

【不良反应】 很少见，偶见皮疹、荨麻疹或哮喘等过敏反应。

【应急措施】 一旦发生过敏性休克，必须就地抢救，予以保持气道畅通、吸氧及用肾上腺素、糖皮质激素等治疗措施。

【用药宣教】

1. 严格遵守规定的剂量和给药时间，补加剂量或停用药物时进行血药浓度监测的情况下必须经负责医师同意。

2. 本品可通过乳汁分泌，故哺乳期妇女使用本品时应权衡利弊，选择停药或停止哺乳。

琥珀酸亚铁

（Ferrous Succinate）

【适应证】 用于缺铁性贫血的治疗和预防。

【用法用量】

1. 用于预防　每天 0.1g，孕妇每天 0.2g，儿童每天 0.05g，每日 1 次。

2. 用于治疗　成人每天 0.1～0.2g，1 日 3 次。

【操作要点】

1. 用于日常补铁时，应采用预防量。

2. 治疗剂量不得长期使用，且治疗期间应定期检查血常规和血清铁水平。

3. 本品性状发生改变时禁止使用。

【不良反应】

1. 可见胃肠道不良反应，如恶心、呕吐、上腹疼痛、便秘。

2. 本品可减少肠蠕动，引起便秘，并排黑便。

【应急措施】患者一旦发生严重不良反应，应立即停药，通知医生及时救治。

【用药宣教】

1. 本品不应与浓茶同服。

2. 本品宜在饭后或饭时服用，以减轻胃部刺激。

蔗糖铁

（Iron Sucrose）

【适应证】用于口服铁剂效果不好而需要静脉铁剂治疗的患者。如口服铁剂不能耐受的患者、口服铁剂吸收不好的患者。

【用法用量】本品应以滴注或缓慢注射的方式静脉给药，或直接注射到透析器的静脉端，该药不适合肌内注射或按照患者需要铁的总量一次全剂量给药。

1. 静脉滴注　本品首选给药方式是滴注。1ml 本品最多只能稀释到 20ml 0.9% 氯化钠注射液中，5ml 本品最多稀释到 100ml 0.9% 氯化钠注射液中，而 25ml 本品最多稀释到 500ml 0.9% 氯化钠注射液中。

2. 静脉注射　本品可不经稀释缓慢静脉注射，推荐速度为 1ml/min 本品（5ml 本品至少注射 5min），每次的最大注射剂量是 10ml 本品（200mg 铁）。

【操作要点】

1. 本品只能与 0.9% 氯化钠注射液混合使用，不能与其他的治疗药品混合使用。使用前肉眼检查一下安瓿是否沉淀和破损。

2. 本品打开后应立即使用，如果在日光中在 4~25℃ 的温度下贮存，0.9% 氯化钠注射液稀释后的本品应在 12h 内使用。

3. 静脉注射后，应伸展患者的胳膊。

4. 药液的滴注速度，应为 100mg 铁至少滴注 15min；200mg 至少滴注 30min；300mg 至少滴注 1.5h；400mg 至少滴注 2.5h；500mg 至少滴注 3.5h。

【不良反应】

1. 可见恶心、呕吐、胃部或腹部不适或疼痛。

2. 可减少肠蠕动引起便秘并排黑便。

【应急措施】 患者一旦发生严重不良反应，应立即停药，通知医生及时救治。

【用药宣教】

1. 本品注射速度太快，会引发低血压。

2. 如正在使用其他药品，使用本品前请咨询医生。

尿激酶

（Urokinase）

【适应证】 主要用于血栓栓塞性疾病的溶栓治疗。

【用法用量】

1. 静脉滴注 负荷量 4000U/kg，10min 内滴完。维持量每小时 4000U/kg，连续滴注 12~24h。

2. 静脉插管滴注 5000U/ml 的溶液通过静脉插管滴注至血栓旁，5~10min 后抽吸血块及溶液，重复操作直至通畅。

【操作要点】

1. 本品可溶于 5% 葡萄糖 0.9% 氯化钠注射液或低分子右旋糖酐 250ml 中滴注。一般 7~10 天为一疗程，或酌情增减。

2. 本药滴注时需现用现配。

3. 动脉穿刺给药后，应在穿刺局部加压至少 30min，并用无菌绷带和敷料加压包扎，以免出血。

4. 只供静脉注射和心内注射，不可作肌内注射或局部注射。

【不良反应】

1. 主要不良反应为出血，常见于手术后伤口。

2. 其他不良反应有发热、头痛、肌肉痛和恶心等。

【应急措施】

1. 一旦发生支气管痉挛，立即停药，保持气道畅通、吸氧，必要时给予气管插管或气管切开。

2. 轻度出血或渗血时局部压迫即可；较严重的出血应停药；十分严重的出血则需输入血浆或全血，并给予抗纤溶药。

【用药宣教】

1. 用药期间应密切观察患者的出血倾向。

2. 肺栓塞的溶解常伴随血流动力学变化，要注意采取维持血压措施。

六、妊娠合并消化系统疾病用药

妊娠期发生胃食管反流和胃灼热的比率约占50%，其发生的主要原因与妊娠期雌、孕激素增高及幽门括约肌功能低下有关，症状轻微的孕妇可通过调节生活方式及饮食习惯得到改善，而症状严重的孕妇，影响生活质量，医生可在与孕妇交代药物治疗的相关问题后，征求孕妇的意见以决定是否选择药物治疗。若决定采用药物治疗，应首选抗酸药及硫糖铝。H_2 - 受体拮抗药（如雷尼替丁、西咪替丁）或促胃动力药（甲氧氯普胺、西沙比利）可作为第二线药物用于症状稍重的患者（应尽量避免使用尼扎替丁）。质子泵抑制剂，除非用于严重的胃食管反流患者或作为麻醉前用药，否则一般不推荐在妊娠期应用，相关研究结果显示，兰索拉唑是最佳选择。以下分别介绍常用的几种药物。

硫糖铝

（Sucralfate）

【适应证】主要用于治疗消化性溃疡，也可用于慢性胃炎。

【用法用量】于餐前1h和睡前口服本品1g，每天4次，连服4~8周，剂量可适当加大，但不可超过每天8g。如需长时期服药，疗程可延长 12 周，给予维持量，每天 2g，2 次分服。

【操作要点】

1. 本品不可与四环素、地高辛、苯妥英钠、环丙沙星合用，因可使这些药的生物利用度发生改变，可能发生险情。如必须合用，应相隔 2h 以上。

2. 本品与抗酸药合用，会降低本品的疗效。

【不良反应】

1. 便秘最常见，还可发生口干、恶心和腹泻。

2. 长期服用可发生低磷血症。

3. 偶见腰痛、荨麻疹、皮疹、眩晕、头晕、上腹不适和消化不良。

【用药宣教】

1. 如发生便秘，可并用镁剂缓解。

2. 本品合用雷尼替丁疗效很好，口服，白天 3 次，每次 1g，夜间睡前加服雷尼替丁 150～300mg。

磷酸铝

（Aluminium Phosphate）

【适应证】本品能缓解胃酸过多引起的反酸等症状，用于胃及十二指肠溃疡及返流性食管炎等胃酸过多的相关性疾病的抗酸治疗。

【用法用量】

1. 通常每天 2～3 次，或在症状发作时服用，1～2 袋/次，相当于 20g 凝胶，应于使用前充分振摇均匀，亦可伴开水或牛奶服用。

【操作要点】

1. 应根据不同适应证在不同的时间给予不同的剂量。

（1）食道疾病于饭后给药。食道裂孔、胃－食道反流、食道炎于饭后和晚上睡觉前服用。

（2）胃炎、胃溃疡于饭前半小时服用。十二指肠溃疡于饭后 3h 及疼痛时服用。

2. 本品将减少或延迟下列药物的吸收，如四环素类抗生素、呋塞米、地高辛、异烟肼、抗胆碱能药及吲哚美辛，故应重视本品和上述药物的给药间隔，一般为2h。

【不良反应】本品偶可引起便秘，可给予足量的水加以避免。建议同时服用缓泻剂。

【用药宣教】

1. 每袋凝胶含蔗糖2.7g，糖尿病患者使用本品时，不超过凝胶20g。

2. 本品对卧床不起或老年患者，有时会有便秘现象，此时可采用灌肠法。

西咪替丁

（Cimetidine）

【适应证】用于治疗十二指肠溃疡、胃溃疡、上消化道出血、慢性结肠炎，反流性食管炎、应激性溃疡及卓－艾（Zollinger－Ellison）综合征。

【用法用量】

1. 口服　①一般情况下每次0.2~0.4g，每天0.8~1.6g；②十二指肠溃疡或病理性高分泌状态，每次0.3g，每天4次，或睡前服用0.8g，疗程一般为4~6周；③预防溃疡复发，睡前每次服用0.4g；④反流性食管炎，每天0.8~1.6g，疗程为4~8周，必要时可延长4周；⑤反流性食管炎的对症治疗，出现烧灼感和（或）有反胃时可服用0.2g；极量为每次0.2g，每天3次，疗程不得超过2周；⑥卓－艾综合征，每次0.4g，每天4次，每天用量可达2g。

2. 肌内注射　每次0.2g，每6h一次。

3. 静脉注射　每次0.2g，每4~6h一次，每天剂量不宜超过2g。

4. 静脉滴注　每次0.2~0.4g，每天0.6~1.6g，滴速为1~4mg/（kg·h），每天极量为2g。

5. 肾功能不全者　每次0.2g，每12h一次。

【操作要点】

1. 癌性溃疡者，使用前应明确诊断，以免延误治疗。

2. 静脉注射时应用 20ml 葡萄糖氯化钠注射液或 5% 葡萄糖注射液稀释后缓慢注射，注射时间不低于 5min。

3. 本品注射液如出现变色、结晶、浑浊及异物等应禁用。

【不良反应】

1. 常见头痛、疲倦、头晕、疲乏、嗜睡、腹泻、肌痛、皮肤潮红、眩晕等，一般不影响继续用药，偶见血细胞减少、肝肾功能受损、男子乳房发育、女性溢乳、阳痿、脱发、口腔溃疡、药疹及再生障碍性贫血等。

2. 药物过量会引发呼吸短促或呼吸困难、心动过速等现象。

【应急措施】药物过量时，首先清除胃肠道内尚未吸收的药物，并给予临床监护及支持疗法。出现呼吸衰竭者，立即进行人工呼吸，心动过速者可给予 β - 受体拮抗药。

【用药宣教】

1. 预防溃疡复发和反流性食管炎应睡前服用。

2. 突然停药后有"反跳现象"。突然停药，可能引起慢性消化性溃疡穿孔，可能为停用后回跳的高酸度所致。故完成治疗后尚需继续服药（每晚 0.4g）3 个月。

3. 用药期间如出现精神症状或严重的窦性心动过速时应立即停药并联系医师。

4. 用药前应排除癌症可能性，癌性溃疡者使用前应明确诊断，以免延误治疗。

5. 用药期间应定期检查肾功能及血液常规。

6. 老年人肾功能减退，更易引发不良反应，故应慎用。

7. 本品可透过胎盘及经乳汁分泌，故妊娠期及哺乳期妇女禁用，以免出现胎儿肝功能障碍。

8. 对检验值的影响，如服药后 15min 内胃液隐血试验可能出现假阳性；血液水杨酸浓度、血清肌酐、催乳素、氨基转移酶等浓度均可能升高；甲状旁腺激素浓度可能降低。

9. 本品给药期间同时使用其他药物者，应详细告知医师，并遵医嘱用药。

雷尼替丁

（Ranitidine）

【适应证】用于治疗消化性溃疡、反流性食管炎、卓－艾综合征及上消化道出血。

【用法用量】

1. 治疗胃和十二指肠溃疡　可于睡前口服 300mg，或早晚各服 150mg，至少连用 4 周。也可以口服 300mg，每天 2 次。维持量为睡前顿服 150mg。在使用 NSAIDs 期间，给予本品 150mg，每天 2 次，以预防十二指肠溃疡。治疗儿童消化性溃疡，给予 2 ~ 4mg/kg，每天 2 次，24h 最大用量为 300mg。

2. 治疗胃食管反流　口服 150mg，每天 2 次，或 300mg，睡前顿服，连用 8 周，如有必要，可连用 12 周。严重患者，可给予 150mg，每天 4 次。

3. 治疗卓－艾综合征　开始口服 150mg，每天 2 ~ 3 次；如有必要可加量到每天 6g。也可以静脉滴注，开始采取每小时 1mg/kg 的滴速，如果需要，在 4h 后开始将滴速增至每小时 1.5mg/kg。

4. 针对应激性溃疡　缓慢静脉注射 1 次起始剂量 50mg，继而每小时持续滴注 0.125 ~ 0.25mg/kg。一旦恢复进餐，就可以口服 150mg，每天 2 次。

5. 全麻期间处于酸吸入综合征的患者　在麻醉诱导前 2h 可给予口服本品 150mg，在前一天晚上加服 150mg 更好。在分娩开始时，可口服本品 150mg，如有必要，间隔 6h 重复给药；替代的方法是，在麻醉诱导前 45 ~ 60min 肌内注射或缓慢静脉注射 50mg。

6. 长期间断发生的消化不良　可口服 150mg，每天 2 次，连用 6 周。减轻短期的消化不良症状，可口服 75mg，如有必要，可以重复，且每天可给药 4 次。在一段时间，治疗应限制在 2 周以内。

【操作要点】本品注射剂可用 0.9% 氯化钠注射液、5% 葡萄糖注射液等常见输液溶解和稀释。

【不良反应】

1. 常见不良反应有头痛及眩晕。

2. 本品对肝功能的影响较西咪替丁严重，可引起 ALT 可逆性升高（雷尼替丁肝炎）。

3. 偶见发热，男子乳腺发育、肾炎等。

4. 注射部位可出现瘙痒、红肿。

【用药宣教】

1. 使用本品前，必须排除癌性溃疡的可能性方可用药。

2. 较长时间用药期间，应定期检查肝肾功能。

法莫替丁

（Famotidine）

【适应证】

1. 本品口服用于胃及十二指肠溃疡、口腔溃疡、反流性食管炎。

2. 口服或静脉注射用于上消化道出血及卓 – 艾综合征。

【用法用量】

1. 治疗胃及十二脂肠溃疡，可于睡前口服 40mg，连用 4～8 周，或 20mg，每天 2 次，维持量为 20mg，睡前服，可预防复发。

2. 针对胃食管反流，可口服 20mg，每天 2 次，连用 6～12 周。胃食管反流合并食管溃疡，可口服 40mg，每天 2 次，连用 6～12 周。

3. 治疗卓 – 艾综合征，开始口服 20mg，每 6h 一次。

4. 本品也可缓慢静脉注射（在 2min 内）20mg，或经 15～30min 静脉滴注，每 12h 时可重复一次。

【操作要点】

1. 肾功能不全应予减量，CCr < 10ml/min 时仅用全量的 50%，或者延长用药的间隔时间（36～48h）。

2. 静脉注射速度宜缓，本品注射剂可用 0.9% 氯化钠注射液、葡萄糖注射液溶解稀释。

【不良反应】

1. 中枢神经系统的不良反应有头痛、头晕和幻觉等。

2. 偶见皮疹、荨麻疹、白细胞减少，一过性 ALT 升高，血压上升，颜面潮红，心动过速和月经不调等。

3. 个别报道阳痿和男子乳腺发育。

【用药宣教】本品会掩盖胃癌症状，故应在排除肿瘤和食道、胃底静脉曲张后再给药。

美沙拉秦

（Mesalazine）

【适应证】用于溃疡性结肠炎的治疗，包括急性发作期的治疗和防止复发的维持治疗（栓剂用于治疗溃疡性结肠炎的急性发作）；用于克罗恩病急性发作期的治疗。

【用法用量】

1. 溃疡性结肠炎　①急性发作期，口服，每次 0.5~1g，每天 3 次；直肠给药，便后肛塞 0.25~0.5g，每天 2~3 次；②维持治疗，每次 0.5g，每天 3 次；分别于早、中、晚餐前 1h 服用，疗程遵医嘱，国外推荐溃疡性结肠炎或克罗恩病急性发作期一般疗程为 8~12 周。

2. 克罗恩病　每次 0.5~1.5g，每天 3 次。

3. 老年人　口服给药剂量酌减，直肠给药不必调整剂量。

【不良反应】

1. 最常见恶心、厌食、体温上升、红斑、瘙痒、头痛及心悸等。

2. 少见且可能与剂量相关的不良反应包括红细胞异常、紫绀、胃痛、腹痛、头晕、耳鸣、蛋白尿、血尿及皮肤黄染等。

3. 其他不良反应有骨髓抑制、肝炎、周围神经病变、过敏反应、肺部症状及肾病综合征等，罕见胰腺炎、男性精子减少或不育症。

【应急措施】用药期间如出现胸痛、气短、胸膜或心包摩擦音，以及急性不耐受综合征（主要表现为肠道痉挛、急性腹痛、血性腹泻，有时可有发热、头痛和皮疹等）或溃疡性结肠炎的病情恶化，应立即停药。

【用药宣教】

1. 本品不宜与降低肠道 pH 的药物联用。

2. 告知患者，本品必须用大量液体整片吞服，不得嚼碎后服用。

3. 如栓剂在 10min 内流泻，需重新塞入另一栓剂。为方便塞入，可用水、凡士林或其他润滑物润湿。如因故漏用一剂或多剂时，应按照原剂量继续使用。

4. 在急性发作期和维持治疗中，为获得理想的治疗效果，建议持续、规律地服用本品。

5. 用药期间如出现胸痛、气短、肠道痉挛、急性腹痛、血性腹泻、发热、头痛及皮疹等，或出现溃疡性结肠炎病情恶化，应立即停药并告知医师。

5. 本品可透过胎盘屏障并经乳汁分泌，故妊娠期及哺乳期妇女应权衡利弊，谨慎用药。

6. 口服本品治疗前应监测肾功能，治疗过程中也应定期复查。对患有肾脏疾病、肾功能不全者，应密切监测血尿素氮、血肌酐或蛋白尿情况。

7. 本品给药期间同时使用其他药物者，应详细告知医师，并遵医嘱用药。

奥美拉唑
（Omeprazole）

【适应证】用于胃及十二指肠溃疡、反流性食管炎、卓－艾综合征、消化性溃疡急性出血及急性胃黏膜病变出血，与抗生素联合用于幽门螺杆菌感染的十二指肠溃疡的根除治疗，也可用于防治非甾体抗炎药引起的相关消化性溃疡和十二指肠糜烂。

【用法用量】

1. 胃、十二指肠溃疡 ①口服，每次 20mg，每天 1～2 次，清晨顿服或早晚餐前 0.5～1h 服用，十二指肠溃疡疗程 2～4 周，胃溃疡疗程 4～8 周；②静脉滴注，每次 40mg，每天 1 次。

2. 反流性食管炎 ①口服，每天 20～60mg，晨起顿服或早晚各 1 次，疗程 4～8 周；②静脉注射，参见"胃、十二指肠溃疡"用量。

3. 卓－艾综合征 ①口服，初始剂量每次 60mg，每天 1 次，之后酌情调整为每天 20 ~ 120mg，如每天剂量超过 80mg，则应分2 次给药，其疗程视临床情况而定；②静脉滴注，推荐起始剂量为每次 60mg，每天 1 次，之后酌情加量，给药剂量超过 60mg 时分 2 次给药。

4. 消化性溃疡出血　①静脉注射，每次 40mg，每 12h 一次，连续 3 天；②静脉滴注，出血量大时可以首剂 80mg 静脉滴注，之后改为 8mg/h 维持，直至出血停止。

5. 肝功能不全　严重肝功能不全者必要时剂量减半，日剂量不超过 20mg。

【操作要点】

1. 首先排除癌症的可能后才能使用本品。

2. 本品注射剂禁止与其他药物配伍后给药。

3. 将药物用专用溶剂 10ml 溶解后形成静脉滴注用溶液，溶液应在 4h 内使用，静脉滴注速度不宜过快，40mg 本品滴注时间应在 20 ~ 30min 左右甚至更长。

【不良反应】

1. 耐受性良好，不良反应较少。主要不良反应为恶心、胀气、腹泻、便秘、上腹痛等，皮疹、ALT 和胆红素升高也偶有发生，多为轻微和短暂的，不影响治疗。其他还可见胸痛、血压升高、外周水肿、感觉异常、头晕及头痛等，罕见肝炎、肝功能衰竭、视物模糊，长期应用可导致维生素 B_{12} 缺乏、萎缩性胃炎、肠道感染、肺炎及缺铁性贫血等。

2. 药物过量可引起视物模糊、嗜睡、口干、颜面潮红、恶心、出汗、心动过速或过缓等。

【应急措施】本品无特异性解毒药，主要为对症及支持治疗。透析不能清除本品。

【用药宣教】

1. 应用本品期间不宜私自服用其他抗酸药或抑酸药。

2. 本品肠溶片及胶囊均应整片吞服，不得咀嚼、碾碎或拆开胶囊壳后服用。

3. 用药期间应监测药物疗效（包括内镜检查溃疡是否愈合、进行尿素呼吸试验检查了解幽门螺杆菌是否被根除、检测基础胃酸分泌值以了解治疗卓－艾综合征的效果）及肝功能，长期服药者还应检查胃黏膜有无肿瘤样增生，用药超过 3 年者还应监测血清维生素 B_{12} 水平。

4. 本品不宜长期大剂量使用，具体用药时间应严格遵医嘱。

5. 老年患者使用本品肠溶制剂时生物利用度提高，清除率降低，故应慎用。

6. 妊娠期妇女使用本品后可能造成胎儿损害，故妊娠期妇女禁用本品。

7. 本品是否经乳汁分泌尚不明确，故哺乳期妇女应权衡利弊，谨慎用药。

8. 对检验值有影响。本品可使^{13}C－尿素呼吸试验结果出现假阴性，故在本品治疗至少 4 周后才能进行此试验。

9. 本品给药期间同时使用其他药物者，应详细告知医师，并遵医嘱用药。

泮托拉唑
（Pantoprazole）

【适应证】用于胃及十二指肠溃疡、反流性食管炎、卓－艾综合征、消化性溃疡急性出血及急性胃黏膜病变出血，与抗生素联合用于幽门螺杆菌感染的十二指肠溃疡的根除治疗，也可用于防治非甾体抗炎药引起的相关消化性溃疡和胃十二指肠糜烂。

【用法用量】

1. 口服　常规剂量每次 40mg，每天 1 次于早餐前服用，十二指肠溃疡疗程 2～4 周，胃溃疡及返流性食管炎疗程 4～8 周。

2. 静脉滴注　每次 40～80mg，每天 1～2 次，治疗周期通常不超过 8 周。

3. 肾功能不全　剂量不宜超过每天 40mg。

4. 肝功能不全　严重肝功能衰竭患者，剂量应减少至隔日 40mg。

5. 老年人　剂量不宜超过每天 40mg，但在采用根除幽门螺杆菌感染的联合疗法时，老年患者可采用常规剂量服药。

【操作要点】本品静脉滴注要求在 15～60min 内滴完，其余操作要点参见"奥美拉唑"。

【不良反应】【应急措施】【用药宣教】参见"奥美拉唑"。

甲氧氯普胺
（Metoclopramide）

【适应证】用于多种原因（如化疗、放疗、手术、颅脑损伤、脑外伤后遗症、海空作业、急性胃肠炎、尿毒症及药物等）引起的呕吐。

【用法用量】

1. 口服 每次 5～10mg，每天 3 次，餐前 30min 服用。

2. 肌内或静脉注射 每次 10～20mg，每天极量 0.5mg/kg。

3. 肾功能不全 严重肾功能不全者剂量至少减少 60%。

【操作要点】

1. 本品静脉注射速度宜缓，于 1～2min 内注射完毕，快速给药易出现躁动不安，随即进入昏睡状态。

2. 本品遇光变成黄色或黄棕色后毒性增高，故用药前应仔细检查。

【不良反应】

1. 较常见昏睡、烦躁不安、倦怠无力，少见严重口渴、恶心、便秘、腹泻、睡眠障碍、眩晕、头痛、乳腺肿痛及皮疹等，静脉注射给药可引起直立性低血压。

2. 大剂量或长期应用可能导致锥体外系反应（特别是年轻人），出现帕金森综合征。

3. 药物过量会引起深度昏睡状态、神志不清及锥体外系症状。

【应急措施】药物过量时，可给予抗胆碱药物（如苯海索）、治疗帕金森病药物或抗组胺药（如苯海拉明）。

【用药宣教】

1. 本品对晕动病所致呕吐无效。

2. 本品可增强乙醇的中枢抑制作用，故用药期间不宜饮酒或含乙醇的饮料。

3. 本品存在潜在致畸风险，故妊娠期妇女禁用。

4. 醛固酮与血清催乳素浓度可因应用本品而升高。

七、妊娠合并呼吸系统疾病用药

呼吸系统疾病中的上呼吸道感染、结核、哮喘等都是妊娠期常见疾病。

（一）上呼吸道感染用药

1. 抗菌药　妊娠期可选用的抗菌药包括 β 内酰胺类（B级）、头孢菌素类（B级）、大环内酯类（B级）等。青霉素类是最安全的抗生素，即使在妊娠前 3 个月内亦可使用，但由于妊娠期间体内该类药物的代谢加快，剂量也需适当增加。新一代大环内酯类药物，如罗红霉素等对一般细菌引起的呼吸道感染有效，对支原体、衣原体、弓形虫等也有效，对青霉素过敏合并呼吸道感染的孕妇可选此类药物。但乙酰琥珀酸红霉素、克拉霉素等有增加新生儿先天畸形发生率的报道，不推荐应用。

2. 抗病毒药　流行性感冒简称流感，其病原体为流感病毒，分为 A、B、C 三型。导致人类流感的主要是 A 型和 B 型流感病毒者，其中 A 型流感病毒者可引起大流行。奥司他韦（C级）和扎那米韦（C级）目前被推荐应用于流感的预防和治疗。动物实验证实这两者对胎儿无致畸作用，但在人类中的研究较少。

3. 非甾体类抗炎药　可减轻头痛、发热等症状。常用的解热镇痛药有吲哚美辛（B级）、双氯芬酸（B级）、布洛芬（B级）和阿司匹林（C级）。目前有大量证据证实妊娠中期应用经典NSAIDs 药物，如吲哚美辛、双氯芬酸，或小剂量阿司匹林（<3g/d）不增加胎儿先天畸形的风险。但布洛芬应尽量避免应用，因为对于这些药物是否增加胎儿腹裂畸形风险的结论目前尚存在争议。妊娠晚期应用 NSAIDs 药物将导致胎儿动脉导管提前关闭，引起新生儿肺动脉高压，因此妊娠晚期禁用。

4. 减充血剂　减充血剂的应用可缓解鼻黏膜充血，减轻鼻塞、流涕等症状。常用的减充血剂有伪麻黄碱（C级）、氧甲唑啉（C级）等，减充血剂有经鼻给药和口服用药两种。尽管有大量文献认为经鼻给药可用于妊娠期妇女，但事实上对其在妊娠期应用安全的研究尚不充分。此外，长期经鼻给药还可致药物性鼻炎，因此即使是非妊娠人群，经鼻给药也不宜超过 7 天。

5. 抗组胺药　第一代抗组胺药如氯苯那敏（B 级）、苯海拉明（B 级）等选择性作用差，镇静、抗胆碱能等副作用强，目前应用较少，但有资料表明妊娠期应用不增加孕母及胎儿的风险。二代抗组胺药西替利嗪（B 级）、氯雷他定（B 级）等药效强，副作用少，为更优选择。其中氯雷他定是目前研究最多的第二代抗组胺药，有研究报道该药不增加胎儿先天性畸形的风险。

（二）抗哮喘用药

妊娠期间哮喘发作影响胎儿氧供，可使妊娠妇女的胎儿围产期死亡、先兆子痫、早产、低出生体重儿、先天性畸形等的危险升高。哮喘妊娠妇女使用药物治疗比哮喘症状和哮喘加重更安全。

1. 哮喘药物治疗的阶梯方案

（1）第一级，轻度间歇性哮喘　对于间歇性哮喘患者，建议使用短效支气管扩张剂，尤其是短效 β_2 - 受体激动剂以控制症状，其中沙丁胺醇为首选。

（2）第二级，轻度持续性哮喘　首选的长期控制药物是每日吸入小剂量糖皮质激素。这种药物对哮喘妊娠妇女既有效又安全，不增加围产期不良转归的危险。布地奈德（B 级）是妊娠期最常用的吸入性糖皮质激素，也是糖皮质激素中惟一的 B 级药物。

（3）第三级，中度持续性哮喘　有两种治疗选择：小剂量吸入糖皮质激素加长效吸入 β_2 - 受体激动剂，或将吸入糖皮质激素的剂量增加到中等剂量。沙美特罗（C 级）和福莫特罗（C 级）是可选用的长效吸入 β_2 - 受体激动剂。

（4）第四级，重度持续性哮喘　如果患者使用第三级药物后仍需要增加药物，那么吸入糖皮质激素的剂量应该增加到最大剂量，首选布地奈德（B 级）。如果增加剂量仍不足以控制哮喘症状，那么应该加用口服糖皮质激素。口服糖皮质激素在 FDA 分类中均属于 C 级，有研究表明，妊娠期应用可增加胎儿唇裂、腭裂的危险。其他的不良后果可能还包括先兆子痫、早产、新生儿低出生体重等，但证据有限。鉴于严重而未得到良好控制的哮喘对孕妇和胎儿具有很高的危险，用药时需权衡利弊，慎重考虑。

2. 其他药物　白三烯调节剂孟鲁司特和扎鲁司特均属于 B 级药物，关于其在妊娠期应用的安全性的研究较少。美国国立哮喘预防和控制联盟建议：若孕妇妊娠前使用这类药物能良好地控制症状，妊娠期不应停用；对于轻度持续性哮喘，白三烯调节剂可用于替代吸入性糖皮质激素；重度持续性哮喘，可用白三烯调节剂联合吸入性糖皮质激素控制症状。此外，茶碱（C 级）也可谨慎用于轻度或重度持续性哮喘的治疗。抗菌药物、抗结核、抗病毒药物可参考"感染性疾病安全用药"。

吲哚美辛

（Indometacin）

【适应证】用于痛经、发热、妇产科手术后镇痛。

【用法用量】

1. 抗风湿　初始剂量为每次 25～50mg，每天 2～3 次，每天最大剂量为 150mg，分 3～4 次服用。

2. 镇痛　首剂为 25～50mg，然后每次 25mg，每天 3 次，直至疼痛缓解。

3. 退热　每次 6.25～12.5mg，每天不超过 3 次。

【操作要点】本品宜于餐后服用或与食物或抑酸药（西咪替丁、雷尼替丁、奥美拉唑、兰索拉唑、泮托拉唑等）同服，以减轻不良反应。

【不良反应】

1. 不良反应发生率高达 35%～50%。常见的有头痛、眩晕、困倦、幻觉、精神错乱及胃肠道反应，如恶心、呕吐、厌食、胃肠道不适、胃痛、腹泻等。

2. 妊娠的后 3 个月服药可使胎儿动脉导管闭锁，引起持续性肺动脉高压。

3. 偶见消化道溃疡及出血。

4. 胰腺炎、肝损害、再生障碍性贫血、粒细胞减少、血小板减少也会发生。

5. 过敏反应，如皮疹、哮喘、结节性红斑、血管神经性水肿、脱发、呼吸困难等罕见报道。

6. 本品栓剂，可致局部直肠刺激、黏膜炎症或坏死伴大量出血。

【应急措施】

1. 患者一旦发生严重不良反应，应立即停药，通知医生及时救治。

2. 药物过量时，及时洗胃，给予支持治疗，观察数日以监控胃肠道出血状况。

【用药宣教】

1. 本品用于退热时宜多饮水，补充足量液体，防止大量出汗而虚脱。

2. 用药期间应定期检查肝、肾功能及血常规，长期用药者应定期进行眼科检查。

3. 用药期间不宜饮酒或含乙醇的饮料。

4. 本品不用于慢性痛风的长期治疗。

5. 应从小剂量开始用药，每天用量超过 150~200mg 时容易引发毒性反应。

6. 用药过程中出现视物模糊，应立即做眼科检查。

7. 用药过程中出现眩晕者，不应驾驶或操纵机器。

8. 出现下列情况应停药，如持续头痛、周期性上腹疼痛、胃灼热、反胃、恶心、呕吐、患者使用足量本品后 48h 内仍未退热。

双氯芬酸钠
(Diclofenac Sodium)

【适应证】

1. 缓解风湿性关节炎、类风湿关节炎、骨性关节炎、强直性脊柱炎、痛风性关节炎等多种慢性关节炎的急性发作期或持续性的关节肿痛症状。

2. 治疗非关节性的各种软组织风湿性疾病和疼痛，如肩痛、腱鞘炎、肌腱炎、滑囊炎、肌痛等。

3. 用于急性的轻、中度疼痛，如手术或创伤后疼痛、原发性痛经、牙痛、头痛、腰背痛、扭伤及其他软组织损伤引起的疼痛。

4. 与抗感染药物合用，治疗耳鼻喉严重的感染性疼痛和炎症，如扁桃体炎、耳炎、鼻窦炎等。

5. 有一定的退热作用。

【用法用量】

1. 口服　①关节炎、疼痛，缓释片，每次 100mg，每天 1 次；肠溶片，用于关节炎，每天 75～150mg，分 3 次服用，疗效满意后可逐渐减量。用于急性疼痛，首次 50mg，之后每次 25～50mg，每 6～8h 一次。用于原发性痛经，每天 50～150mg，分次服用，必要时可在若干月经周期之内增量至每天 200mg，在出现症状时开始治疗，并持续数日，剂量及疗程视症状而定。②口、咽部小手术及口腔溃疡引发的疼痛，含片，每次 2mg，两次至少间隔 2h，每天不超过 10mg。

2. 肌内注射　深部注射，每次 50mg，每天 1 次，必要时数小时后再注射 1 次。

3. 直肠给药　每次 50mg，每天 50～100mg。

【操作要点】用药期间如出现胃肠出血、肝、肾功能损害、视力障碍、血常规异常及过敏反应等，即应停药。

【不良反应】

1. 消化系统　反酸、恶心、呕吐、腹泻、上腹痛、便秘、胃部不适、胃烧灼感、食欲不振等，停药后基本消失。少数患者出现胃或十二指肠溃疡、胃黏膜出血或穿孔等。少见肝功能损害、可逆性黄疸、急性肝炎。罕见肝功能紊乱。

2. 神经系统　偶见头痛、头晕、失眠、嗜睡、兴奋等。偶可出现视力、听力障碍。

3. 泌尿生殖系统　偶有肾功能下降，导致水钠潴留（尿量减少、面部水肿、体重骤增等），个别患者出现急性肾功能不全、血尿、肾病综合征。

4. 血液系统　罕见粒细胞减少、血小板减少、溶血性贫血。

个别患者出现白细胞减少。

5. 皮肤　可见一过性过敏性皮疹，罕见多形渗出性红斑、中毒性表皮松解、脱发。

6. 其他　极少数患者出现心律不齐、耳鸣。

【应急措施】药物过量，主要治疗措施为支持治疗。对服药不久的患者可用吐根催吐（患者意识不清和惊厥发作时除外），服药 1h 以内的患者可在服用活性炭后洗胃，服药 1h 以上的患者服用活性炭后一般不必洗胃，可多次服用活性炭，以减少药物的吸收。监测肝、肾及其他生命脏器功能，对并发症进行支持和对症治疗。一般仅在发生肾功能不全和少尿时才进行血液透析。

【用药宣教】

1. 本品应空腹（餐前）随足量饮水服用，对易发生胃肠道反应的患者，推荐在进餐的同时服用。

2. 服用本品期间应避免饮酒或含乙醇的饮料。

3. 用药期间应定期检查肝、肾功能，尤其是对肝肾功能有损害或潜在性损害者、老年人、慢性饮酒者、任何原因造成细胞外液丢失者。

4. 用药过程中出现上腹痛、上腹胀、唾液过多、胃灼热、反胃、恶心、呕吐、食欲不振、黑便时，应停药并立即进行消化道疾病的相关检查。

5. 应警惕诸如胸痛、气短、无力、言语含糊等症状和体征，当有任何上述症状或体征发生后应该马上寻求医生帮助。

6. 本品口服制剂须整片（粒）吞服，肠溶片口服起效迅速但排出亦快，待急性疼痛控制后宜用缓释剂型，减少服药次数，维持稳定血药浓度。

7. 本品直肠给药时先将栓剂用少量温水润湿，然后轻轻塞入直肠内 2cm 处。

8. 由于本药局部应用也可吸收，故应严格按照规定剂量使用，避免长期大面积使用。

9. 服用本品如出现眩晕、头痛、嗜睡等不良反应，应避免驾驶或操作机器。

布洛芬
（Ibuprofen）

【适应证】

1. 用于急性轻、中度疼痛，如手术、创伤、劳损后疼痛、原发性痛经、继发性痛经（放置宫内节育器引起）、下腰疼痛、头痛、牙痛等，还可用于非关节性的多种软组织风湿性疼痛或炎症，如肌腱及腱鞘炎、滑囊炎、肩痛、肌痛及运动后损伤性疼痛等。

2. 可用于治疗感冒、急性上呼吸道感染、急性咽喉炎等疾病引起的发热。

3. 用于缓解类风湿关节炎、骨性关节炎、脊柱关节病、痛风性关节炎、风湿性关节炎等多种慢性关节炎的急性发作期或持续性的关节肿痛症状。

【用法用量】

1. 口服　①抗风湿，每次 0.4～0.8g，每天 3～4 次。类风湿关节炎比骨性关节炎用量大。每天最大剂量不超过 2.4g。②轻、中度疼痛，每次 0.2～0.4g，每 4～6h 一次，每天最大剂量不宜超过 2.4g。缓释片每次 0.3～0.6g，早、晚各 1 次。③发热，每次 0.2g，每天 3～4 次。④抗炎，缓释片每次 0.3～0.6g，早、晚各每次。

2. 直肠给药　每次 100mg，如需再次用药应间隔 4h 以上，24h 不超过 200mg。

【操作要点】

1. 用药期间应定期检查血常规及肝、肾功能。

2. 有溃疡病史者使用本品，宜严密观察或加用抗酸药。

3. 用药期间如出现胃肠出血、肝功能损害、视力障碍、血常规异常及过敏反应等，应立即停药。

【不良反应】

1. 胃肠道反应比阿司匹林、吲哚美辛为少。可出现上腹部不适、恶心、呕吐、腹泻、腹痛。

2. 消化道溃疡、出血、肝功能异常也偶有报道。

3. 还会发生头痛、眩晕、耳鸣、水肿、抑郁、困倦、失眠、视物模糊、皮疹等。

4. 偶有肾功能损害、粒细胞和血小板减少。

【应急措施】 服药过量时应作紧急处理，包括催吐或洗胃，口服活性炭、抗酸药或（和）利尿药，输液，保持良好的血液循环及采用其他支持疗法。由于持续性呕吐、腹泻或体液摄入不足而出现明显脱水时，需纠正水及电解质失调。

【用药宣教】

1. 本品用于止痛不得超过5天，用于解热不得超过3天，症状仍未缓解者应咨询医师。

2. 服用本品期间不得饮酒或含有乙醇的饮料。

3. 本品直肠给药时，应用助推器将药栓推入肛门深处。

4. 用药期间如出现呕血、黑便、视力障碍、过敏反应等，应立即停药。

对乙酰氨基酚

（Paracetamol）

【适应证】

1. 用于普通感冒或流行性感冒引起的发热。

2. 缓解轻至中度疼痛，如关节痛、偏头痛、肌肉痛、牙痛、神经痛。

【用法用量】

1. 口服　每次0.3~0.6g，每4h一次或每天4次，每天量不宜超过2g。退热疗程一般不超过3天，镇痛不宜超过10天。缓释片每次1.3g，每8h一次。每天不得超过3.9g。

2. 肌内注射　每次0.15~0.25g。退热疗程一般不超过3天，镇痛不宜超过10天。

3. 直肠给药　每次0.3g，若持续高热或疼痛，可间隔4~6h重复1次。24h内不超过1.2g。

【操作要点】 患者用药前应检查肝、肾功能。

【不良反应】 通常与大量长期用药、过量用药或伴有肝、肾功能不全等异常情况有关。

1. 使阿司匹林过敏者的支气管痉挛症状加重，偶有引起血小板减少症、罕见溶血性贫血、血小板增多、慢性粒细胞性白血病及慢性淋巴细胞白血病等。

2. 对胃肠道刺激小，短期服用不会引起胃肠道出血，但已有数例服用本品导致肝毒性的报道。少数患者可发生过敏性皮炎（皮疹、皮肤瘙痒等）。

3. 长期大量用药可致肾脏疾病，包括肾乳头坏死性肾衰竭。

4. 药物过量时，很快出现皮肤苍白、恶心、呕吐、胃痛或胃痉挛、腹泻、厌食、多汗等症状，且可持续 24h。用药的第 1~4 天内可出现腹痛、肝脏肿大、压痛、氨基转移酶升高及黄疸。4~6 天可出现爆发性肝功能衰竭，表现为肝性脑病、抽搐、惊厥、呼吸抑制、昏迷等症状，以及凝血障碍、胃肠道出血、弥散性血管内凝血、低血糖、酸中毒、心律失常、循环衰竭、肾小管坏死直至死亡。

【应急措施】

1. 患者一旦发生严重不良反应，应立即停药，通知医生及时救治。

2. 服药过量

（1）洗胃、催吐。

（2）尽早于 12h 内给予拮抗剂 N－乙酰半胱氨酸（开始时口服 140mg/kg，然后每次给予 70mg/kg，每 4h 一次，共用 17 次。病情严重时可将药物溶于 5% 葡萄糖注射液 200ml 中静脉给药），也可口服甲硫氨酸（保护肝脏），不得给活性炭。如服药过量后 24h 内未能使用乙酰半胱氨酸，则使用血液透析或血液灌注。

（3）至少在服药过量 4h 后监测本品血药浓度，若提示可能出现肝中毒，须完成全疗程的乙酰半胱氨酸治疗，如首次血药浓度测定值低于肝中毒血药浓度值，可考虑停用拮抗剂。同时还应检查肝功能，每 24h 测定 1 次，至少连续测定 96h。肾脏及心脏功能检查视临床需要而定。

（4）支持疗法。维持水电解质平衡，纠正低血糖，补充维生素 K_1（凝血酶原时间比率 >1.5）或用新鲜冷冻血浆、浓缩凝血因子（凝血酶原时间比率 >3）。还可给予利尿剂促进药物排泄。

【用药宣教】

1. 服用本品期间不宜饮酒或含乙醇的饮料。

2. 用药过程中出现皮肤红斑、肿胀、水疱、大疱时，应立即停药。

右美沙芬

（DextromethorpHan）

【适应证】用于支气管哮喘、上呼吸道感染、肺炎、肺结核等引起的咳嗽。

【用法用量】口服，每次 15～30mg，每天 3～4 次。

【操作要点】不得与 MAOIs 及抗抑郁药合用。

【不良反应】

1. 常见胃肠道紊乱、亢奋、头晕及头痛等。少见恶心、呕吐、口渴、便秘及等。偶见轻度嗜睡、ALT 轻度升高、皮疹及呼吸抑制等。

2. 大剂量给药可出现意识模糊、精神错乱及呼吸抑制。

3. 药物过量可出现嗜睡、共济失调、惊厥、癫痫发作等。

【应急措施】患者服药过量应立即给予吸氧、静脉输液及排除胃内容物等，必要时静脉注射盐酸纳洛酮 0.005mg/kg，癫痫发作可给予短效巴比妥类药物。

【用药宣教】

1. 乙醇可增强本品镇静及对中枢的抑制作用，故用药期间不宜饮酒。

2. 用药期间患者应避免高空作业、驾驶车辆、机械作业及操作精密仪器等。

3. 用药 7 天如症状未缓解，请咨询医师或药师。

喷托维林

（Pentoxyverine）

【适应证】用于急、慢性支气管炎等多种原因引起的无痰干咳。

【用法用量】口服，每次 25mg，每天 3～4 次。

【不良反应】

1. 偶可致轻度头晕、头痛、眩晕、口干、嗜睡、恶心、便秘、腹胀、腹泻及皮肤过敏等。

2. 药物过量可出现阿托品样中毒反应。

【应急措施】当患者出现药物过敏、呼吸功能不全、心力衰竭、尿潴留及阿托品样中毒反应时立即通知医生并配合抢救。

【用药宣教】

1. 告知患者药品性状发生改变时禁止服用。

2. 用药后可能出现嗜睡，故用药期间禁止驾驶、高空作业、操作机械及精密仪器。

3. 痰多患者如必须服用本品，应与祛痰药联用。

（三）祛痰药

痰是呼吸道炎症的产物，可刺激呼吸道黏膜引起咳嗽，并可加重感染。祛痰药能改变痰中黏性成分，降低痰的黏滞度，使痰易于咳出。

溴己新
（Bromhexine）

【适应证】用于慢性支气管炎、哮喘、支气管扩张、矽肺等痰液黏稠不易咳出的患者。

【用法用量】口服，每次 8～16mg，每天 3 次；肌内或静脉注射，每次 4mg，每天 8～12mg；静脉滴注，每次 4mg，每天 8～12mg。

【操作要点】静脉滴注时用葡萄糖注射液稀释。

【不良反应】

1. 轻微不良反应包括头痛、头晕、恶心、呕吐、胃部不适、腹痛、腹泻，减量或停药后可消失。可见血清氨基转移酶一过性升高。

2. 严重不良反应包括皮疹、遗尿。

【应急措施】患者出现皮疹、遗尿情况时通知医生处理。

【用药宣教】告知患者本品片剂应于餐后服用。

氨溴索

（Ambroxol）

【适应证】用于急、慢性呼吸系统疾病（如急慢性支气管炎、哮喘性支气管炎、支气管哮喘、支气管扩张及肺结核等）引起的痰液黏稠、咳痰困难。

【用法用量】

1. 口服　片剂每次 30～60mg，每天 3 次，长期服药者可减为每天 2 次；口服溶液每次 60mg，每天 2 次。

2. 静脉注射　用 5% 葡萄糖注射液或 0.9% 氯化钠注射液溶解后，缓慢静脉注射，每次 15mg，每天 2～3 次，病情严重者可增至每次 30mg。

3. 肾功能不全者及严重肝脏疾病者　应减量或延长两次服药的时间间隔。

【操作要点】

1. 禁止与其他药物在同一容器内混放，注意配伍用药，应特别注意避免与头孢类抗生素、中药注射剂等配伍应用。

2. 由于氨溴索在 pH > 6.3 的溶液中可能会出现游离碱沉淀，故本品注射液不宜与碱性溶液混合。

3. 本品静脉注射速度不宜过快，也可将本品以 5% 葡萄糖注射液或 0.9% 氯化钠注射液 100～150ml 稀释后于 30min 内缓慢静脉滴注。

4. 本品应避免与阿托品类药物联用。

【不良反应】

1. 少数患者可出现呼吸困难、发热伴寒战、面部肿胀、口腔及气道干燥、唾液分泌增加及排尿困难等。

2. 偶见胃部不适、恶心、呕吐、食欲缺乏、消化不良、腹痛、腹泻、便秘、过敏性休克。

3. 罕见头痛、眩晕、血管神经性水肿、严重急性过敏反应。

4. 快速静脉注射可引起腰部疼痛和疲乏无力感。

5. 药物过量时偶有短时间坐立不安及腹泻情况出现。极度过量可出现恶心、呕吐及低血压等。

【应急措施】 药物过量、用药后出现过敏反应时应立即停药并给予对症治疗，如出现过敏性休克应立即通知医师，给予急救。

【用药宣教】

1. 患者如漏服 1 次给药剂量，只需在适当时间按照原剂量服用下一次剂量。

2. 糖尿病患者及遗传性果糖不耐受者服用本品口服溶液时应选用无糖型。

3. 如果患者在用药后新出现皮肤或者黏膜损伤，应立即停药并告知医生。

乙酰半胱氨酸

（Acetylcysteine）

【适应证】 用于治疗浓稠黏液分泌物过多的急性支气管炎、慢性支气管炎、肺气肿、慢性阻塞性肺病以及支气管扩张症等。

【用法用量】

1. 口服　泡腾片，每次 0.6g，每天 1～2 次。

2. 雾化吸入　每次 0.3g，每天 1～2 次，持续 5～10 天，可根据患者具体情况进行相关剂量调整。

【操作要点】

1. 本品与碘化油、糜蛋白酶存在配伍禁忌。

2. 使用本品，特别是开始用喷雾剂方式治疗时可液化支气管内分泌物，使分泌物量增加。如果患者不能适当排痰，应做体位引流或通过支气管内吸痰方式将分泌物排出，以避免分泌物潴留阻塞气道。

【不良反应】 口服本品偶见恶心、呕吐、上腹部不适、腹泻、咳嗽等不良反应，一般减量或停药即缓解。罕见皮疹和支气管痉挛等过敏反应。

【应急措施】 用药后如出现支气管痉挛可用异丙肾上腺素缓解，服用支气管扩张药，如支气管痉挛发生恶化，则终止使用本品。

【用药宣教】

1. 告知患者，本品吸入用溶液剂开启后应立即使用，开启后的药液应置于冰箱内并于 24h 内使用，先前已开启的药液不得再用。

2. 吸入性溶液剂开启安瓿时可闻到硫磺味，此为正常现象。放入喷雾器中后药液呈粉红色，不影响本品的疗效和安全性。药物使用完毕后应清洗喷雾器。

3. 告知患者本品泡腾片应以温开水（≤40℃）冲服，以免影响疗效。本品溶解后应立即服用且应一次性服完。

4. 告知患者本品不宜与铁、铜等金属及橡胶、氧气、氧化物接触，以免药效丧失。故本品用于喷雾吸入时应采用塑胶和玻璃制喷雾器。

5. 本品对胎儿及乳儿的影响尚不明确，故妊娠期及哺乳期妇女应权衡利弊，谨慎用药。

6. 本品可干扰水杨酸测定，故患者用药期间不应用比色法测定水杨酸盐浓度；本品尚可干扰硝普盐试验，导致血、尿中酮体的假阳性反应。

（四）平喘药

支气管哮喘是由多种细胞及细胞组分参与的慢性气道炎症，此种炎症常伴随引起气道反应性增高，导致反复发作的喘息、气促、胸闷和（或）咳嗽等症状，多在夜间和（或）凌晨发作。治疗首先避免接触过敏原，治疗和清除感染灶及各种诱发因素（如吸烟、漆味、冰冷饮料、气候突变等），治疗药物主要有 β_2 - 受体激动药、茶碱类、抗胆碱药物、皮质激素。

布地奈德

（Budesonide）

【适应证】用于糖皮质激素依赖性或非依赖性的支气管哮喘和哮喘性支气管炎。

【用法用量】

1. 气雾吸入　较轻微的患者开始剂量为每次 0.1～0.4mg，早晚各 1 次，较重者每天 0.8～1.6mg，分 2～4 次使用，维持剂量均为每次 0.2～0.4mg，每天 2 次，严重支气管哮喘和停用

（或减量使用）口服糖皮质激素的患者剂量应个体化。

2. 雾化吸入　起始剂量、严重哮喘期货减少口服糖皮质激素时的剂量为每次 1 ~ 2mg，每天 2 次，维持剂量个体化，应为患者保持无症状的最低剂量，推荐剂量为每次 0.5 ~ 1mg，每天 2 次。

3. 粉雾吸入　治疗哮喘的剂量应个体化，具体见下表。

原有治疗	起始剂量	最大剂量	维持剂量
无激素治疗/吸入糖皮质激素治疗	每次 0.2 ~ 0.4mg，每天 1 次或每次 0.1 ~ 0.4mg，每天 2 次	每次 0.8mg，每天 2 次	每次 0.1 ~ 0.4mg，每天 1 次
口服糖皮质激素治疗	每次 0.4 ~ 0.8mg，每天 2 次	每次 0.8mg，每天 2 次	每次 0.1 ~ 0.4mg，每天 1 次

【操作要点】

1. 本品起效较慢，用药后需 2 ~ 3 天药效才可得到充分发挥。故口服皮质激素者改为本品治疗时，需有过渡。转化期间如患者出现湿疹、皮炎、肌肉及关节疼痛等，可增加口服皮质激素的剂量。

2. 本品雾化混悬液可与 0.9% 氯化钠注射液、特布他林、沙丁胺醇、色甘酸钠或溴化异丙托品溶液混合使用。

3. 应指导患者根据个人情况以正确的方式吸入。

【不良反应】

1. 喉部有轻微刺激，用药后如不漱口腔及咽部，偶见咳嗽、声嘶及咽部白色念珠菌感染等。

2. 偶见皮疹、荨麻疹、接触性皮炎、支气管痉挛等过敏反应，偶见头痛、头晕、恶心、腹泻、体重增加、紧张、不安及抑郁等。

3. 极少数患者使用鼻喷雾剂后出现鼻中隔穿孔和黏膜溃疡。原来使用口服皮质激素改用本药者，有可能发生下丘脑 – 垂体 – 肾上腺轴的功能失调。

4. 偶尔用药过量可致中性粒细胞增加、淋巴细胞及嗜酸性粒细胞降低，但不会出现明显临床症状。习惯性过量可引起肾上腺皮质功能亢进及下丘脑 – 垂体 – 肾上腺轴的功能抑制。

【应急措施】　一旦发现用药过量，应停药或减少用量。

【用药宣教】

1. 患者吸入本品后应以净水漱洗口腔和咽部，以防咽喉部口腔念珠菌病。

2. 告知患者，吸入用布地奈德混悬液在贮存中会发生一些沉积。如果在振荡后不能形成完全稳定的悬浮，则应丢弃。

3. 告知患者如同时使用支气管扩张剂，用药的先后顺序为支气管扩张剂先用，两种吸入剂之间应间隔几分钟。

4. 告知患者，在使用吸入用布地奈德混悬液治疗期间，如哮喘对患者常用量的支气管扩张剂无响应时，应立即联系医师。

5. 用药前后及用药时应当检查或监测以下内容。

（1）长期高剂量治疗时应监测肾上腺功能、血液学、血压、血糖和体重。

（2）在哮喘患者中应监测 FEV_1、最大呼吸流量和（或）其他肺功能检查。

6. 妊娠期妇女用药的安全性及有效性尚不明确，故应权衡利弊，谨慎用药。妊娠期间如必需使用糖皮质激素，可选用吸入性激素。妊娠期妇女用药后所生婴儿可能出现肾上腺功能低下，故应对婴儿进行严密监测。

7. 本药见效较慢，喷吸后其药效需待 2～3 天达到充分发挥。因此，口服皮质激素患者换用本药时，需要有数日过渡。

氟替卡松
（Fluticasone）

【适应证】　用于哮喘的预防性治疗。

【用法用量】　口腔吸入，起始剂量应个体化，轻度哮喘每次 0.1mg，每天 2 次，中至重度哮喘每次 0.25～0.5mg，每天 2 次，之后逐渐减量至控制哮喘症状的最小有效量。

【操作要点】　应经常检查患者使用气雾剂装置的技术，确认给药与吸药同时进行以保证药物可最大程度达到肺部。

【不良反应】

1. 部分患者可出现口腔以及咽喉部白色念珠菌感染、声嘶、反常性支气管痉挛伴哮喘加重、使发生严重或致死性水痘及麻疹病毒感染的危险性增加。

2. 罕见潜在的嗜酸性粒细胞增加、外周水肿、面部水肿、口咽部水肿、局部过敏等。

3. 大剂量长期给药易引发肾上腺皮质功能减退、生长延迟、白内障、骨密度降低及青光眼等。

【应急措施】

1. 治疗哮喘期间如发生反常性支气管痉挛伴哮喘加重时应立即停药，吸入速效支气管扩张药（如沙丁胺醇）缓解。如用于控制症状的速效支气管扩张药（如沙丁胺醇）用量增加，提示哮喘恶化，应立即调整治疗方案。

2. 急性过量可致暂时性肾上腺功能抑制，此时应减量给药，暂不需采取紧急措施（可通过检测血浆皮质醇了解肾上腺功能），慢性过量可致肾上腺功能抑制，应监测肾上腺储备，使用可有效控制哮喘的适宜剂量继续治疗。

【用药宣教】

1. 告知患者本品不用于哮喘急性发作的治疗，仅作为哮喘的长期预防性治疗，治疗初期症状的改善可能不明显，即使无症状也应定期用药，用药期间不应骤然停药。

2. 告知患者本品主要用于哮喘长期的常规治疗而不用于缓解急性哮喘症状，当患者出现急性哮喘症状时，应该选用快速短效的吸入型支气管扩张剂。

3. 吸入本品后应以净水漱洗口腔和咽部，以防咽喉部口腔念珠菌病。

4. 老年患者长期用药可致骨质疏松甚至骨折，故应权衡利弊，谨慎用药。

5. 用药前后及用药期间应定期监测以下内容。

（1）长期用药前及用药 1 年后应进行骨 X 线检查。

（2）由接受口服激素治疗转为吸入本品治疗及长期吸入剂量超过 2mg/d 者，应定期监测肾上腺皮质功能。

（3）长期用药的患儿应定期监测身高。

多索茶碱
（Doxofylline）

【适应证】用于支气管哮喘、喘息型慢性支气管炎及其他支气管痉挛引起的呼吸困难。

【用法用量】

1. 静脉注射　每次 0.2g，每 12h 一次，以 25% 葡萄糖注射液稀释至 40ml 缓慢注射，时间应在 20min 以上，5~10 天为一疗程或遵医嘱。

2. 静脉滴注　每次 0.3g，每天 1 次，加入指定 5% 葡萄糖注射液或 0.9% 氯化钠注射液 100ml 中缓慢静脉滴注，滴注时间不少于 30min。

【操作要点】

1. 本品个体差异大，应根据患者具体病情变化调整给药方案，如需增加剂量应注意监测血药浓度，20μg/ml 以上即为中毒浓度。

2. 本品静脉给药应缓慢。注射时间不少于 20min，滴注时间不少于 30min。

【不良反应】

1. 可能引起恶心、呕吐、上腹部疼痛、头痛、失眠、易怒、心动过速、期前收缩、呼吸急促、高血糖及蛋白尿等。

2. 药物过量会引起严重心律失常、阵发性痉挛等。

【应急措施】一旦患者出现严重心律失常、阵发性痉挛等初期中毒症状，应立即停药并告知医师，监测血药浓度。在上述中毒迹象和症状完全消失后可继续用药。

【用药宣教】

1. 咖啡因可使本品毒性增强，故告知患者不宜同时饮用含咖啡因的饮料或同食含咖啡因的食品。

2. 告知患者用药期间应避免滥用乙醇类制品。

3. 用药期间应定期监测血药浓度、心率及心律，并观察患者反应及肺功能。

4. 老年患者对本品血浆清除率不同，故应权衡利弊，谨慎用药。

福莫特罗
（Formoterol）

【适应证】用于缓解支气管哮喘、急慢性支气管炎、喘息性支气管炎或肺气肿等气道阻塞性疾病引起的呼吸困难等症状，尤其用于需长期服用 β_2 - 受体激动药的患者和夜间发作型的哮喘患者。

【用法用量】

1. 吸入给药　剂量应个体化，尽量使用最低有效剂量。常规剂量为每次 4.5 ~ 9μg，每天 1 ~ 2 次，早晨或（和）晚间给药。病情较重者每次 9 ~ 18μg，每天 1 ~ 2 次，哮喘夜间发作时可于晚间给药 1 次，每天最大剂量为 36μg。

2. 口服　每次 40 ~ 80μg，每天 2 次，也可根据患者具体情况适当增减。

3. 老年人　通常伴有生理功能低下，应适当减量。

【不良反应】

1. 常见心悸、震颤及头痛等，偶见急躁、失眠、肌肉痉挛及心动过速等，罕见皮疹、荨麻疹、房颤、室上性心动过速、支气管痉挛、低钾血症及高钾血症等。

2. β_2 - 受体激动剂可能会导致血中游离脂肪酸、血糖及酮体水平增高。

3. 用药过量可能导致典型的 β 激动剂样反应，连续过量使用可引起心律失常甚至心脏停搏。

4. 参见"特布他林"的相互作用。

【应急措施】过量时应停药，必要时给予对症治疗。

【用药宣教】

1. 告知患者，因乙醇可降低心脏对 β_2 - 激动剂的耐受性，故用药期间不宜饮酒或含乙醇的饮料。

2. 告知患者，按正确的用法用量规范使用本品却未见疗效时，应终止给药。

3. 本品可影响血糖代谢，故糖尿病患者用药初期应注意血糖的控制。

4. 哮喘急性发作时给予本品或与本品联合用药时应监测血钾。

异丙托溴铵

（Ipratropium Bromide）

【适应证】用于慢性支气管炎、肺气肿等慢性阻塞性肺部疾病引起的支气管痉挛的维持治疗，也可与吸入性 β – 受体激动剂合用于治疗慢性阻塞性肺部疾病引起的急性支气管痉挛。

【用法用量】雾化吸入，每次 100 ~ 500μg，用 0.9% 氯化钠注射液稀释至 3 ~ 4ml，置雾化器中吸入，直至症状缓解。

【操作要点】本品雾化溶液不能与含有防腐剂苯扎氯铵的色甘酸钠雾化吸入液在同一雾化器中使用，可与盐酸氨溴索、盐酸溴己新及非诺特罗三药的雾化吸入液共同使用。

【不良反应】

1. 常见头痛、头晕、咳嗽、口干、视物模糊、恶心及呕吐等。

2. 少见震颤、心动过速、心悸、眼部调节障碍、尿潴留（已有尿道梗阻的患者发生率增加）、口苦及胃肠动力障碍（尤其对于纤维囊泡症的患者，停药后可恢复正常）等。

3. 极少见支气管痉挛。

【应急措施】

1. 一旦患者出现急性闭角型青光眼的征象（与角膜水肿和眼结膜充血相关的眼痛或不适、视物模糊、虹视及有色成像等），应密切监测，如症状加重，需给予缩瞳药。

2. 本品误入眼内会出现瞳孔散大及轻度、可逆的视力调节紊乱，一旦患者出现此种症状，应给予缩瞳治疗。

【用药宣教】

1. 易患青光眼的患者应用本品时应用眼罩保护眼睛。

2. 告知患者，用前观察药品包装是否破损，有破损的应丢弃。

3. 告知患者，本品不含防腐剂，为防止细菌污染，药物包装打开后应立即使用，症状缓解后，雾化器中剩余的药液应废弃。

八、妊娠合并免疫系统疾病的用药

产科常见免疫性疾病包括：系统性红斑狼疮（SLE）、未分化结缔组织病（UCTD）、抗磷脂综合征（APS）、多发性肌炎 – 皮肌炎（PM/DM）、干燥综合征（SS）、系统性硬化（SSc）、类风湿关节炎（RA）、特发性血小板减少性紫癜（ITP）等。

糖皮质激素广泛用于妊娠合并免疫性疾病的治疗，出现病情活动时，可根据病情需要加大剂量。氢化可的松、泼尼松和甲基泼尼松龙等短效剂型可通过胎盘屏障，但胎盘产生的 11 – β 脱氢酶可使其转化为无活性的可的松。糖皮质激素有可能在妊娠早期影响胎儿硬腭形成。使用前应该权衡母体疾病与糖皮质激素对胎儿的影响，孕前 1 个月及妊娠早期最好避免大剂量使用和滥用。羟氯喹，虽可通过胎盘，脐血药物浓度与母体相当，目前尚未发现对胎儿产生相关的毒性，也很少引起母体眼损害。

甲泼尼龙

（Methylprednisolone）

【适应证】用于类风湿关节炎、风湿性发热、痛风、支气管哮喘、过敏性疾病、严重感染及抗休克的治疗等。

【用法用量】

1. 口服：①根据不同疾病的治疗需要，初始剂量可为每天 4 ~ 48mg，症状较轻者通常给予较低剂量，某些患者则可能需要较高的初始剂量，包括多发性硬化症（每天 0.2g）、脑水肿（每天 0.2 ~ 1g）及器官移植（每天 7mg/kg），维持剂量为每天 4 ~ 8mg；②隔日疗法（ADT），指在隔日早晨一次性给予两天的总量。采用这种治疗方法旨在为需要长期服药的患者提供皮质激素的治疗作用，同时减少某些不良反应，例如对垂体 – 肾上腺皮质轴的抑制、皮质激素撤药症状及对儿童生长的抑制等。

2. 静脉注射　①危重症的辅助用药，推荐剂量 30mg/kg，静脉注射至少 30min，根据临床需要，可在医院内于 48h 内每隔 4～6h 重复 1 次；②短期内控制急性重症疾病证状（支气管哮喘、血清病、荨麻疹样输血反应及多发性硬化症急性恶化期等），初始剂量 10～500mg，小于 250mg 时至少注射 5min，大于 250mg 至少注射 30min，根据患者情况，间隔一段时间后可静脉注射或肌内注射下一剂量。

【操作要点】

1. 甲泼尼龙琥珀酸钠避免于三角肌处注射。

2. 建议本品注射剂与其他药物分别给药。

3. 本品注射液在紫外线和荧光下易分解破坏，故使用及贮藏时应避光。

4. 本品可静脉注射、静脉滴注或肌内注射，紧急情况的治疗应选择静脉注射。

5. 溶解的药品与 5% 葡萄糖注射液、0.9% 氯化钠注射液、或 5% 葡萄糖与 0.45% 氯化钠混合液混合，配制后的溶液在 48h 可保持稳定。

【不良反应】水钠潴留较氢化可的松弱，大剂量给药致心律失常，余参见"氢化可的松"。

【应急措施】观察患者不良反应，如有异常及时给予对症处理。

【用药宣教】

1. 长期治疗者应定期检查尿常规、饭后 2h 血糖、血压、体重及胸部 X 线等，有溃疡史或明显消化不良者应作上消化道 X 线检查，中断长期治疗者也需要作医疗监护。

2. 其余参见"氢化可的松"。

地塞米松

（Dexamethasone）

【适应证】用于类风湿关节炎、风湿性发热、痛风、支气管哮喘、过敏性疾病、严重感染及抗休克的治疗等。

【用法用量】

1. 口服　初始剂量为每次 0.75～3mg，每天 2～4 次，维持量每天 0.75mg，视患者病情而定。

2. 静脉注射　一般剂量每次 2～20mg，可每隔 2～6h 重复给药至病情稳定，大剂量连续给药一般不超过 72h。

3. 鞘内注射　每次 5mg，间隔 1～3 周注射 1 次。

4. 关节腔内注射　每次 0.8～4mg，按关节腔大小而定。

【不良反应】较少引起水钠潴留，大量服药可导致糖尿、类库欣综合征及精神症状，对下丘脑 - 垂体 - 肾上腺轴功能抑制较强，静脉注射本品可引起肛门生殖区感觉异常及激惹，偶见水痘泛发或加重，余参见"氢化可的松"。

【应急措施】一旦发生严重不良反应，应立即停药，通知医生及时救治。

【用药宣教】

1. 本品为长效药物，一般不用于儿童需要长期使用激素者。

2. 用药前应鉴别水痘与过敏性皮疹，确诊为水痘则禁用本品。

3. 余参见"氢化可的松"。

羟氯喹

（Hydroxychloroquine）

【适应证】本品用于对潜在严重副作用小的药物应答不满意的以下疾病的治疗，如类风湿关节炎、青少年慢性关节炎、盘状红斑狼疮和系统性红斑狼疮，以及由阳光引发或加剧的皮肤病变。

【用法用量】口服，成人（包括老年人）每天 0.4g，分 1～2 次服用。当疗效不再进一步改善时，剂量可减至 0.2g 维持。维持时，若治疗反应有所减弱，维持剂量应增加至每天 0.4g。应使用最小有效剂量维持，不应超过每天 6.5mg/kg（自理想体重而非实际体重算得）或每天 0.4g，甚至更小量。

【操作要点】

1. 服用本品期间应进行初次以及定期（每 3～6 个月 1 次）眼科检查（包括视觉灵敏度、裂隙灯检查、眼底镜以及视野检查），以下情况者，检查频次应增加：每天剂量超过 6.5mg/kg 理想体重、肾功能不全、累积用药量超过 200g、老年人以及视觉灵敏度受损。

2. 服药期间应定期进行膝和踝关节的反射及肌力检查。长期用药时，应定期监测血细胞计数。

3. 如果风湿性疾病治疗 6 个月没有改善，应终止治疗。

【不良反应】

1. 神经系统　长期用药可出现易怒、神经质、神经过敏、梦魇、精神障碍、头痛、头晕、眩晕、耳鸣、眼球震颤、神经性耳聋、惊厥、共济失调等。

2. 肌肉骨骼　长期用药导致眼外肌麻痹、骨骼肌软弱、深肌腱反射消失或减退等。

3. 眼　长期大剂量用药导致睫状体调节障碍伴视觉模糊。角膜出现一过性水肿、点状至线状浑浊及角膜敏感度减小等。治疗 3 周后开始出现角膜色素沉着、视网膜出现黄斑水肿、萎缩、异常色素沉着、中心凹反射消失、出现"牛眼"外观、视神经盘苍白和萎缩、视网膜周围细颗粒状色素紊乱。晚期出现凸出型脉络膜、视野缺损等。

4. 皮肤　白发、脱发、瘙痒、皮肤及黏膜色素沉着、皮疹等。

5. 血液系统　再生障碍性贫血、粒细胞缺乏、白细胞减少、血小板减少。

6. 消化系统　食欲不振、恶心、呕吐、腹泻及腹部痛性痉挛。

7. 其他　体重减轻、倦怠、卟啉症恶化或加速以及非光敏性银屑病等。

8. 药物过量　头痛、困倦、视力障碍、心力衰竭、惊厥、甚至突发心搏骤停。

【应急措施】

1. 患者一旦发生严重不良反应，应立即停药，通知医生及时救治。

2. 药物过量

（1）主要为对症治疗，应通过催吐或洗胃尽快排空胃内容物。在服药后 30min 内，洗胃后通过胃管导入至少 5 倍服药量的活性炭粉末可抑制药物的进一步吸收。

（2）如患者发生抽搐，应在洗胃前给予控制。如抽搐是因大脑刺激所致，可谨慎使用超短效巴比妥类药物。如果因缺氧所致，则需给予氧疗，人工通气。如发生低血压性休克应使用血管紧张药物。鉴于呼吸支持的重要性，患者在洗胃后如病情需要，应进行气管插管或气管切开。血液置换可用于减少血中 4 - 氨基喹啉的浓度。

（3）急性期存活的患者即使没有症状也应严密观察至少 6h。

（4）过量服用或对药物敏感的患者应补充液体和给予氯化铵口服，每天 8g，分次服用，每周 3~4 次，在停止本品治疗后应继续使用数月。

【用药宣教】本品宜与食物或牛奶同服。

Rho（D）人免疫球蛋白（小剂量）
Rho（D）immune globulin（mini – dose）

【适应证】

1. 本品用于预防妊娠 12 周之内 Rho（D）阴性孕妇的自发性及人工流产而导致的同种免疫反应。

2. 预防因配偶间 Rh 因子不同而导致的流产及新生儿夭折。

【用法用量】本品仅供肌内注射。推荐注射于上臂三角肌或股外侧肌，应避免注射于臀部，以免损伤坐骨神经。

【操作要点】

1. 本品应在自发流产或人工流产后 3h 内使用，每次 1 支。如不能在上述时间内使用，应尽可能在终止妊娠 72h 内使用。

2. 如果胎儿及其父亲能确定为 Rho（D）阴性，则不必使用本品。假定胎儿的 Rho（D）为阳性时，供孕妇使用。使用本品必须同时满足以下 3 个条件。

（1）孕妇必须是 Rho（D）阴性，且对 Rho（D）抗原过敏；

（2）不能确定胎儿的父亲是否 Rho（D）阴性；

（3）妊娠不超过 12 周。

【不良反应】可见注射部位疼痛、轻度体温升高，罕见过敏反应。

【应急措施】准备好抢救药品，一旦发生过敏反应，应就地抢救。

【用药宣教】

1. 本品为血液制品，虽然采取各种方法去除病毒，但血液制品仍有传播病毒性疾病的可能。

2. 使用本品时，虽然罕见，但有导致过敏的可能。

Rho（D）人免疫球蛋白（全剂量）
Rho（D）immune globulin（full dose）

【适应证】预防因配偶间 Rh 因子不同而导致的流产及新生儿夭折。

【用法用量】本品仅供肌内注射使用。推荐注射于上臂三角肌或股外侧肌，应避免注射于臀部，以免损伤坐骨神经。

1. 分娩后预防。分娩 72h 内使用本品效果最佳，虽然超过72h 后使用本品的保护效果较差，但仍然可以给药。在分娩过程中使用的剂量应视胎儿–母体出血量的多寡而定，如进入循环系统的红细胞≤15ml，使用一剂的本品，即可提供足够的抗体以防止 Rh 过敏反应。一旦怀疑有胎儿—母体间大量出血（全血 30ml或红细胞 15ml 以上），可以采用已核准的检验技术（修改后的Kleihauer–Betke 酸溶离染色技术）来计算胎儿的红细胞量，并据此决定所需本品的剂量。计算胎儿—母体间出血的红细胞体积，除以 15ml 所得的数字就是需要使用本品的注射剂的数量。若怀疑超过 15ml 或计算出的是分数，就以较大的整数作为需要给予的数量（例如算出的数字是 1.4，就给 2 支本品的注射剂）。

2. 分娩前预防。妊娠 28 周时给予本品注射剂 1 支，如胎儿是 Rh 阳性，必须再追加一剂，最好在分娩后 72h 内追加。

3. 有流产倾向的妊娠者，不论在妊娠的哪个阶段，都建议给予一剂。如果担心由于胎儿—母体间的出血，使得进入母体的红细胞超过 15ml，请按照上述"分娩后预防"中的计算方法来计算需使用本品的注射剂的数量。

4. 妊娠 13 周以上发生流产、或终止妊娠时，建议给予本品一剂。如果担心由于胎儿—母体间的出血，使得进入母体的红细胞超过 15ml，请按照在上述"分娩后预防"中的计算方法来计算需使用本品的注射剂的数量。

5. 妊娠 15～18 周时或在最后 3 个月时进行羊膜穿刺、或者在妊娠中、后期发生腹部外伤，建议给予本品一剂。如果担心由于胎儿—母体间的出血，使得进入母体的红细胞超过 15ml，请按照在上述"分娩后预防"中的计算方法来计算需使用本品的注射剂的数量。

如果因腹部外伤、羊膜穿刺、或其他不利情况而需要在妊娠 13～18 周时使用本品，就应该在 26～28 周时再追加一剂。如果在最后一次给药后的 3 周内分娩，除非胎儿—母体间的出血超过 15ml 红细胞，否则产后可以不必再给药。

【操作要点】、【不良反应】、【应急措施】、【用药宣教】参见小剂量的本品。

静脉注射用免疫球蛋白
（Immune Globulin Intravenous）

【适应证】

1. 原发性免疫球蛋白缺乏症，如 X 连锁低免疫球蛋白血症，常见变异性免疫缺陷病，免疫球蛋白 G 亚型缺陷病等。

2. 继发性免疫球蛋白缺陷病，如重症感染，新生儿败血症等。

3. 自身免疫性疾病，如原发性血小板减少性紫癜，川崎病。

【用法用量】

1. 原发性免疫球蛋白缺乏或低下症　首次剂量为 400mg/kg；维持剂量 200～400mg/kg，给药间隔时间视患者血清 IgG 水平和病情而定，一般每月一次。

2. 原发性血小板减少性紫癜　每日 400mg/kg，连续 5 日，维持剂量每次 400mg/kg，间隔时间视血小板计数和病情而定，一般每周一次。

3. 重症感染　每日 200～300mg/kg，连用 2～3 日。

4. 川崎病　发病 10 日内应用，儿童治疗剂量 2.0g/kg，一次滴注。

【操作要点】

1. 用灭菌注射用水将本品溶解至 IgG 含量为 5%。静脉滴注或以 5% 葡萄糖溶液稀释 1~2 倍作静脉滴注，开始滴注速度为 1.0ml/min（约 20 滴/分）持续 15min 后若无不良反应，可逐渐加快速度，最快滴注速度不得超过 3.0ml/min（约 60 滴/分）。

2. 治疗的初始 1h 内不良反应多见，故治疗开始时滴速宜慢。

【不良反应】

1. 过敏反应极其罕见，但有时极其严重，典型表现为滴注后数秒至几分钟出现面部潮红、水肿、呼吸急促、胸闷、低血压甚至休克或死亡。

2. 非过敏反应较为常见，如出现于滴注 30min 内的轻度腰背痛、肌痛、皮肤潮红、轻度畏寒、头晕、周身不适等。少数人可出现支气管痉挛或哮喘，极少数发生溶血性贫血、高渗性肾损害、无菌性脑膜炎及继发性感染乙、丙型病毒性肝炎等。

【应急措施】 如发生过敏反应，应就地抢救。

【用药宣教】

1. 告诉患者本品滴注过程中会有轻度腰背痛、肌痛、皮肤潮红、轻度畏寒、头晕、周身不适等。

2. 如出现支气管哮喘，应及时报告医护人员。

第六章 哺乳期疾病安全用药

一、催乳药

甲氧氯普胺有催乳作用，参见消化系统用药中的有关叙述。

二、退乳药

甲麦角林
（Metergoline）

【适应证】抑制产后乳汁分泌，防治乳溢症。

【用法用量】预防或抑制乳汁分泌，口服，每次4mg，每天3次，共7日。

【操作要点】

1. 本品与降压药合用应小心，谨防低血压。

2. 与 H_2 受体拮抗剂，吩噻嗪类药合用时，可明显升高催乳素浓度，从而降低疗效。

【不良反应】本品不良反应较轻，少数出现恶心、呕吐、失眠、困倦和眩晕等。

【用药宣教】

1. 服药期间如不想生育，应注意避孕，还要定期检查肝、肾功能和造血功能。

2. 驾驶员、机械操作者慎用。

溴隐亭
（Bromocriptine）

【适应证】

1. 分娩后、自发性、肿瘤性、药物等引起的闭经。

2. 高泌乳素症引起的月经紊乱、不孕、继发性闭经、排卵减少。

3. 抑制泌乳、预防分娩后和早产后的泌乳。

4. 产后的乳房充血、高泌乳素血症引起的特殊的乳房触痛、乳房胀痛和烦躁不安。

【用法用量】

1. 产后回乳　口服，预防性用药，分娩 4h 开始服用 2.5mg，以后改为每天 2 次，每次 2.5mg，连用 14 天；如已有乳汁分泌，则每日用 2.5mg，2～3 天后改为每天 2 次，每次 2.5mg，连用 14 天。

2. 高泌乳素血症引起的闭经溢乳、不孕症　开始给予 1.25mg，每天 2～3 次，如作用不明显，可逐渐增量至 2.5mg，每天 2～3 次。持续治疗直至乳汁分泌停止。闭经、功能性月经病和低生育力的治疗应持续到月经恢复正常。如果需要，治疗可延续至几个周期，以防复发。

3. 产后乳房充血　轻者可口服，每次 2.5mg，如需要又未停止泌乳，则 6～12h 后可重复 1 次。短时间用药不会抑制泌乳。

【操作要点】

1. 产后用以抑制乳汁分泌者更易发生低血压，故宜在产后至少 4h 以上，且心率、血压和呼吸等平稳后才能用药。

2. 出现肝功能损害时应减量。

【不良反应】

1. 本品用药早期可见恶心、呕吐、眩晕、直立性低血压甚至晕厥。

2. 可引起下肢血管痉挛。还可出现鼻充血、红斑性肢痛、心律失常、心绞痛加重、口干、便秘、腹泻、头痛、嗜睡、幻觉妄想、躁狂、抑郁等。

3. 帕金森病患者可能发生运动障碍，肢端肥大症患者可能出现胃肠道出血。

4. 长期用药可出现皮肤网状青斑，腹膜纤维化，胸膜增厚和积液。

5. 在使用较高剂量时还可能出现精神病、幻觉、妄想、精神错乱，但使用低剂量也可能发生。

【应急措施】本品急性过量可给予甲氧氯普胺，胃肠外给药最佳。本品过量应去除所有尚未吸收的药物，必要时保持血压正常。

【用药宣教】

1. 用药初始期间，可出现血压下降，机械操作和车辆驾驶者应用时注意。

2. 用于治疗闭经或溢乳，可产生短期疗效，不宜久用。

3. 本品与乙醇合用可提高机体对乙醇的敏感性，增加胃肠道不良反应。服药期间不宜饮酒。

三、产后抑郁症用药

产后抑郁症是女性精神障碍中最为常见的类型，是女性生产之后，由于性激素、社会角色及心理变化所带来的身体、情绪、心理等一系列变化。产后抑郁症一般在产后 2 周发病，会在产后 4~6 周逐渐明显。产妇或家属可自我判断，近期是否出现感觉情绪低落、焦虑，甚至莫名其妙的哭泣，经常疲倦，不知所措，对生活缺乏信心，对周围所有事情没有兴趣，情绪容易波动，失眠等。如有上述情况发生，应及时就医，确诊是产后短暂抑郁还是抑郁症，并进行治疗。

帕罗西汀
（Paroxetine）

【适应证】用于各种类型的抑郁症（包括伴有焦虑的抑郁症及反应性抑郁症），亦可治疗强迫神经症、惊恐障碍或社交焦虑障碍。

【用法用量】

1. 抑郁症或社交恐怖症　每次 20mg，每天 1 次，服用 2~3 周后根据患者情况选择加量，每周以 10mg 剂量递增，根据国外经验每天极量为 50mg，应遵医嘱治疗。

2. 强迫性神经症　开始剂量为每天 20mg，每周以 10mg 剂量递增，常用剂量为每天 40mg，根据国外经验每天极量为 60mg。

3. 惊恐障碍　初始剂量为每天 10mg，根据患者情况，每周以 10mg 量递增，常用量为每天 40mg，每天极量可达 50mg。

4. 老年人　可从每天 10mg 开始给药，最大剂量不超过每天 40mg。

5. 肝、肾功能不全　初始剂量每天 10mg，推荐剂量为每天 20mg，如需加量，以不超过每天 40mg 为宜。

【操作要点】一般采用的逐渐减量停药方案是以周为间隔逐渐减量，每周的日用剂量比上周的日用剂量减少 10mg，每周减量 1 次。当日用剂量减至每天 20mg 时，患者以该剂量继续用药 1 周，然后停药。如果减量或停药后出现不能耐受的症状，可以考虑恢复到前次的用药剂量治疗。之后可继续进行减量方案，但减量的速度要更加缓慢。

【不良反应】

1. 常见恶心、性功能障碍、胆固醇水平升高、食欲减退、体重增加、嗜睡、失眠、兴奋、异常梦境、眩晕、震颤、头痛、情绪不稳、视物模糊、高血压、心动过速、打哈欠、便秘、腹泻、呕吐、口干、出汗、瘙痒及耳鸣等。

2. 偶见皮肤和黏膜异常出血、贫血、白细胞减少、淋巴结病、紫癜、过敏反应、浮肿、外周性水肿、口渴、体重减轻、意识模糊、幻觉、锥体外系症状、瞳孔散大、直立性低血压、心动过缓、血肿、哮喘、支气管炎、呼吸困难、吞咽困难及荨麻疹等。

3. 罕见异常红细胞、出血时间延长、白细胞增多、淋巴水肿、血小板增多或减少、糖尿病、甲状腺疾病、胆红素血症、脱水、痛风、高胆固醇血症、电解质异常、低血糖、乳酸脱氢酶升高、躁狂、惊厥、不宁腿综合征、精神病性抑郁症、心绞痛、房颤、血管性头痛、肺气肿、咯血、大便失禁、血管神经性水肿、高催乳素血症、尿潴留及弱视等。

4. 极罕见抗利尿激素分泌异常综合征（SIADH）、血清素综合征、急性青光眼、胃肠道出血、肝炎（有时伴有黄疸和（或）肝功能衰竭）及光敏反应等。

5. 药物过量时会出现发热、眩晕、头痛、嗜睡、激动、焦虑、烦躁、口干、恶心、呕吐及瞳孔散大等，偶有昏迷或心电图变化。

【应急措施】

1. 患者如从抑郁转为躁狂应立即停药，必要时给予镇静药。停药后药效还可持续 5 周，故仍需继续监测。

2. 若药物过量，本品无特殊解救药，可按其他抗抑郁药过量中毒的解救方法处理。

【用药宣教】

1. 告知患者，本品应于每天早餐时顿服，药片完整吞服勿咀嚼。

2. 告知患者，用药期间不宜饮酒或含乙醇的饮料。

3. 本品可与水、食物同服以避免肠胃刺激。

4. 有心血管疾病或新发现的心肌梗死患者单次给药后如出现轻微心率减慢、血压波动，应引起注意，及时联系医师。

5. 本品一般不宜突然停药，应逐渐减量停药。

6. 用药期间应定期监测肝肾功能、血压、脉搏、心电图及血常规，癫痫患者或有癫痫病史者应进行临床及脑电图监测。

7. 如出现肝功能检查值持续上升或出现皮疹时，应立即停药并联系医师。

8. 用药期间不宜驾驶车辆、操作机械或高空作业。

西酞普兰

（Citalopram）

【适应证】用于各种类型的抑郁症。

【用法用量】

1. 常用剂量　口服，每次 20mg，每天 1 次，根据患者病情可酌情增加至每天 40mg。增量需间隔 2～3 周，为防止复发，治疗至少持续 6 个月。

2. 超过 65 岁的老年患者及轻至中度肝功能不全患者：剂量减半，即每天 10～20mg，每天极量为 20mg。

【操作要点】

当停止使用本品治疗时，应在至少 1～2 周内逐渐减少剂量，以便降低停药反应的风险。如果在剂量降低后或在治疗停止后出现不可耐受的症状，则可以考虑重新恢复先前的处方剂量。随后，医师可继续降低剂量，但应以更加平缓的速率进行。

【不良反应】

1. 常见嗜睡、失眠、恶心、口干、疲劳、食欲下降、体重下降、激越、性欲减退、焦虑、女性异常性高潮、梦魇、震颤、耳鸣、腹泻、呕吐、便秘、肌痛及关节痛等。

2. 偶见食欲增加、体重增加、人格解体、幻觉、躁狂、自杀、晕厥及心律失常等。

3. 罕见低钠血症、低钾血症、血小板减少症、超敏反应、味觉障碍、视觉障碍、出血、发热及肝炎等。

4. 药物过量会出现惊厥、心动过速、嗜睡、Q–T 间期延长、昏迷、呕吐、震颤、低血压、心脏骤停、恶心、5–TH 综合征、激越、心动过缓、头晕、束支传导阻滞、QRS 延长、高血压、瞳孔散大、尖端扭转型室性心动过速、出汗、发绀、过度换气及心律失常等。

【应急措施】本品尚无特殊解毒剂，故应给予对症及支持治疗，可给予活性炭、有渗透作用的泻药（如硫酸钠）和胃排空，同时密切监测 ECG 和生命体征。如果出现意识障碍，应对患者进行气管插管。

【用药宣教】

1. 本品与乙醇合用会加剧不良反应发生率，故告知患者不应同服含乙醇的制品。

2. 患者在出现明显抑郁缓解之前仍可能持续存在自杀的可能性。如患者进入躁狂期，应停用本品，并给予精神抑制药适当治疗。

3. 用药期间可能会出现低钠血症和抗利尿激素分泌异常综合征，故患者在用药过程中应密切监测上述疾病的症状发生，并及时停药，告知医师。

4. 长期服药者应定期监测心率、血压、肝功能及全血细胞计数。

5. 患者用药期间不宜驾驶、操作危险的机械或高空作业。

6. 本品突然停药有可能出现戒断症状，因此需要经过 1 周的逐步减量方可停药。

第七章 分娩异常及并发症安全用药

分娩时，产力、胎力及产道间存在着一定的矛盾，在正常情况下，矛盾经过一系列转化统一后，胎儿就能顺利娩出；反之，如矛盾得不到转化统一，或产力、胎儿及产道中因任何一个或数个因素不正常，得不到纠正时，分娩就可能发生困难，称异常分娩。遇宫缩乏力、产程延长，但无严重的机械性梗阻，估计胎儿可自阴道娩出者，应以保守疗法为主。产程延长休息不佳者，易引起疲劳或衰竭，应多予精神安慰与鼓励，可酌情给予安定药。不能进食者，应补液。根据造成难产的原因，可以采用加强宫缩、镇静、手法或器械助产，必要时剖宫产。

一、产后出血

产后出血的处理原则为针对病因，迅速止血，补充血容量、纠正休克及防治感染。

缩宫素
（Oxytocin）

【适应证】用于引产、生产子宫收缩乏力、产后出血和子宫复原不全。

【用法用量】

1. 引产以本品 5U 加入 0.9% 氯化钠注射液 500ml（优于葡萄糖注射液），稀释后缓慢静脉滴注。

2. 产后止血可肌内注射本品 5U，同时肌内注射麦角新碱 0.5mg；或静脉滴注 10U，滴速为 0.02 ~ 0.04U/min。

【操作要点】 静脉滴注，开始 0.0005～0.004U/min。以后逐渐增加 0.001～0.002U/min。当滴速达到 6mU/min 时，本品血药浓度一般与正常分娩相当，但也有需要 0.02U/min 的情况，这必须根据实际宫缩和胎心情况，在富有经验的医生指导下，逐步从 0.006U/min 开始加量，但切不可突然加至 0.02U/min。一旦分娩开始，静脉滴注应缓慢撤停。

【不良反应】

1. 偶有恶心、呕吐、心律不齐、骨盆血肿，严重的全身超敏反应或其他过敏反应也会发生。

2. 过量或对本品敏感的孕妇可引起子宫剧烈收缩，导致子宫破裂和广泛的软组织撕裂、胎心过缓、不齐和窒息，甚至导致胎儿或母体死亡。

3. 本品常有加压素（抗利尿激素）样活性。大剂量长时间应用可出现低钠血症和水中毒，如肺水肿、抽搐、昏迷甚至死亡；还可因严重高血压和蛛网膜下腔出血而死亡。

4. 有应用本品引起新生儿黄疸和视网膜出血的报道。

【应急措施】

1. 过敏反应，常表现为胸闷、气急、寒战甚至休克，需用抗过敏药对症治疗。

2. 出现子宫过度收缩时，应给予抑制宫缩药。

【用药宣教】

1. 心血管病患者应用本品时静脉滴注液体量应适当减少，相应地，滴速必须减慢。较大剂量长时间应用时，液体容积也应小一些，静脉滴注液体须含电解质，以免发生水中毒。

2. 用药期间应持续仔细监测胎心和宫缩情况，随个体反应情况调整剂量更为稳妥。

3. 本品只能在医院有医护监测时才能给药。产前使用时禁止快速静脉注射和肌内注射。

4. 本品过量可引起高血压、子宫强烈收缩、子宫破裂。子宫胎盘灌注不足，可引起胎儿心率下降，缺氧甚或死亡。

麦角新碱
（Ergometrine）

【适应证】用于产后子宫收缩乏力所致产后出血和子宫复原不全。

【用法用量】

1. 口服　0.2～0.5mg，每天1～2次。

2. 肌内注射或静脉注射　每次0.2mg，极量每天1mg。静脉注射时用25%葡萄糖注射液20ml稀释。

3. 子宫壁注射　剖宫产时可直接注射0.2mg于子宫肌层。

4. 产后或流产后　可在子宫颈左右两侧各注射0.2mg。

【操作要点】

1. 行子宫颈注射时，必须两侧分别进行，切不可只在单侧注射。

2. 胎儿及胎盘未娩出前禁用，以免发生子宫破裂及胎儿宫内窒息死亡，因此，本品不可用于催产或引产。

【不良反应】

1. 部分患者可有恶心、呕吐、出冷汗、面色苍白及血压升高，后者在静脉注射较快时尤易出现。

2. 本品极量与中毒量较接近，过量时产生的急性中毒症状有外周血管收缩引起的头晕、头痛、腹痛、腹泻、耳鸣、胸痛、心悸、心动过缓、惊厥、呼吸困难、呼吸衰竭和急性肾功能衰竭，此时应采取有力的对症治疗措施。

3. 偶有过敏反应发生。

【应急措施】一旦中毒，按下列方法抢救。

1. 口服中毒者可先饮用20%药用炭混悬液100ml，再行催吐及硫酸镁导泻，后予牛奶保护消化道黏膜。

2. 适当补液以促毒物排泄，保持水、电解质平衡。

3. 改善和消除心血管系统症状，可予罂粟碱、妥拉唑林等。

4. 采用适量低分子右旋糖酐、肝素，防止凝血。

5. 如有坏死倾向，可用0.5%～1%利多卡因作脊柱旁封闭。

6. 对症治疗。

【用药宣教】　如使用不当，可能发生麦角中毒，表现为持久腹泻、手足和下肢皮肤苍白的发冷、心跳弱、持续呕吐、惊厥，一旦出现上述症状，应及时通知医护人员。

维生素 K_1

（Vitamin K_1）

【适应证】　用于维生素 K 缺乏引起的出血，如梗阻性黄疸、胆瘘、慢性腹泻等所致出血，香豆素类、水杨酸钠等所致的低凝血酶原血症，新生儿出血以及长期应用广谱抗生素所致的体内维生素 K 缺乏。

【用法用量】

1. 低凝血酶原血症　肌内或深部皮下注射，每次 10mg，每天 1～2 次，24h 内总量不超过 40mg。

2. 预防新生儿出血　可于分娩前 12～24h 给母亲肌内注射或缓慢静脉注射 2～5mg。也可在新生儿出生后肌内或皮下注射 0.5～1mg，8h 后可重复。

【操作要点】

1. 本品用于重症患者静脉注射时，给药速度不应超过 1mg/min。

2. 本品应避免冻结，如有油滴析出或分层则不宜使用，但可在避光条件下加热至 70～80℃，振摇使其自然冷却，如澄明度正常则仍可继续使用。

3. 本品与苯妥英钠混合 2h 后可出现颗粒沉淀，与维生素 C、维生素 B_{12}、右旋糖酐混合易出现浑浊。

【不良反应】　偶见过敏反应。静脉注射过快，超过 5mg/min，可引起面部潮红、出汗、支气管痉挛、心动过速、低血压等，曾有快速静脉注射致死的报道。肌内注射可引起局部红肿和疼痛。新生儿应用本品后可能出现高胆红素血症，黄疸和溶血性贫血。

【应急措施】　如出现休克，立即通知医生，吸氧，保持呼吸道通畅，建立静脉通路，皮下注射肾上腺素，遵医嘱给药等。

【用药宣教】

1. 本品用于静脉注射宜缓慢。

2. 与双香豆素类口服抗凝剂合用，作用相互抵消。水杨酸类、磺胺、奎宁、奎尼丁等也影响本品的效果。

氨甲环酸

（Tranexamic Acid）

【适应证】

1. 用于前列腺、尿道、肺、脑、子宫、肾上腺、甲状腺、肝等富有纤溶酶原激活物脏器的外伤或手术出血。

2. 用作溶栓药，如组织型纤溶酶原激活物（t－PA）、链激酶及尿激酶的拮抗物。

3. 用于人工流产、胎盘早期剥离、死胎和羊水栓塞引起的纤溶性出血。

4. 用于局部纤溶性增高的月经过多、眼前房出血及严重鼻出血。

5. 用于防止或减轻因子Ⅷ或因子Ⅸ缺乏的血友病患者拔牙或口腔手术后的出血。

6. 中枢动脉瘤破裂所致的轻度出血，如蛛网膜下腔出血和颅内动脉瘤出血，应用本品止血优于其他抗纤溶药，但必须注意并发脑水肿或脑梗死的危险性。至于重症有手术指征患者，本品仅可作辅助用药。

7. 用于治疗遗传性血管神经性水肿，可减少其发作次数和严重度。

8. 用于血友病患者发生活动性出血。

9. 对黄褐斑有确切疗效。

【用法用量】

1. 静脉滴注　一般每次 0.25～0.5g，必要时可每天 1～2g，分 1～2 次给药。根据年龄和症状可适当增减剂量，或遵医嘱。为防止手术前后出血，可参考上述剂量。治疗原发性纤维蛋白溶解所致出血。剂量可酌情加大。

2. 口服　每次 1～1.5g，每天 2～6g。

【操作要点】

1. 如与其他凝血因子（如因子IX）等合用，应在凝血因子使用后8h再用本品较为妥善。

2. 观察有无颅内血栓形成和出血、胃肠道症状、中枢神经系统症状。

3. 应用本品要监护患者以降低血栓形成并发症的可能性。

4. 大量血尿患者禁用或慎用本品。

5. 应在凝血因子使用后8h再用本品较为妥善。

6. 应用本品时间较长者，应做眼科检查监护。

【不良反应】 偶有药物过量所致颅内血栓形成和出血。尚有腹泻、恶心及呕吐。较少见的有经期不适（经期血液凝固所致）。由于本品可进入脑脊液，注射后可有视物模糊、头痛、头晕、疲乏等中枢神经系统症状，特别与注射速度有关。

【应急措施】 如出现休克，应立即停止输入，更换0.9%氯化钠注射液，通知医生；去枕平卧，给及氧气吸入，保持呼吸道通畅，皮下注射肾上腺素等。

【用药宣教】

1. 与青霉素或尿激酶等溶栓剂有配伍禁忌。

2. 与口服避孕药、雌激素或凝血酶原复合物浓缩剂合用，有增加血栓形成的危险。

二、羊水栓塞

羊水栓塞抢救成功的关键在于早诊断、早处理，以及早用肝素和及早处理妊娠子宫。归纳为以下几方面。

1. 抗过敏 出现过敏性休克应该应用大剂量皮质激素，常选用地塞米松静脉滴注。但激素可抑制网状内皮系统功能，使已激活的凝血因子不能及时清除而加重DIC，故反复应用时应注意，在使用肝素治疗的基础上应用皮质激素为好。

2. 吸氧 应争取行正压持续给氧，至少用面罩给氧或使用人工呼吸机，供氧可减轻肺水肿，改善脑缺氧及其他组织缺氧。

3. 解除肺动脉高压 供氧只能解决肺泡氧压，而不能解决肺血流低灌注，必须尽早解除肺动脉高压，才能根本改善缺氧，预防急性右心力衰竭、末梢循环衰竭和急性呼吸衰竭。常用药物如下。

（1）氨茶碱　具有解除肺血管痉挛，扩张冠状动脉及利尿作用，还有解除支气管平滑肌痉挛作用。

（2）罂粟碱　对冠状血管和肺、脑血管均有扩张作用，是解除肺动脉高压的理想药物。

（3）阿托品　解除肺血管痉挛，还能抑制支气管的分泌功能，改善微循环。

（4）酚妥拉明　解除肺血管痉挛。

4. 抗休克　羊水栓塞引起的休克比较复杂，与过敏、肺源性心脏病、心源性心脏病及 DIC 等多种因素有关。故处理时必须综合考虑。

（1）扩充血容量　休克时都存在有效血容量不足，应尽早、尽快扩充血容量。有条件者最好用肺动脉漂浮导管，测定肺毛细管楔压（PCWP），边监测心脏负荷边补充血容量。如无条件测量 PCWP，可根据中心静脉压指导输液。无论用哪种监护方法，都应在插管的同时抽血 5ml，作血液沉淀试验，涂片染色寻找羊水成分，并作有关 DIC 实验室检查。扩容液的选择，开始多用右旋糖酐 - 40，静脉滴注，伴失血者应补充新鲜血及平衡液。

（2）纠正酸中毒　首次可给 5% 碳酸氢钠，先注入计算量的 1/2 ~ 2/3。最好做动脉血气及酸碱测定，按失衡情况给药。

（3）调整血管紧张度　休克症状急骤而严重或血容量虽已补足但血压仍不稳定者，可选用血管活性药物，常用多巴胺静脉滴注，可保证重要脏器血供。

5. 防治 DIC　羊水栓塞诊断一旦确立，就应开始抗凝治疗，尽早使用肝素，以抑制血管内凝血，保护肾脏功能。应用肝素静脉滴注。羊水栓塞可发生在产前、产时或产后。应警惕严重的产后出血发生，最安全的措施是在给肝素的基础上输新鲜血，并补充纤维蛋白原、血小板悬液及鲜冻干血浆等，以补充凝血因子，制止产后出血不凝。

6. 预防心力衰竭　可用快速洋地黄制剂静脉注射，必要时 4 ~ 6h 重复 1 次。另辅以呋塞米静脉注射，防治心力衰竭，对提高抢救成功率具有重要意义。

7. 防治多器官损伤　羊水栓塞时受累器官除肺与心脏外，其次便是肾脏。为防止肾功能衰竭，在抗休克时必须注意肾的血灌注量，血容量未补充前不用或慎用缩血管药物，当血容量补足后，血压回升而每小时尿量仍少于 17ml 时，应给予利尿药物治疗。无效者常提示急性肾功能衰竭，应尽早采用血液透析等急救措施。

8. 抗感染　及时正确使用抗生素以预防感染

氨茶碱
（Aminophylline）

【适应证】

1. 用于缓解支气管哮喘、喘息型支气管炎、阻塞性肺气肿症状。

2. 用于急性左心力衰竭所致的哮喘（心源性哮喘）。

3. 用于充血性心力衰竭、冠脉功能不全、心绞痛，心性和肾性水肿及胆绞痛的患者。也可用于心性哮喘及伴有高血压的哮喘患者。

【用法用量】

1. 口服　每次 0.1 ~ 0.2g，每天 3 次。

2. 静脉注射或静脉滴注　每次 0.25 ~ 0.5g，用 25% ~ 50% 葡萄糖注射液 20 ~ 40ml 稀释后缓慢静脉注射，时间不得少于 5min。也可用 5% 葡萄糖注射液 500ml 稀释后滴注。

【操作要点】

1. 茶碱的治疗浓度范围较窄，体内清除率的个体差异较大，确定剂量时最好能参照临床效应和治疗浓度监测结果进行调整。

2. 静脉给药时必须用葡萄糖注射液稀释后注射并注意掌握速度和剂量。

3. 本品静注时不可与维生素 C、去甲肾上腺素、四环素类盐酸盐、促皮质激素及氢化可的松等药物配伍。

4. 严重哮喘时，可同时静脉滴注异丙嗪 25 ~ 50mg，但不可与氨茶碱混合以免产生沉淀。

【不良反应】

1. 常见的不良反应有食欲减退，恶心、呕吐，消化道出血；也可见头痛、烦躁、易激动。肌注会引起局部红肿疼痛，与2%盐酸普鲁卡因合用可减轻。

2. 如静脉注射或滴注量过大、浓度过高或速度过快，可引起头晕、心悸、心律失常，甚至血压骤降、谵妄、肌肉颤动或惊厥等严重反应。

【用药宣教】

1. 茶碱的治疗浓度范围较窄，体内清除率的个体差异较大，确定剂量时最好能参照临床效应和治疗浓度监测结果进行调整。

2. 本品引起失眠、不安等反应，可合用镇静催眠药予以预防。

罂粟碱

（Papaverine）

【适应证】用于羊水栓塞时缓解肺动脉高压。

【用法用量】30～90mg 加入 5% 或每日剂量不宜超过 300mg。10% 葡萄糖注射液 250～500ml 中，静脉滴注，可予阿托品合用。

【操作要点】本品与溴、碘和碘化物等有配伍禁忌。

【不良反应】

1. 口服本品可引起胃肠道障碍、面部朝红、出汗、头痛、嗜睡、心率加快、直立性低血压、皮疹。

2. 久用有成瘾性。

3. 最严重的急性不良反应是阴茎过度勃起。

【应急措施】过量出现意识障碍时可用苯二氮䓬类、苯巴比妥；低血压可补液，抬高下肢，静脉给予多巴胺。血液透析可清除本品。

【用药宣教】

1. 哺乳期妇女使用可能对胎儿有危害。

2. 静脉给药速度过快或用量过大可引起房室传导阻滞、室颤，甚至导致死亡。

阿托品

（Atropine）

【适应证】用于羊水栓塞时解除肺动脉高压和休克的抢救。

【用法用量】1～2mg，溶于 10% 葡萄糖注射液 10ml 中，静脉注射，每 15～30min 重复一次，直至患者好转。

【操作要点】本品静脉注射宜缓，小剂量多次给药在提高对部分不良反应耐受性的同时也会造成疗效减弱。

【不良反应】

1. 常见便秘、口鼻咽喉干燥、视物模糊、皮肤潮红、排尿困难（老年患者有引发急性尿潴留的危险）、胃食管反流及出汗减少等。

2. 少见眼压升高、疱疹或过敏性皮疹等。

3. 药物过量会出现动作笨拙不稳、神志不清、抽搐、狂躁、呼吸困难、心跳异常加快、昏迷、坐立不安、神经质、体温升高、肺水肿及脑水肿等。

【应急措施】药物过量时，洗胃，给予尼可刹米或注射新斯的明、毒扁豆碱或毛果芸香碱等，新斯的明皮下注射 0.5～1mg，每 15min 一次，直至瞳孔缩小，症状缓解为止。

【用药宣教】

1. 对其他颠茄生物碱不耐受者，对本品也不耐受。

2. 20 岁以上存在潜隐性青光眼时，用药后有诱发青光眼的危险，用药应谨慎。

3. 眼压异常或窄角、浅前房眼者用药后可出现眼压明显升高，有激发青光眼急性发作的风险，故用药应谨慎。

4. 妊娠期妇女用药可致胎儿心动过速，故应权衡利弊，谨慎用药。

5. 本品可经乳汁分泌，故哺乳期妇女应权衡利弊，谨慎用药。

6. 婴幼儿对本品的毒性反应极为敏感（特别是痉挛性麻痹与脑损伤的小儿），尤其发热时，易引发中枢障碍，故应慎用本品。

7. 老年人更易引发不良反应，故用药期间应严密监测。老年人用药尤易致汗液分泌减少，影响散热，故夏天慎用。

8. 由于用药后可出现视物模糊，故告知患者用药期间避免驾驶、操作机械或高空作业。

9. 对诊断的干扰，如酚磺酞试验时可减少酚磺酞的排出量。

山莨菪碱

（Anisodamine）

【适应证】用于羊水栓塞时解除肺动脉高压和休克的抢救。

【用法用量】静脉注射，每次 10mg，加入 10% 葡萄糖注射液 10ml 中，每 15～30min 重复一次，直至患者好转。

【操作要点】本品与地西泮存在配伍禁忌，不得于同一注射器中应用。

【应急措施】

1. 如患者口干明显，可口含酸梅或维生素 C 缓解，静脉滴注过程中如出现排尿困难，可肌内注射新斯的明 0.5～1mg 或氢溴酸加兰他敏 2.5～5mg 以解除症状。

2. 用量过大时，给予 1% 匹鲁卡品 0.25～0.5ml，每隔 15～20min 皮下注射 1 次解救，亦可给予新斯的明或氢溴酸加兰他敏。

【不良反应】参见"阿托品"，但毒性较低。

【用药宣教】参见"阿托品"。

酚妥拉明

（Phentolamine）

【适应证】妇产科中，本品常作为解痉药用于妊娠期羊水栓塞时，以解除肺血管痉挛、降低肺动脉阻力、消除肺动脉高压、改善低氧血症。

【用法用量】本品 20mg 加入 10% 葡萄糖液 250ml 中，静脉滴注，滴速 0.3mg/min。

【操作要点】忌与铁制剂等配伍。

【不良反应】较常见的有直立性低血压、心动过速或心律失常、鼻塞、恶心、呕吐等；晕厥和乏力较少见；突然胸痛（心肌梗死）、神志模糊、头痛、共济失调、言语含糊等极少见。

【应急措施】

1. 出现低血压，立即停药，患者取平卧位。

2. 可给予去甲肾上腺素 1～2mg 加入 5% 葡萄糖注射液 250ml 中静脉注射，并严密监测血压、心电图变化。

【用药宣教】

1. 用药过程中注意监测血压、脉搏变化，根据血压变化调整滴速以免中毒，以防直立性低血压的发生。

2. 注意观察有无面部潮红、心律失常、直立性低血压、头晕等不良反应。

碳酸氢钠

（Sodium Bicarbonate）

【适应证】

1. 治疗轻至中度代谢性酸中毒，以口服为宜。重度代谢性酸中毒则应静脉滴注，如严重肾脏病、循环衰竭、心肺复苏、体外循环及严重的原发性乳酸性酸中毒、糖尿病酮症酸中毒等。

2. 碱化尿液，以预防尿酸性肾结石，减少磺胺等药物的肾毒性及防止急性溶血时血红蛋白的肾小管沉积。

3. 作为制酸药，治疗胃酸过多引起的症状。

4. 静脉滴注本品可治疗某些药物中毒（如巴比妥类、水杨酸类及甲醇等）。也可用于高钾血症、早期脑栓塞、伴有酸中毒症状的休克及严重哮喘持续状态经其他药物治疗无效的情况。

5. 可作为全静脉内营养要素之一，也用于配制腹膜透析液或血液透析液。

【用法用量】

1. 口服　每天极量 60 岁以下者为 16.6g（200mmol 钠），60 岁以上者 8.3g（100mmol 钠）。①制酸，每次 0.3～1g，每天 3 次；②碱化尿液，首剂 4g，之后每 4h 给予 1～2g；③代谢性酸中毒，每次 0.5～2g，每天 3 次。

2. 静脉滴注　①代谢性酸中毒，所需剂量按下式计算：补碱量（mmol）=（-2.3—实际测得的 BE 值）×0.25×体重（kg）

或补碱量（mmol）=（正常 CO_2 CP—实际测得的 CO_2 CP）（mmol）×0.25×体重（kg）。如有体内丢失碳酸氢盐的情况，则一般先给计算剂量的1/3～1/2，4～8h内滴注完毕，之后根据具体情况调整用量；②心肺复苏抢救，首剂1mmol/kg，以后根据血气分析结果调整用量；③严重酸中毒，本品5%注射液直接静脉滴注，2h内给药量200～300ml，必要时于4～5h后重复给予上述剂量的1/2；④碱化尿液，单剂2～5mmol/kg给药，滴注时间4～8h；⑤早期脑栓塞及伴水、电解质紊乱及酸碱平衡失调性休克，给予本品5%注射液滴注（不必稀释），每次100～200ml。

【操作要点】

1. 本品不宜与四环素、庆大霉素、苯妥英钠、重酒石酸间羟胺、肾上腺素、多巴酚丁胺及钙盐等药物配伍。

2. 用于治疗强酸中毒时，不宜使用本品洗胃，以免引发急性胃扩张甚至破裂。

3. 静脉给药时需注意如下几点。

（1）浓度范围为1.5%（等渗）～8.4%。

（2）应由小剂量开始，根据 HCO_3^- 浓度、pH 值等的变化调整剂量。

（3）滴注5%本品溶液时，速度不能超过8mmol/min（以钠计算）。

（4）心肺复苏时应快速静脉滴注，以解除致命的酸中毒。

【不良反应】

1. 大剂量静脉注射或存在肾功能不全时，可出现心律失常、肌肉痉挛、水肿、精神症状、肌肉疼痛、抽搐、呼吸减慢及口内异味等。

2. 口服后在胃内产生大量二氧化碳，可引起呃逆、腹胀、嗳气及刺激溃疡面等，对严重溃疡病患者有致穿孔危险，还可导致继发胃酸分泌增加。

3. 长期应用可致食欲减退、恶心、呕吐、尿频、尿急及持续性头痛等。

【应急措施】 一旦发生严重不良反应，应立即停药，通知医生及时救治。

【用药宣教】

1. 服药期间不宜饮用大量牛奶或奶制品，以免产生严重不良反应。

2. 服药后 1~2h 内不宜服用其他药物。

3. 本品用药时间不宜过长，用药 2 周以上无效或复发者不宜再用。

4. 治疗轻至中度代谢性酸中毒时宜口服给药，重度时宜静脉给药。

5. 本品用于制酸时应于餐后 1~3h 及睡前服用。

6. 用于治疗溃疡时，不宜单用本品，应遵医嘱合用其他药物。

7. 存在原因不明的消化道出血、疑似阑尾炎或其他类似疾病时不宜口服。

8. 用药期间需定期检查动脉血气分析（或二氧化碳结合力）、血清 HCO_3^- 浓度、血钠、血钾、血氯、血钙浓度并检测肾功能及尿 pH 值。

9. 本品可影响胃酸分泌试验及血、尿 pH 值测定结果，故试验前应告知护士及临床医师。

右旋糖酐 40
（Dextran 40）

【适应证】

1. 用于失血、创伤、烧伤等各种原因引起的休克和中毒性休克。

2. 用于肢体再植和血管外科手术等预防术后血栓形成。

3. 用于心绞痛、脑血栓形成、脑供血不足、血栓闭塞性脉管炎等。

4. 体外循环时，代替部分血液，预充人工心肺机，既节省血液又可改善循环。

【用法用量】静脉滴注，用量视病情而定，常用量每次 250~500ml，24h 内不超过 1000~1500ml。

【操作要点】首次输用本品，开始几毫升应缓慢静脉滴注，并在注射开始后严密观察 5 ~ 10min，出现所有不正常征象（寒颤、皮疹）都应马上停药。

【不良反应】

1. 少数患者可出现过敏反应，表现为皮肤瘙痒、荨麻疹、恶心、呕吐、哮喘，重者口唇发绀、虚脱、血压剧降、支气管痉挛，个别患者甚至出现过敏性休克，直至死亡。过敏反应的发生率约 0.03% ~ 4.7%。过敏体质者用前应做皮试。

2. 偶见发热、寒战、淋巴结肿大、关节炎等。

3. 可见凝血障碍，使出血时间延长，该反应常与剂量有关。

【应急措施】一旦发生严重过敏反应，立即停止输入本品，根据反应严重程度进一步处理。

【用药宣教】

1. 每天用量不宜超过 1500ml，否则易引起出血倾向和低蛋白血症。

2. 本品不应与维生素 C、维生素 B_{12}、维生素 K、双嘧达莫及促皮质素，氢化可的松，琥珀酸钠在同一溶液中混合给药。

第八章　外阴疾病安全用药

一、外阴瘙痒用药

外阴瘙痒是妇产科常见的由多种原因引起的一种症状。常发生在阴蒂、小阴唇、大阴唇、会阴及肛门周围。可发生在各年龄段，但多发生在更年期及老年期。瘙痒难忍常为阵发性。主要治疗原则：一般治疗为保持外阴清洁、干燥；病因治疗为消除引起瘙痒的局部或全身性因素如滴虫、真菌感染或糖尿病等。

间苯二酚

（Resorcinol）

【适应证】临床用于湿疹、银屑病、脂溢性皮炎、痤疮、浅部皮肤真菌感染和股癣、婴幼儿体癣、花斑癣、皮肤念珠菌病、鸡眼、寻常疣等的治疗。

【用法用量】0.25%～1%水溶液湿敷用于急性湿疹、皮炎的渗出糜烂期；1%～10%软膏，洗剂治疗湿疹、癣病、银屑病、痤疮及脂溢性皮炎等；2%～5%溶液用作创伤及尿道冲洗剂。

【操作要点】

1. 应用本品时应避免接触眼睛。

2. 本品禁与亚硝酸乙酯醑、铁盐等配伍。

【不良反应】

1. 本品有抗甲状腺作用，长期应用（特别应用在溃疡面上），可导致黏液性水肿。

2. 皮肤黝黑患者，因可引起色素形成，需慎用本品。

3. 本品可使淡色发染黑，用药后数天内可使皮肤发红和脱屑。

【应急措施】如果出现局部皮肤渗液、水肿现象，应立即停药。用温水将患处清洗干净，使用多磺酸黏多糖软膏点涂局部，经上述处理后，症状会逐渐缓解。

【用药宣教】

1. 应用本品可引起接触性皮炎，因本品可经皮肤或溃疡面吸收。

2. 本品与药用肥皂或清洁剂、痤疮制剂、含有乙醇制剂共用，可引起皮肤过度刺激或干燥作用，因此忌与以上药物同用。

氢化可的松

（Hydrocortisone）

【适应证】用于过敏性、非感染性皮肤病和一些增生性皮肤疾患。如皮炎、湿疹、神经性皮炎、脂溢性皮炎及瘙痒症等。

【用法用量】外用，每天2~4次，涂于患处，并轻揉片刻。

【操作要点】

1. 不宜长期使用，并避免全身大面积使用。

2. 涂布部位如有灼烧感、瘙痒、红肿等，应停止用药，洗净。

【不良反应】长期使用可致皮肤萎缩、毛细血管扩张、色素沉着以及继发感染。偶见过敏反应。

【应急措施】

1. 局部皮肤并发细菌感染时，用药可增加对感染的易感性，如发生毛囊炎、痤疮、接触性皮炎等，应立即停止外用，以免感染范围扩大，病情加重。

2. 胃病患者并发十二指肠溃疡时，应立即停药，报告医生，并遵医嘱给予保护胃黏膜药物及对症治疗。

【用药宣教】本品为糖皮质激素类药物，长期使用可致皮肤萎缩和色素沉着。在患者用药过程中应注意观察皮肤变化，是否导致皮肤色素沉着，如有皮肤颜色改变，提示用药时间过长，应及时停药。

二、外阴湿疹用药

外阴湿疹是一种常见的过敏性、炎症性外阴皮肤病，有明显的渗出倾向，一般认为是由Ⅳ型变态反应引发。其主要特征是多形性皮肤损害、反复发作、对称发生、瘙痒剧烈，中老年多见。治疗原则以隔绝致敏源及各种不良刺激、止痒为主。

氧化锌

（Zinc Oxide）

【适应证】用于烧伤、烫伤、皮炎，湿疹等。

【用法用量】皮肤外用。用时调匀，涂于患处。

【操作要点】本品仅供外用，不得内服。

【应急措施】如果出现皮肤红斑、水肿现象，应立即停药。用温水将患处清洗干净，使用多磺酸黏多糖软膏点涂局部。口服抗过敏药物，经上述处理后，症状会逐渐缓解。

【用药宣教】用药过程中注意随时观察患者皮肤有无红斑、水肿、烧灼感等过敏反应，如发生皮肤受损情况，应停药。

维生素 C

（Vitamin C）

【适应证】用于防治坏血病、各种贫血、过敏性皮炎、瘙痒症等。

【用法用量】

1. 口服（饭后），每次 0.05～0.1g，每天 2～3 次。

2. 静脉注射或肌内注射，或以 5%～10% 葡萄糖液稀释进行静脉滴注，每日 0.25～0.5g，必要时可酌增剂量。

【操作要点】

1. 不宜与碱性药物（如氨茶碱、碳酸氢钠、谷氨酸钠等）、核黄素、三氯叔丁醇、铜、铁离子（微量）的溶液配伍，以免影响疗效。

2. 制剂色泽变黄后不可应用。

【不良反应】

1. 快速静脉注射可引起头晕、晕厥。

2. 长期服用每天 2 ~ 3g 可引起停药后维生素 C 缺乏病。

3. 大量应用（每天用量 1g 以上）可引起腹泻、皮肤发红发亮、头痛、尿频（每天用量 600mg 以上时）、恶心、呕吐、胃痉挛。

4. 动脉粥样硬化患者应用大剂量维生素 C，可使血清胆固醇升高。

【应急措施】

1. 出现头痛、恶心、呕吐、尿频、胃痉挛等不适症状，立即停药。

2. 药物过量，可应用 5% 碳酸氢钠 250ml 静脉滴注，每天 1 ~ 2 次，以碱化尿液，增加药物的排出。

3. 水杨酸类能增加维生素 C 的排泄。

【用药宣教】

1. 每日用量超过 5g，可导致溶血，重者可致命。

2. 孕妇服用大量时，可产生婴儿坏血病。

3. 长期大量服用突然停药，可能出现坏血病症状，应逐渐减量停药。

炉甘石洗剂

（Calamine Lotion）

【适应证】 用于无渗液的丘疹性荨麻疹、亚急性皮炎、湿疹、玫瑰糠疹等。

【用法用量】 涂搽患处，每天数次，用前摇匀。

【操作要点】

1. 避免接触眼睛和其他黏膜（如口、鼻等）。

2. 本品不宜用于有渗出液的皮肤。

3. 因本品为复方制剂，在使用前应充分摇匀后使用。

【应急措施】

1. 炉甘石洗剂为外用药，如不慎接触眼睛，可导致角膜和结膜灼伤、坏死。应立即用 0.9% 氯化钠注射液、冷开水或清水至少冲洗 10min，对症处理眼接触。

2. 如误服中毒，可引起消化道灼伤，出现咽喉、食管及上腹部烧灼痛、口腔黏膜糜烂，应立即洗胃、催吐、补液治疗。

3. 皮肤如有破损渗液现象，应立即停药。

4. 用药部位如有烧灼感、红肿等情况应停药，并将局部药物洗净，必要时向医师咨询。

三、外阴神经性皮炎用药

外阴神经性皮炎是以阵发性外阴皮肤瘙痒和皮肤苔藓化为主要症状的慢性皮肤炎症性疾病。多发生于老年和绝经后妇女，常随季节变化，有夏季加重冬季缓解之趋势。主要治疗原则为口服药物以抗组胺类为主，外用可选用皮质激素药膏涂擦。

阿司咪唑

（Astemizole）

【适应证】用于过敏性鼻炎、过敏性结膜炎、慢性荨麻疹和其他过敏症状。

【用法用量】口服给药。12 岁以上儿童及成人：每天 1 次，每次 3～6mg，每天不超过 10mg。6 岁以下儿童，按体重 0.2mg/kg，6～12 岁，每天 5mg。

【操作要点】

1. 本品需于饭前 1～2h 或饭后 2h 服用。

2. 本品与催眠、镇静、地西泮类药物合用，或同时饮酒可加重中枢抑制作用。应注意中枢神经系统有无恶心、呕吐、肌张力障碍等中枢神经系统异常。

3. 本品服用过量可引起严重心律失常，不宜超过推荐剂量。

4. 本品中毒后可尽快服用药用炭。血液透析不能清除本品。

【不良反应】

1. 超量服用本品可发生 Q－T 间期延长或室性心律失常，包括表现为晕厥的尖端扭转型室性心动过速。

2. 偶见体重增加、过敏反应（如血管神经性水肿、支气管痉挛、光敏感、瘙痒、皮疹），且个别有惊厥、良性感觉异常、肌痛或关节痛、水肿、情绪紊乱、失眠、噩梦、氨基转移氨酶升高和肝炎。

【应急措施】

1. 如出现中毒症状应立即停药，遵医嘱进行催吐、洗胃、导泻、静脉补液，吸氧和对症治疗。

2. 发生惊厥时可给予 10% 水合氯醛溶液 10～15ml 保留灌肠，或静脉注射硫喷妥钠。

3. 出现中枢抑制现象时，忌用中枢兴奋剂，对深度抑制者，特别是影响呼吸时，应遵医嘱酌情给予呼吸兴奋剂，但应密切观察呼吸情况，以防发生惊厥。

【用药宣教】

1. 支气管哮喘患者服用阿司咪唑后可能使痰液黏稠，不易咳出而加重呼吸困难。应注意观察呼吸频率有无异常。

2. 用药过程中应注意观察有无嗜睡、注意力不集中、步态不稳、共济失调等症状。如有出现，常为中枢神经系统受到抑制的先兆，应报告医生立即停药。

3. 用药过程中嘱患者不得驾驶车辆、高空作业或操作机器。

4. 建议患有先天性 Q－T 综合征或同服可能延长 Q－T 间期的药物（包括抗心律失常药和特非那定）及低钾血症的患者应尽量避免服用本药。

苯海拉明

（Diphenhydramine）

【适应证】

1. 用于荨麻疹、过敏性鼻炎、皮炎和湿疹。

2. 用于放射病、手术后和药物引起的呕吐等。

3. 用于控制帕金森综合征、药物引起的锥体外系反应和催眠及手术前给药。

【用法用量】

1. 口服，每次 25～50mg，每天 2～3 次。饭后服药。

2. 深部肌内注射，每次 20mg，每天 1～2 次。

【操作要点】

1. 不可皮下注射，避免刺激性。

2. 肾功能衰竭时，给药的间隔时间应延长。

3. 用药过程中应注意观察有无嗜睡、注意力不集中、步态不稳、共济失调等症状。如有出现常为中枢神经系统受到抑制的先兆，应报告医生立即停药。

【不良反应】

1. 常见中枢神经抑制作用、共济失调、恶心、呕吐、食欲减退等。

2. 少见气急、胸闷、咳嗽、肌张力障碍等。

3. 偶可引起皮疹、粒细胞减少、贫血及心律失常。

【应急措施】

1. 本品的毒性主要是使中枢神经系统先抑制后兴奋，最后产生衰竭性抑制，严重程度视用量而定。一旦发现误服或过量服用本品时，应立即送医院急救处理。

2. 对兴奋期患者，除伴有惊厥外一般不用镇静剂，以免导致中枢抑制。发生惊厥时可给予 10% 水合氯醛液 10～15ml 保留灌肠，或静脉注射硫喷妥钠。

3. 出现抑制现象时，忌用中枢兴奋剂，对深度抑制者，特别是影响呼吸时，应酌情给予呼吸兴奋剂，但应密切观察，以防发生惊厥。

【用药宣教】

1. 告知患者，避免与催眠、镇静类药物合用，或同时饮酒，因可加重中枢抑制作用。

2. 应用本品后避免驾驶车辆、高空作业或操作机器。

氯苯那敏

（Chlorphenamine）

【适应证】

1. 广泛用于过敏性疾病，如荨麻疹、过敏性鼻炎等，并能缓解虫咬所致皮肤瘙痒和水肿。

2. 与解热镇痛药配伍用于治疗感冒。

【用法用量】口服，成人每次 4mg，每天 3 次。肌内注射，成人每次 5～20mg。

【操作要点】

1. 本品注射剂有刺激性，静脉注射过快可致低血压或中枢神经兴奋。

2. 本品不宜与氨茶碱混合注射。

【不良反应】嗜睡、疲劳、乏力、口鼻咽喉干燥、痰液黏稠，可引起注射部位局部刺激和一过性低血压，少见皮肤瘀斑、出血倾向。

【应急措施】

1. 因服用抗过敏药引发再次过敏反应的症状会更加严重。如出现使用抗过敏药后原有症状未能改善，皮疹反而增多，应立即停药。一般情况下，这种过敏反应在停药数小时到数天后逐渐消失。

2. 如患者出现过敏性休克，应立即给予患者平卧位，氧气吸入，肾上腺素 1mg 皮下注射，遵医嘱给予静脉输液治疗。

【用药宣教】

1. 在使用药物之前应详细询问患者既往病史及药物过敏史。

2. 在老年患者使用过程中应观察患者有无头痛、头晕现象，如有不适应立即监测血压，以免发生一过性低血压。

3. 应嘱患者本品服用期间，不得服用其他镇静、催眠类药物。

4. 用药期间，不得驾驶车、船或操作危险的机器。

氯雷他定

（Loratadine）

【适应证】用于过敏性鼻炎、急性和慢性荨麻疹以及其他过敏性皮肤病。

【用法用量】空腹口服，成人及 12 岁以上儿童每次 10mg，每天 1 次。

【操作要点】

1. 对肝功能不全者，本品的清除率降低，故应减低剂量，可按隔日 10mg 服药。

2. 如连续使用本品在 1 个月以上者，应更换药物品种，以防产生耐药性。

3. 饮酒者、经常服用安定类药物者在初用本品时，应密切观察是否有加重嗜睡或其他中枢神经系统抑制情况，并注意调整用量，或在用药期间停止饮酒，或停用地西泮类药物。

4. 抗组胺药能防止或减轻皮肤对所用抗原的阳性反应。故在做药物皮试前大约48h，应停用本品。

【不良反应】主要包括头痛、嗜睡、疲乏、口干、视物模糊、血压降低或升高、心悸、晕厥、运动功能亢进、肝功能改变、黄疸、肝炎、肝坏死、脱发、癫痫发作、乳房肿大、多形性红斑及全身性过敏反应。

【应急措施】

1. 如出现中毒症状应立即停药，遵医嘱进行催吐、洗胃、导泻，静脉补液，吸氧和对症治疗。

2. 发生惊厥时可给予 10% 水合氯醛液 10～15ml 保留灌肠，或静脉注射硫喷妥钠。

3. 出现中枢神经系统抑制现象时，忌用中枢兴奋剂，对深度抑制者，特别是影响呼吸时，应遵医嘱酌情给予呼吸兴奋剂，但应密切观察呼吸情况，以防发生惊厥。

【用药宣教】本品无中枢镇静作用，每天只需服用 1 次，药效可维持 1 天。

西替利嗪
（Cetirizine）

【适应证】用于过敏性鼻炎（季节性或常年性）、荨麻疹、皮肤瘙痒症、湿疹、枯草热和支气管哮喘。

【用法用量】口服，成人，每次 10mg，每天 1 次。服药时间可按症状出现规律而定，症状出现于晚间者可于临睡前服药；症状出现于白天者，可于晨间服药；对于昼夜均有症状或服药后有轻度不良反应者，可分 2 次服用，早晚各服 5mg。

【操作要点】

1. 肝功能不全患者，如没有同时患有肾功能不全症状，不必调整给药剂量。

2. 肾功能不全者需减量。

【不良反应】偶有轻微和短暂的不良反应。如头痛、头晕、嗜睡、激动不安、口干、肠胃不适。罕有过敏反应。

【应急措施】

1. 本品无拮抗剂，超量者应使用常规方法消除尚未被吸收的药物，并严密观察病情变化。

2. 如出现中毒症状应立即停药，遵医嘱进行催吐、洗胃、导泻，静脉补液，吸氧和对症治疗。

3. 发生惊厥时可给予 10% 水合氯醛液 10～15ml 保留灌肠，或静脉注射硫喷妥钠。

4. 出现中枢抑制现象时，忌用中枢兴奋剂，对深度抑制者，特是影响呼吸时，应遵医嘱酌情给予呼吸兴奋剂，但应密切观察呼吸情况，以防发生惊厥。

【用药宣教】

1. 孕妇及哺乳期妇女应避免使用。

2. 避免酒后服药。

3. 司机、操作机器或高空作业人员慎用。

依巴斯汀

（Ebastine）

【适应证】荨麻疹、过敏性鼻炎、湿疹、皮炎、痒疹、皮肤瘙痒症等。

【用法用量】口服，成人用量为每天 1 次，每次 10mg。

【操作要点】

1. 本品需于皮试前 3～5 天停药，以避免引起假阴性反应。

2. 与丙卡巴嗪、氟哌利多合用时，应注意中枢抑制和心脏毒性的发生。

【不良反应】

1. 过敏症，罕见皮疹、水肿发生。

2. 消化道反应，偶见口干、胃不适。

3. 肝功能异常，偶见 γ - 谷氨酰转肽酶、ALP 升高。

4. 罕见心动过速。

5. 有时困倦，偶见头痛、头昏。

6. 偶见嗜酸性粒细胞增多。

【应急措施】 没有特殊的解救方法。可给予洗胃并监测心电图等生命指征，及时给予对症治疗。

【用药宣教】

1. 告知患者，哮喘和上呼吸道感染者慎用本品。

2. 告知患者，驾驶或操纵机器期间慎用本品。

葡萄糖酸钙

(Calcium Gluconate)

【适应证】 可用于治疗过敏性疾病。

【用法用量】 静脉给药，用 10% 葡萄糖注射液稀释后缓慢注射，成人一般每天 1g，每分钟不超过 5ml。

【操作要点】

1. 因钙盐能兴奋心脏，注射过快引起心律失常，故注射宜缓慢，有心脏疾病患者慎用。

2. 静脉用药途中严密观察心率变化，每 10 ~ 15min 监测 1 次心率，如有心率过快，应立即减慢推注速度。

3. 静脉推注时应随时观察注射部位皮肤情况，如有皮肤发红、皮疹和疼痛，如有异常应停止注射。

4. 药液外渗应立即停止注射，重新更换血管注射。以免出现脱屑和皮肤坏死。

5. 禁与氧化剂、枸橼酸盐、可溶性碳酸盐、磷酸盐及硫酸盐配伍。

【不良反应】

1. 静脉注射可有全身发热，静注过快可产生心律失常甚至心脏停搏、呕吐、恶心。

2. 可致高钙血症，早期可表现便秘、嗜睡、持续头痛、食欲减退、口中有金属味、异常口干等，晚期征象表现为精神错乱、高血压、眼和皮肤对光敏感、恶心、呕吐，心律失常等。

【应急措施】

1. 静脉注射时如漏出血管外，可致注射部位皮肤发红、皮疹和疼痛，并可随后出现脱屑和组织坏死。若发现药液漏出血管外，应立即停止注射，并用氯化钠注射液作局部冲洗注射，局部给予氢化可的松、1% 利多卡因和透明质酸酶，并抬高局部肢体及热敷。

2. 备好急救药物 0.1% 肾上腺素。由于钙盐有兴奋心脏的作用，护士应随时备好肾上腺素，一旦患者发生心律失常或心脏骤停现象，应立即遵医嘱给予 0.1% 肾上腺素皮下注射。

【用药宣教】本品对诊断可造成干扰。可使血清淀粉酶增高，血清 H－羟基皮质醇浓度短暂升高。长期或大量应用本药，血清磷酸盐浓度降低。

四、外阴硬化性苔藓用药

外阴硬化性苔藓是以外阴、肛周皮肤萎缩变薄为主要症状表现的疾病。由于皮肤萎缩为此病特征，故也称此病为"硬化萎缩性苔藓"。病变主要侵犯阴蒂及其包皮、小阴唇、阴唇后联合及肛周，是最常见的外阴白色病变。可发生于包括幼女在内的任何年龄妇女。

治疗原则：①一般治疗，保持外阴清洁干燥，禁用刺激性大的药物或肥皂清洁外阴；②局部激素药物治疗，一般主张应用糖皮质激素治疗，疗效肯定；③手术治疗，对病情严重或药物治疗无效者，可行表浅外阴切除或激光切除，因难以避免再度复发，目前很少采用。

氟轻松

（Fluocinonide）

【适应证】用于过敏性皮炎、异位性皮炎、接触性皮炎、溢脂性皮炎、湿疹、皮肤瘙痒症、银屑病、神经性皮炎、扁平苔藓等。

【用法用量】皮肤洗净后局部外用，薄薄涂于患处，可轻揉促其渗入皮肤，每天 3~4 次。

【操作要点】

1. 对于并发细菌感染的皮肤病，应与相应的抗生素配用，如感染未改善应停用。

2. 本品不能长期大面积应用。

【不良反应】长期或大面积应用，可引起皮肤萎缩及毛细血管扩张，发生痤疮样皮炎和毛囊炎，口周皮炎，增加对感染的易感染性等。偶可引起变态反应性接触性皮炎。

【应急措施】出现皮肤刺激或溃疡、过敏和感染，应立即停药，及时通知医师处理。

【用药宣教】用于破损皮肤，长期应用可吸收引起全身性作用。

丙酸睾酮

（Testosterone Propionate）

【适应证】外用可用于外阴硬化性苔藓。

【用法用量】临床上一般以 200mg 本品加入 10g 凡士林油膏或软膏配制成 2% 制剂涂于患部，擦后稍予按摩，最初 1 个月，每天 3 次，用药 1 个月左右可出现疗效，继而每天 1 次，连续使用 2 个月，最后每周 2 次，共用 3 个月至半年，瘙痒消失后 1~2 年内，用药次数可逐渐减少，直至每周 1~2 次维持量。若用丙酸睾酮后有局部男性化副作用可停药观察，如症状仍较明显的可用黄体酮 100mg 加入 30g 凡士林软膏中局部涂擦替代。

【操作要点】

1. 长期用药的女性患者可出现女性男性化表现，如多毛、痤疮、闭经、阴蒂增大、声音变粗等。在用药过程中，应注意观察是否发生男性化表现。

2. 肝、肾疾病患者用药时应注意有无水钠潴留现象，引起水肿及转氨酶升高。

【不良反应】

1. 大剂量可致女性男性化，男性睾丸萎缩，精子减少。

2. 水肿、黄疸、肝功能异常、皮疹。

【应急措施】肝、肾功能不全患者用药过程中，一旦出现转氨酶升高，应立即遵医嘱应用保肝药物，避免肝功能进一步损害。

丙酸氯倍他索
（Clobetasol Propionate）

【适应证】用于慢性湿疹、银屑病、扁平苔藓、盘状红斑狼疮、神经性皮炎、掌跖脓疱病等。

【用法用量】外用：薄薄一层均匀涂于患处，每天 2 次。疗程不得超过 2 周，由于本品可能抑制下丘脑－垂体－肾上腺轴功能，每周总剂量不能超过 50g。

【操作要点】

1. 观察患者局部皮肤有无产生红斑、干燥、脱屑、瘙痒、针刺感、烧灼感等皮肤刺激症状，以及皮肤颜色有无改变，毛细血管是否扩张等现象。

2. 长期用药患者应注意观察有无出现皮质功能亢进的临床表现，如多毛、痤疮、满月脸、骨质疏松等症状。

3. 如伴有皮肤感染，必须同时使用抗感染药物。如同时使用后，感染的症状没有及时改善，应停用丙酸氯倍他索软膏直至感染得到控制。

4. 本品使用不能采用封包方法。

【不良反应】

1. 可在用药部位产生红斑、灼热、瘙痒等刺激症状，毛囊炎，皮肤萎缩变薄，毛细血管扩张。

2. 还可引起皮肤干燥，多毛，萎缩纹，增加感染的易感性等。长期用药可能引起皮质功能亢进症，表现为多毛、痤疮、满月脸、骨质疏松等症状。偶可引起变态反应性接触性皮炎。

【应急措施】

1. 长期用药患者如出现皮质功能亢进的表现，应立即停药并通知医生，给予对症治疗，以免引起其他并发症。

2. 如患者皮肤出现红斑、瘙痒、烧灼感等刺激症状，应立即停药，局部涂多磺酸黏多糖软膏，保护皮肤，缓解刺激症状。

3. 并发皮肤感染症状加重时，应遵医嘱停用药物，应用抗感染药物对症治疗。

【用药宣教】

1. 不能应用于面部、腋部及腹股沟等皮肤褶皱部位。

2. 局部应用本品的吸收量足以产生系统作用。

五、外阴鳞状上皮增生用药

外阴鳞状上皮增生是以外阴瘙痒为主要症状但病因不明的外阴疾病。外阴局部皮肤长期处于潮湿状态和阴道排出物的刺激等解剖生理因素可能与其发病有关。

治疗原则：①一般治疗，保持外阴清洁干燥，禁用刺激性大的药物或肥皂清洁外阴；②局部激素药物治疗，主要在于控制皮肤瘙痒，一般主张应用皮质激素治疗；③手术治疗，外阴鳞状上皮增生发生癌变机会约为5%，局部药物治疗无效可改用外科治疗，但难以避免再度复发。

曲安奈德

（Triamcinolone Acetonide）

【适应证】用于过敏性皮炎、湿疹、神经性皮炎、溢脂性皮炎及瘙痒症。

【用法用量】外用，每天2~3次，涂患处，并轻柔片刻。

【操作要点】

1. 避免接触眼睛和其他黏膜（如口腔内、鼻等）。

2. 不得用于皮肤破溃处。

3. 当药品性状发生改变时禁止使用。

【不良反应】长期使用可引起局部皮肤萎缩、毛细血管扩张、色素沉着以及继发感染。

【应急措施】

1. 如乳膏不慎接触眼睛和口、鼻黏膜，应立即用生理盐水冲洗干净。如有红肿，应用含呋喃西林洗液的纱布湿敷患处。

2. 局部皮肤如出现红肿、瘙痒、针刺的感觉，应立即停药，局部给予多磺酸黏多糖软膏涂擦，保护皮肤，缓解刺激症状。

第九章　计划生育安全用药

一、避孕药

激素避孕药种类繁多，大多系孕激素和雌激素的不同配伍而成为单一孕激素。各种制剂按其作用快慢和维持时间长短分为三类，即速效、短效和长效。

1. 速效激素避孕药（探亲避孕药）　大剂量孕激素能迅速改变子宫内膜的发育和分泌，干扰孕卵着床；增加宫颈黏液稠度，阻碍精子穿透，而达到速效避孕的作用。如炔诺酮、甲地孕酮、甲基炔诺酮、孕三烯酮等，用法和剂量参见第 15 章孕激素项下。

2. 短效激素避孕药　由炔雌醇和炔诺酮、甲地孕酮、甲基炔诺酮、炔诺孕酮、去氧孕烯等孕激素配伍而成。在排卵前服用，对下丘脑－腺垂体－卵巢轴有很强的抑制促性腺激素分泌作用，从而抑制排卵。

（1）复方炔诺酮片、膜或纸片（避孕片、膜或纸片一号）　每片含有的炔诺酮 0.6mg，炔雌醇 0.035mg。从月经周期第 5 天开始服药，每天 1 片，晚饭后服用为宜（上夜班者早饭后服），连服 22 天，不能间断，服完等月经来潮后的第 5 天再继续服药。

（2）复方炔诺孕酮片 330　每片含炔诺酮 0.3mg、甲基炔诺酮 0.3mg、炔雌醇 0.03mg。用法同（1）。

（3）复方炔诺孕酮一号片（复甲一号）或复方炔诺孕酮滴丸（复方十八甲滴丸）　含炔诺孕酮 0.3mg 和炔雌醇 0.03mg。用法同（1）。

（4）口服避孕片 0 号或口服避孕膜 0 号　含炔诺酮 0.3mg、甲地孕酮 0.5mg 和炔雌醇 0.035mg。用法同（1）。

（5）炔诺酮双相片（Ortho – Novum 10/11）　开始 10 天，每片含炔诺酮 0.5mg 和炔雌醇 0.035mg，继后 11 天，每片含相应药物 1mg 和 0.035mg。从月经开始第 5 天每天服 1 片（先服开始的 10 片，随后服后 11 片），连服 21 天，服完后待月经来潮后的第 5 天再开始下一周期服药。

（6）炔诺酮三相片（Ortho – Novum7/7/7）　每个 7 天每片含有的炔诺酮分别为 0.5mg，0.75mg，1mg 和炔雌醇 0.035mg。从月经开始第 5 天每天服 1 片（先服开始的 7 片，随后服中间的 7 片，再服最后的 7 片），连服 21 天，服完后待月经来潮后的第 5 天再开始下一周期服药。

（7）复方甲地孕酮片、膜或纸片（避孕片、膜或纸片二号）　每片含甲地孕酮 1mg 和炔雌醇 0.035mg。用法同（1）。

（8）复方甲基炔诺酮片　每片含甲基炔诺酮 0.3mg，炔雌醇 0.03mg。用法同（1）。

（9）复方左炔诺孕酮　每片含左炔诺孕酮 0.15mg 和炔雌醇 0.03mg。用法同（1）。

（10）左炔诺孕酮双相片　开始 11 天每片含左炔诺孕酮 0.05mg 和炔雌醇 0.05mg；以后 10 天每片含相应药物 0.125mg 和 0.05mg。用法同（5）（只是先服 11 片，再服后 10 片）。

（11）左炔诺孕酮三相片　开始 6 天每片含左炔诺孕酮 0.05mg 和炔雌醇 0.03mg；中间 5 天每片含相应药物 0.075mg 和 0.04mg；最后 10 天每片含相应药物 0.125mg 和 0.03mg。用法同（6）（只是先服 6 片，随后服中间 5 片，再服最后 10 片）。

（12）复方去氧孕烯片　每片含去氧孕烯 0.15mg 和炔雌醇 0.03mg 或 0.02mg。用法同（1）。

（13）去氧孕烯双相片　开始 7 片每片含去氧孕烯 0.025mg 和炔雌醇 0.04mg，以后 14 片每片含相应药物 0.125mg 和 0.03mg。用法同（6）（只是先服 7 片，随后服 14 片）。

（14）复方醋酸炔诺酮片　每片含醋酸炔诺酮 1.5mg 和炔雌醇 0.03mg。从月经开始的第 5 天服药，每天 1 片，连服 21 天，服完待月经来潮后的第 5 天再继续服药。

3. 长效激素避孕药　为孕激素与长效雌激素配伍组成的长效口服避孕药和长效注射避孕药以及通过剂型的改变，达到长效避孕的目的。其作用方式都是通过抑制排卵、增加宫颈黏液稠度、影响子宫内膜发育和干扰孕卵着床达到避孕作用。

（1）复方炔诺孕酮二号片（复甲二号）　每片含炔诺酮 10mg 和炔雌醚 2mg。于月经开始的第 5 天口服 1 片，第 25 天再服 1 片，以后每隔 28 天服 1 片。为保证避孕效果，头 3 个月，每次服药时应加服炔雌醚 0.3mg。

（2）复方炔雌醚片　每片含氯地孕酮 12mg 和炔雌醚 3mg。于月经开始的第 5 天口服 1 片，以后每隔 25 天服 1 片。

（3）三合一炔雌醚片　每片含氯地孕酮 6mg、炔诺孕酮 6mg 和炔雌醚 2mg。于月经开始的第 5 天口服 1 片，隔 5 天加服 1 片，以后每月按第 1 次服药日期服药。

（4）复方次甲氯地孕酮片　每片含次甲氯地孕酮 12mg 和炔雌醚 3mg。于月经开始的 5 天 1 片，第 20 天服第 2 片，以后每隔 20 天服 1 片。

（5）复方己酸羟孕酮注射液（避孕针 1 号）　每支含己酸羟孕酮 250mg，戊酸雌二醇 5mg。于月经开始的第 5 天注射 2 支，以后每月注射 1 支，于月经开始的第 10～12 天注射（若月经周期短，宜在月经来潮的第 10 天注射，以提高避孕效果）。必须按月注射。

（6）庚炔诺酮注射液　每支含庚炔诺酮 200mg。于月经开始第 5 天肌内注射 1 支，以后每 2 个月注射 1 次。

（7）复方庚炔诺酮一号注射液（复庚一号）　每支含庚炔诺酮 50mg 或 80mg，戊酸雌二醇 5mg。于月经开始的第 5 天肌内注射 2 支，以后每月于月经第 10 天肌内注射 1 支。

（8）复方庚炔诺酮二号注射液（复庚二号）　每支含庚炔诺酮 200mg 和炔雌醚 0.5mg。用法同（6）。

（9）复方甲地孕酮注射液（美尔伊避孕注射液）　每支含甲地孕酮 25mg 和雌二醇 3.5mg。第 1 个月于月经开始的第 5 天和第 10～12 天各肌内注射 1 支，以后每月在月经开始的第 10～

12 天肌内注射 1 支。

（10）微囊复方甲地孕酮注射液　每支含甲地孕酮 15mg、戊酸雌二醇 5mg。用法同（9）。

（11）甲羟孕酮避孕注射液（粉）　每支含微晶甲羟孕酮 150mg。于月经开始的第 2～7 天肌内注射 1 支，以后每 3 个月肌内注射 1 次。

（12）复方甲羟孕酮注射液　每支含甲羟孕酮 25mg，环戊丙酸雌二醇 5mg。于月经开始的第 5 天肌内注射 1 支，以后每月注射 1 次。

（13）D-炔诺孕酮的硅胶避孕环　每环外径为 55.6mm，环管断面直径为 9.5mm，药蕊含 D-炔诺孕酮 5mg。于月经净后将本环置入阴道后穹窿处。每环使用 90 天，然后更换新环。

（14）甲地孕酮硅胶避孕环（甲硅环）　每环外径 40mm，环管断面直径为 4mm，每环管内含甲地孕酮 200mg 或 250mg。用法同（13）。每环持续放置 1 年，月经期不必取出。

（15）D-炔诺孕酮埋植剂　Ⅰ型由 6 根埋植剂组成，每根硅胶囊管长 34mm，外径 2.4mm，内径 1.57mm，每枚含 D-炔诺孕酮 36mg；Ⅱ型由 2 根埋植剂组成，每根硅胶囊管长 44mm，含 D-炔诺孕酮 70mg。在月经开始的第 7 天，于上臂或前臂内侧局麻后切开 3～4mm 切口，用 10 号套针将 6 枚囊管呈扇形埋入皮下。注意不要深埋入肌肉或脂肪内，以免难于取出。每个埋植剂可避孕 3～5 年。

（16）左旋甲基炔诺孕酮（曼月乐）　本品是以聚二甲基硅氧烷与左炔诺孕酮混合物的圆柱体，圆柱体表面覆盖调节左炔诺孕酮释放的聚二甲硅氧烷膜。每个圆柱体含左炔诺孕酮 52mg。于月经净后将本品置于宫腔内，避孕可持续 5 年。

（17）黄体酮节育器　每环含黄体酮 38mg。用法同（16）。每环避孕 1 年。

二、外用避孕药

精子进入阴道后先通过宫颈达宫腔，再在子宫内游行，进入输卵管使卵子受精。杀精子药置入阴道后发挥杀精子作用，阻碍受精过程达到避孕目的。外用杀精子药,除醋酸苯汞外,目前临床常用的为非离子型表面活性剂,如壬苯醇醚、孟苯醇醚和烷苯醇醚等。此外,过去常用的苯扎氯铵(洁尔灭)作为杀精子药,临床也有满意效果。

壬苯醇醚
(Nonoxinol)

【适应证】用于育龄女性避孕。

【用法用量】

1. 薄膜　女用时,于房事前3~5min,将薄膜揉成松软小团推入阴道深处;男用时,将薄膜折成双折,贴在阴茎头上,推入女方阴道深处,约5min后进行房事。每次用新薄膜一张。

2. 海绵剂　临用时用清洁水浸湿,挤去过量水分,深置阴道中,房事后保留6h,但不超过30h,不能重复使用。

3. 栓剂　房事前1h放入阴道中1粒(75mg或100mg)。

4. 凝胶剂　房事前阴道给药,每次3g。

【不良反应】阴道局部刺激反应,可出现阴道分泌物增多及烧灼感。

【用药宣教】房事后6~8h内不要冲洗阴道。

孟苯醇醚
(Menfegol)

【适应证】用于育龄女性避孕。

【用法用量】每次同房前,由女方取1片(或1张)放入阴道推至深处,5min即可进行房事。每次性交须用新的药膜(片)。

【用药宣教】

1. 开始使用时,男女双方生殖器可有发热感,使用几次后即能习惯。

2. 环形片较疏松,使用时注意折裂;并将瓶塞盖紧,防止吸潮。

3. 本品有效时间为1h,如放入超过1h进行房事,须再放

1 片。

三、终止妊娠用药

终止早期妊娠（3 个月内）既往多采用负压吸引法，近几年来使用药物流产者已日益增多。如前列腺素类药物和抗孕激素药物。

米非司酮

（Mifepristone）

【适应证】与前列腺素序贯合并使用，用于终止停经 49 天内的妊娠。

【用法用量】口服给药，停经≤49 天之内的健康早孕妇女，空腹或进食 2h 后，米非司酮片 25～50mg，每天 2 次，连服 2～3 天，总量 150mg，每次服药后禁食 2h，第 3～4 天清晨于阴道穹隆放置卡前列甲酯栓 1mg（1 枚），或使用其他同类前列腺素药。卧床休息 1～2h，门诊观察 6h。注意用药后出血情况，有无妊娠产物和副作用。

【操作要点】

1. 注意观察子宫收缩频率、时间、张力和强度等。

2. 用药过程中注意测量体温、脉搏和血压等。

3. 注意观察用药后有无恶心、呕吐、腹泻等胃肠道不良反应及皮肤潮红、瘙痒等过敏症状。

4. 注意本品用药后出现过敏性休克、喉头水肿等严重不良反应。

【不良反应】

1. 部分妇女可出现恶心、呕吐、眩晕、乏力和下腹痛，偶可有皮疹。

2. 本品和前列腺素序贯用药抗早孕时，使用前列腺素后有腹痛，部分孕妇可发生呕吐、腹泻，少数有潮红、手足心痒和发麻现象。

【应急措施】

1. 一旦发生出血，积极抗休克、止血治疗。

2. 出现寒战、体温升高、静脉推注地塞米松。

【用药宣教】

1. 服药 8~12 天应检查是否完全流产或止血。

2. 药物流产必须由具有经验的妇产科医生施行。

依沙吖啶

（Ethacridine）

【适应证】

1. 用于中孕引产。

2. 与米非司酮及米索前列醇序贯给药用于晚期妊娠引产。

【用法用量】

1. 妊娠 14~18 周者，应先冲洗阴道，每天 1 次，连用 3 天。再由导尿管向宫腔注入经稀释后的本品 50ml（本品 1% 注射液 10ml 加注射用水 40ml），保留导尿管 24h 取出。

2. 妊娠 18~24 周者，由下腹壁向羊膜腔内注射本品 1% 溶液，剂量控制在 100mg 以内。妊娠 <20 周者用 50mg；>20 周者用 100mg。

3. 与米非司酮配伍终止 15~26 周的妊娠，可口服米非司酮每 12h 给予 50mg，共 4 次，于服药 24h 后羊膜腔内注射本品 100mg。

4. 晚期妊娠接受引产者，可于第 1 天口服米非司酮 75mg，每天 2 次，次日向羊膜腔内注射本品 100mg，同时于后穹窿放置米索前列醇 1~2 片（<27 周置 2 片，>27 周置 1 片），排胎后肛门塞入米索前列醇 2 片。

【操作要点】

1. 本品注射剂应在临用前现配，必须用注射用水溶解，而不能用 0.9% 氯化钠溶液，也不能与含氯化物的溶液或碱性溶液配伍，以免析出沉淀。

2. 应严格掌握用药剂量，剂量过大（如 >1g），可引起肾功能衰竭甚至死亡。

3. 羊膜腔内给药，排空膀胱后，孕妇取仰卧位，选择宫体最突出部位，羊水波动明显处为穿刺点，用纱布持 7 号腰穿针垂直刺入腹壁，进入羊膜腔时有落空感，再继续进针 0.5 ~ 1cm 后拔出针芯，有羊水涌出后，将装有本品 100mg 溶液的注射器接在穿刺针上，再回抽羊水证实无误后将药液缓缓注入，拔针前须回抽羊水。拔针前将针芯插入针内快速拔针后，敷盖消毒纱布，轻压针眼。

4. 宫腔内羊膜腔外注药，孕妇排空膀胱后取膀胱截石位，常规外阴、阴道、宫颈消毒后，用宫颈钳夹住宫颈前唇，将橡皮导管沿宫颈向宫腔送入，将已配制的本品溶液（内含 100mg 药物，用注射用水稀释）100ml 注入导管。导管下端双折用线扎紧，卷折在阴道内，塞纱布一块以固定，术后 24h 取出纱布和导管。

【不良反应】常见有产后出血较多，为减少出血，应严格用于妊娠 16 ~ 26 周的引产。

【用药宣教】本品可导致产后出血较多，个别患者会出现发热。

地诺前列酮

（Dinoprostone）

【适应证】可用于中期妊娠引产、足月妊娠引产和治疗性流产，对妊娠中毒病、妊娠合并心肾疾、过期妊娠、死胎不下、水疱状胎块、羊膜早破、高龄初产妇等均可应用。

【用法用量】

1. 催产 用阴道栓，每次 3mg，置于阴道后穹隆深处，6 ~ 8h 后若无产程进展，可再放置一次。

2. 引产

（1）阴道植入物 本品可以从一种水凝胶聚合物中缓慢且控制性释放，并带有可取出装置（终止带），在临产开始和出现不良反应时可立即取出，从而终止治疗。用于需要引产的足月妊娠孕妇，促使宫颈成熟或使宫颈继续成熟。每次 10mg，置于阴道后穹隆深处平卧 2h。定量释放本品 0.3mg/h，可持续 12h，12h 后或出现规律性宫缩时取出。

（2）凝胶剂 用于具有理想引产条件的足月或近产期孕妇的引产。每次 1mg，将整个注射器内的凝胶轻轻注入阴道后穹隆内，孕妇需平卧至少 30min，以减少药物流出。如果需要，6h 后可再给予 1mg（如有反应）或 2mg（如无反应）。

（3）宫颈内给药法　阴道凝胶用于足月或近足月孕妇引产前，为促进宫颈成熟。将本品凝胶 3g（含本品 0.5mg）通过导管将注射器内的凝胶徐徐注入宫颈管内（低于宫颈内口，不要将凝胶注入子宫峡部），注射完毕后，应嘱孕妇平卧 15～30min，以减少凝胶流失。如宫颈或子宫对初次剂量无反应，可于 6h 后重复给药，但 24h 内最大累积剂量不可超过 1.5mg（本品凝胶 9g）。

【操作要点】

1. 用药后如果产程进展缓慢，可加用适量缩宫素（10U 溶于 5% 葡萄糖注射液 500ml 中，缓慢静脉滴注），可加快产程进展，缩短产程时间，但应注意，因缩宫素可加强本品的作用而引起宫缩过强，故应在用药 6～12h 后才可加用缩宫素。

2. 在催产、引产用药时须注意观察：①子宫收缩频率、时间、张力和强度等；②测量体温、脉搏和血压等。根据子宫收缩情况可随时调整给药剂量。

【不良反应】

1 常见腹泻、恶心、呕吐、发热（常在用药后 15～45min 出现，停药或药栓取出后 2～6min 恢复正常）。

2. 少见畏寒、头痛、颤抖；流产发生后第 3 天可出现畏寒或颤抖、发热。

3 用量过大或同时加用其他缩宫药，可致子宫痉挛或张力过高，甚至挛缩，因而导致宫颈撕裂、宫颈后方穿孔、子宫破裂或大出血。

4. 约 10% 妇女用药后舒张压可降低 20mmHg，也可伴有血压升高。

【应急措施】

1. 流产或分娩后常规检查宫颈，及时发现宫颈裂伤，予以修补。

2. 若出现宫缩过强，则立即停药，必要时给予抑制宫缩药物，如利托君、特布他林等。

【用药宣教】

1. 用药前或同时服用止吐和止泻药，可降低胃肠道不良反应。

卡前列素

（Carboprost）

【适应证】

1. 终止妊娠，不宜单独使用本品，须与米非司酮等序贯用，应用于终止早期妊娠。特别适合高危妊娠者，如多次人流史、子宫畸形、剖宫产后以及哺乳期妊娠者。

2. 预防和治疗宫缩弛缓所引起的产后出血。

【用法用量】

1. 终止早孕

（1）先口服孕三烯酮每日 9mg（3 次分服），共 4 天，停药 48h 后后阴道后穹窿放置卡前列素薄膜，每 2.5h 一张（2mg），共 4 次，或放置 1 粒卡前列素栓剂（8mg），8h 后如未流产，再肌内注射卡前列素 2mg。

（2）先肌内注射丙酸睾酮，每天 1 次，每次 100mg，共 3 天，第 4 天阴道后穹窿放置卡前列素海绵块 1 块（6mg），8h 后如未流产，再肌内注射卡前列素 2mg，若无效，2 天后重复一疗程。放置卡前列素后需卧床休息 2~3h，收集所有阴道排出物。

（3）天花粉过敏试验呈阴性者，肌内注射天花粉试探剂量 0.2mg，经 2h 如无反应，则肌内注射 5mg。2 天后开始给予卡前列素阴道薄膜或栓剂，然后再肌内注射，用法同（1）。

（4）空腹或进食 2h 后，首剂口服 200mg 米非司酮片 1 片后禁食 2h，第 3 天晨于阴道后穹窿放置卡前列甲酯栓 1mg，或首剂口服 25mg 米非司酮片 2 片，当晚再服一片，以后每隔 12h 服一片。第 3 天晨服 25mg 米非司酮片后 1h 于阴道后穹窿放置卡前列甲酯栓 1mg。卧床休息 2h，门诊观察 6h，注意用药后出血情况。

2. 终止中孕（第 13~20 周） 可深部肌内注射卡前列素 250μg，每 1.5~3.5h 重复一次，此取决于子宫反应；必要时可增至 500μg，但总量不得超过 12mg。亦可羊膜腔内给予卡前列素氨丁三醇 3.25mg（相当于卡前列素 2.5mg），需时 5min 以上；如尚未出现流产，24h 后重复 1 次。

3. 术前扩张宫颈　在手术前晚将本品栓剂 1mg 置入阴道后穹隆处，12h 后宫颈扩张。

4. 产后出血　深部肌内注射卡前列素 250μg，间隔约 90min，必要时间隔可缩短，但不得少于 15min，总量不可超过 2mg。

【操作要点】本品不得使用静脉注射给药，本品不能用作足月妊娠引产。

【不良反应】

1. 主要为腹泻、恶心或呕吐、腹痛等，合用复方地芬诺酯（复方苯乙哌啶）片后，不良反应显著减少。停药后上述反应即可消失。

2. 少数患者会出现面部潮红，很快消失，注意观察前列腺素可能引起的一般不良反应，如胃肠道、心血管系症状等。

【应急措施】与复方地芬诺酯（复方苯乙哌啶）片合用，以减轻不良反应。

【用药宣教】心血管疾病患者用药时应监测动脉氧含量。本品不得使用静脉注射给药，亦不能用于诱导分娩。

附录一　处方常用拉丁词缩写与中文对照表

处方常用拉丁词缩写与中文对照表

缩写	拉丁文	中文
a. c.	Ante cibos	饭前
a. d.	Ante decubitum	睡前
a. h.	Alternis horis	每 2 小时，隔 1 小时
a. j.	Ante jentaculum	早饭前
a. m.	Ante meridiem	上午，午前
a. p.	Ante parndium	午饭前
a. u. agit	Ante usum agitetur	使用前振荡
Ad.；add	Ad	到、为、加至
Ad lid	Ad libitum	随意、任意量
Ad us. ext	Ad usum externum	外用
Ad us. int.	Ad usum internum	内服
Alt. die.（a. d.）	Alternis diebus	隔日
Amp.	Ampulla	安瓿
Abt. ccen.	Ante coenam	晚饭前
Aq.	Aqua	水
b. i. d.	Bis in die	1 日 2 次
Cap	Cape，capiat	应服用

缩写	拉丁文	中文
Caps. gelat.	Capsula gelatinosa	胶囊
Caps. dur.	Capsula dura	硬胶囊
Caps. moll.	Capsula mollis	软胶囊
Collum.	Collunarium	洗鼻剂
Collyr.	Collyrium	洗眼剂
Co.	Compcitus	复方的
Cons	Consperus	撒布剂
Crem.	Cremor	乳剂
c. t.	Cutis testis	皮试
d.	Da，dentur	给予，须给予
d. d	De die	每日
Dec.	Decoctum	煎剂
Deg.	Deglutio	吞服
Dieb. alt	Diebus alternis	间日，每隔一日
Dim.	Dimidius	一半
Div. in p.	Divide in partes	分……次服用
Div. inpar. aeg	Divide inpartis aegualis	分成等分
Em.；emuls	Emulsum，emulsio	乳剂
Extr.	Extractum	浸膏
Feb. urg	Febri urgente	发烧时
Garg.	Gargarisma	含漱剂
g.；gm.	Gramma，grammata	克
h.	Hora	小时
h. s. s	Hora somni sumendus	睡觉服用

续表

缩写	拉丁文	中文
Hod.	Hodie	今日
In. d	In die	每日
Inf.	Inrfsum	浸剂
Inj.	Injectio	注射剂
i. h.	Injectio hypodermatica	皮下注射
i. m.	Injectio musculosa	肌内注射
i. v.	Injectio venosa	静脉注射
Liq.	Liquor，liquidus	溶液，液体的
Lit.	Litrum	升
Lot	Lotio	洗剂
Mist.	Mistura	合剂
ml.	Millilitrum	毫升
mg.	Milligramma	毫克
Muc.	Mucilago	胶浆剂
N	Nocte	夜晚
n. et. m	Nocte et mane	在早晚
Neb.	Nebula	喷雾剂
o. d.	Omni die	每日
Om. bid.	Omni biduo	每 2 日
Om. hor. （o. h. ）	Omni hora	每小时
Om. man.	Omni mane	每日早晨
Om. noc. （o. n. ）	Omni nocte	每日晚上
p. c.	Post cibos	饭后
p. o.	Per os	口服
Pil.	Pilula	丸剂

缩写	拉丁文	中文
p. j.	Post jentaculum	早饭后
p. m.	Post meridiem	午后
p. prand.	Post prandium	午饭后
Pcoen.	Post coenam	晚饭后
Pro us. ext	Pro usu externo	外用
Pro. us. int.	Pro usu interno	内用，内服
Pulv.	Pulvis	粉剂、散剂
Pt.	Partes	部分
p. r. n.	Pro kre nata	必要时
q. d.	Quaque die	每日
q. i. d.	Quarter in die	每日 4 次
q. h.	Quaque hora	每 1 小时
q. 4. h.	Quaque 4 hora	每 4 小时
Rp.	Recipe	取
Ser. ; syr.	Sirupu，ssyrupus	糖浆
Solut.	Solutio	溶液
Semih.	Semihora	半小时
Stat. ; st	Statim	立刻，立即
Supp.	Suppositouium	栓剂
t. i. d.	Ter in die	每日 3 次
t. ; tr.	Tinctura	酊剂
Troch.	Trochscus	锭剂，糖锭
Tab.	Tabella	片剂
Ug. ; ung.	Unguentum	软膏
Us. ext.	Usus externus	外用

附录二　药物妊娠等级检索表

本表是根据药物对胎儿的危险性进行危害等级（包括 A、B、C、D、X 级）的检索表。危害等级的标准是美国食品药品管理局（FDA）颁布的。表中某些药物有两个不同的危害性级别，因为其危害性可因其用药方式或用药持续时间不同所致。具体分级标准如下。

A 级：在有对照组的研究中，在妊娠 3 个月的妇女未见到对胎儿危害的迹象（并且也没有对其后 6 个月的危害性证据），可能对胎儿的危害性甚微。

B 级：在动物繁殖性研究中（并未进行孕妇的对照研究），未见到对胎儿的影响。在动物繁殖性研究中表现有不良反应，这些不良反应并未在妊娠 3 个月的妇女得到证实（也没有对其后 6 个月的危害性证据）。

C 级：在动物的研究中证明它对胎儿的不良反应（致畸或杀死胚胎），但并未在对照组的妇女进行研究，或没有在妇女和动物并行地进行研究。本类药物只有在权衡了对妊娠期妇女的获益大于对胎儿的危害之后，方可使用。

D 级：有对胎儿危害性的明确证据，尽管有危害性，但孕妇用药后有绝对的好处（如妊娠期妇女受死亡威胁或患有严重疾病，因此需用它，如应用其他药物虽然安全但无效）。

X 级：对动物或人的研究证明它可使胎儿异常。或根据经验认为对人，或对人及动物具有危害性的。孕妇用这类药物确证无益。这类药物禁用于妊娠或计划妊娠的患者。

药物妊娠等级检索表
（按拼音首字母排序）

药物通用名称	用药方式	妊娠期分级
		A
α‑干扰素	肠道外给药	C
阿巴卡韦	口服给药	C
阿苯达唑	口服给药	B
阿达帕林	局部/皮肤外用	C
阿德福韦酯	口服给药	C
阿地白介素	肠道外给药	C
阿伐斯汀	口服给药	B
阿芬太尼	肠道外给药	C；D 如在临近分娩时长期、大量使用
阿呋唑嗪	口服给药	B
阿加曲班	肠道外给药	B
阿卡波糖	口服给药	B
阿坎酸	口服给药	C
阿立哌唑	口服给药	C
阿氯米松	局部/皮肤外用	C
阿仑膦酸	口服给药	C
阿洛西林	肠道外给药	B
阿仑珠单抗	肠道外给药	C
阿米卡星	肠道外给药	C
阿米洛利	口服给药	B；D 如用于妊娠高血压患者
阿米替林	口服给药	C
	肠道外给药	C
阿莫西林	口服给药	B
阿那曲唑	口服给药	D

续表

药物通用名称	用药方式	妊娠期分级
阿普唑仑	口服给药	D
阿奇霉素	口服给药	B
阿曲库铵	肠道外给药	C
阿瑞匹坦	口服给药	B
阿司咪唑	口服给药	C
阿司匹林	口服给药	C；D 如在妊娠晚期大量使用
阿糖胞苷	肠道外给药	D
阿糖腺苷	眼部给药	C
阿替洛尔	口服给药	D
阿替普酶	肠道外给药	C
阿托伐醌	口服给药	C
阿托伐他汀	口服给药	X
阿托品	眼部给药	C
	口服给药	C
	肠道外给药	C
阿维 A	口服给药	X
阿昔单抗	肠道外给药	C
阿昔洛韦	口服给药	B
	肠道外给药	B
	局部/皮肤外用	B
阿扎那韦	口服给药	B
埃索美拉唑	口服给药	B
艾司洛尔	肠道外给药	C
艾司西酞普兰	口服给药	C
艾司唑仑	口服给药	X

药物通用名称	用药方式	妊娠期分级
安他唑啉	眼部给药	C
氨苯蝶啶	口服给药	C；D 如用于妊娠高血压患者
氨苯砜	口服给药	C
氨苄西林	口服给药	B
氨茶碱	口服给药	C
	肠道外给药	C
	直肠给药	C
氨基己酸	口服给药	C
	肠道外给药	B
氨甲环酸	口服给药	B
	肠道外给药	C
氨力农	肠道外给药	C
氨磷汀	肠道外给药	C
氨鲁米特	口服给药	D
氨氯地平	口服给药	C
氨曲南	肠道外给药	B
胺碘酮	口服给药	D
	肠道外给药	D
昂丹司琼	口服给药	B
	肠道外给药	B
奥布卡因	眼部给药	C
奥氮平	口服给药	C
奥芬那君	口服给药	C
	肠道外给药	C
奥卡西平	口服给药	C

药物通用名称	用药方式	妊娠期分级
奥利司他	口服给药	B
奥洛他定	眼部给药	C
奥美拉唑	口服给药	C
	肠道外给药	C
奥美沙坦酯	口服给药	C；D 如在妊娠中、晚期用药
奥曲肽	肠道外给药	B
奥沙拉秦	口服给药	C
奥沙利铂	肠道外给药	D
奥沙普泰	口服给药	C；D 如在妊娠晚期或临近分娩时用药
奥沙西泮	口服给药	D
奥昔布宁	口服给药	B
B		
β－干扰素	肠道外给药	C
巴氯芬	口服给药	C
	肠道外给药	C
白蛋白	肠道外给药	C
白陶土	口服给药	B
白消安	口服给药	D
保泰松	口服给药	C；D 如在妊娠晚期或临近分娩时用药
贝那普利	口服给药	C；D 如在妊娠中、晚期用药
倍氯米松	吸入	C
	鼻腔给药	C
倍他洛尔	眼部给药	C
	口服给药	C；D 如在妊娠中、晚期用药

续表

药物通用名称	用药方式	妊娠期分级
倍他米松	口服给药	C；D 如在妊娠早期用药
	肠道外给药	C；D 如在妊娠早期用药
	局部/皮肤外用	C；D 如在妊娠早期用药
苯巴比妥	肠道外给药	D
苯丙醇胺	口服给药	C
苯丁酸氮芥	口服给药	D
苯海拉明	口服给药	B
	肠道外给药	B
苯海索	口服给药	C
苯磺酸阿曲库铵	肠道外给药	B
苯妥英	口服给药	D
苯乙肼	口服给药	C
	肠道外给药	D
苯佐卡因	口腔咽喉给药	C
苯唑西林	口服给药	B
比卡鲁胺	口服给药	X
比马前列素	眼部给药	C
比索洛尔	口服给药	C；D 如在妊娠中、晚期用药
吡多辛	口服给药	A
	肠道外给药	A
吡格列酮	口服给药	C
吡喹酮	口服给药	B
吡罗昔康	口服给药	C；D 如在妊娠晚期或临近分娩时用药
吡美莫司	局部/皮肤外用	C

续表

药物通用名称	用药方式	妊娠期分级
吡嗪酰胺	口服给药	C
苄青霉素	肠道外给药	B
苄星青霉素	肠道外给药	B
表柔比星	肠道外给药	D
别嘌醇	口服给药	C
	肠道外给药	C
丙吡胺	口服给药	C
	肠道外给药	C
丙泊酚	肠道外给药	B
丙环定	口服给药	C
丙磺舒	口服给药	C
丙卡巴肼	口服给药	D
丙硫氧嘧啶	口服给药	D
丙氯拉嗪	口服给药	C
	肠道外给药	C
	直肠给药	C
丙美卡因	眼部给药	C
丙咪嗪	口服给药	C
	肠道外给药	C
丙戊酸	口服给药	D
	肠道外给药	D
波生坦	口服给药	X
博来霉素	肠道外给药	D
布比卡因	肠道外给药	C

续表

药物通用名称	用药方式	妊娠期分级
布地奈德	吸入	B
	鼻腔给药	B
	口服给药	C
	直肠给药	C
布洛芬	口服给药	B；D 如在妊娠晚期或临近分娩时用药
布美他尼	口服给药	C；D 如在临近分娩时长期、大量用药
布托啡诺	鼻腔给药	C；D 如在临近分娩时长期、大量用药
C		
茶苯海明	眼部给药	B
茶碱	口服给药	C
	肠道外给药	C
长春碱	肠道外给药	D
长春新碱	肠道外给药	D
长春瑞滨	肠道外给药	D
雌二醇	口腔咽喉给药	X
	口服给药	X
	经皮给药	X
	阴道给药	X
雌莫司汀	口服给药	X
雌酮	肠道外给药	X
促红细胞生成素	肠道外给药	C
促卵泡素 α	肠道外给药	X
促卵泡素 β	肠道外给药	X

续表

药物通用名称	用药方式	妊娠期分级
促皮质素 C	肠道外给药	C
醋丁洛尔	口服给药	B；D 如在妊娠中、晚期用药
醋甲唑胺	口服给药	C
醋酸钙	肠道外给药	C
醋竹桃霉素	口服给药	C
D		
达肝素钠	肠道外给药	B
达卡巴嗪	肠道外给药	C
达那肝素钠	肠道外给药	B
达那唑	口服给药	X
达托霉素	肠道外给药	B
大观霉素	肠道外给药	B
丹曲林	口服给药	C
	肠道外给药	C
单硝酸异山梨酯	口服给药	C
氮卓斯汀	眼部给药	C
氮芥	肠道外给药	D
地尔硫草	口服给药	C
	肠道外给药	C
地氟烷	吸入	B
地高辛	口服给药	C
地红霉素	口服给药	C
地拉韦啶	口服给药	C
地氯雷他定	口服给药	C
地美环素	口服给药	D

续表

药物通用名称	用药方式	妊娠期分级
地诺前列酮	阴道给药	C
地塞米松	眼部给药	C
	口服给药	C；D 如在妊娠早期用药
	肠道外给药	C；D 如在妊娠早期用药
地索奈德	局部/皮肤外用	C
地西泮	口服给药	D
	肠道外给药	D
	直肠给药	D
地昔帕明	口服给药	C
碘	口服给药	D
碘甘油	口服给药	X
碘苷	眼部给药	C
碘化钾	口服给药	D
碘化钠	口服给药	X；D 如作为祛痰药使用
碘塞罗宁	口服给药	A
丁苯那嗪	口服给药	C
丁丙诺啡	肠道外给药	C
丁卡因	眼部给药	C
丁螺环酮	口服给药	B
东莨菪碱	口服给药	C
	肠道外给药	C
	经皮给药	C
毒扁豆碱	眼部给药	C
	肠道外给药	C
度他雄胺	口服给药	X

续表

药物通用名称	用药方式	妊娠期分级
对乙酰氨基酚	口服给药	B
多巴胺	肠道外给药	C
多巴酚丁胺	肠道外给药	B
多拉司琼	口服给药	B
	肠道外给药	B
多奈哌齐	口服给药	C
多黏菌素 B	局部/皮肤外用	B
多柔比星	肠道外给药	D
多赛平	口服给药	C
多沙普仑	肠道外给药	B
多沙唑嗪	口服给药	C
多西环素	口服给药	D
多西他赛	肠道外给药	D
多佐胺	眼部给药	C
E		
厄贝沙坦	口服给药	C；D 如在妊娠中、晚期用药
厄洛替尼	口服给药	D
厄他培南	肠道外给药	B
恩夫韦肽	肠道外给药	B
恩氟烷	吸入	B
二氮嗪	口服给药	C
	肠道外给药	C
二氟尼柳	口服给药	C；D 如在妊娠晚期或临近分娩时用药
二甲双胍	口服给药	B

续表

药物通用名称	用药方式	妊娠期分级
二羟丙茶碱	口服给药	C
F		
伐地那韦	口服给药	B
伐地昔布	口服给药	C
伐昔洛韦	口服给药	B
法莫替丁	口服给药	B
泛酸	口服给药	A；C 如剂量超过美国每日推荐摄入量
泛昔洛韦	口服给药	B
放线菌素 D	肠道外给药	C
非格司亭	肠道外给药	C
非洛地平	口服给药	C
非那西汀	口服给药	B
非那雄胺	口服给药	X
非尼拉敏	口服给药	C
非诺贝特	口服给药	C
非诺洛芬	口服给药	B；D 如在妊娠晚期或临近分娩时用药
非索非那定	口服给药	C
芬氟拉明	口服给药	C
芬太尼	口含	C；D 如在临近分娩时长期、大量使用
	肠道外给药	C；D 如在临近分娩时长期、大量使用
	经皮给药	C；D 如在临近分娩时长期、大量使用

续表

药物通用名称	用药方式	妊娠期分级
酚苄明	口服给药	C
	肠道外给药	C
酚酞	口服给药	C
酚妥拉明	肠道外给药	C
奋乃静	口服给药	C
呋喃妥因	口服给药	B
呋喃唑酮	口服给药	C
呋塞米	口服给药	C；D 如用于妊娠高血压患者
	肠道外给药	C；D 如用于妊娠高血压患者
伏立康唑	口服给药	D
	肠道外给药	D
氟胞嘧啶	口服给药	C
氟比洛芬	眼部给药	C；D 如在妊娠晚期或临近分娩时用药
	口服给药	B；D 如在妊娠晚期或临近分娩时用药
氟达拉滨	肠道外给药	D
氟伐他汀	口服给药	X
氟奋乃静	口服给药	C
	肠道外给药	C
氟伏沙明	口服给药	C
氟卡尼	口服给药	C
	肠道外给药	C
氟康唑	口服给药	C
	肠道外给药	C

续表

药物通用名称	用药方式	妊娠期分级
氟考龙	局部/皮肤外用	C
氟马西尼	肠道外给药	C
氟米龙	眼部给药	C
氟尼缩松	吸入	C
	鼻腔给药	C
氟尿苷	肠道外给药	D
氟尿嘧啶	肠道外给药	D
	局部/皮肤外用	X
氟哌啶醇	口服给药	C
氟哌利多	肠道外给药	C
氟哌噻吨	口服给药	C
	肠道外给药	C
氟氢可的松	口服给药	C
氟轻松	局部/皮肤外用	C
氟他胺	口服给药	D
氟替卡松	吸入	C
	鼻腔给药	C
	局部/皮肤外用	C
氟西泮	口服给药	X
氟西汀	口服给药	C
氟硝西泮	口服给药	D
福莫特罗	吸入	C
福辛普利	口服给药	C；D 如在妊娠中、晚期用药
G		
γ干扰素	肠道外给药	C

续表

药物通用名称	用药方式	妊娠期分级
钆喷酸	肠道外给药	C
甘精胰岛素	肠道外给药	C
甘露醇	肠道外给药	C
杆菌肽	眼部给药	C
	肠道外给药	C
	局部/皮肤外用	C
肝素	肠道外给药	C
高血糖素	肠道外给药	B
睾酮	口服给药	X
	肠道外给药	X
	局部/皮肤外用	X
	经皮给药	X
戈那瑞林	肠道外给药	B
戈舍瑞林	肠道外给药	X
格拉司琼	口服给药	B
	肠道外给药	B
格列本脲	口服给药	C
格列吡嗪	口服给药	C
格列美脲	口服给药	C
格帕沙星	口服给药	C
更昔洛韦	眼球内给药	C
	口服给药	C
	肠道外给药	C
骨化二醇	口服给药	C；D 如剂量超过美国的每日推荐摄入量

药物通用名称	用药方式	妊娠期分级
骨化三醇	口服给药	C；D 如剂量超过美国的每日推荐摄入量
	肠道外给药	C；D 如剂量超过美国的每日推荐摄入量
胍乙啶	口服给药	C
鬼臼毒素	局部/皮肤外用	C
桂利嗪	口服给药	C
过氧苯甲酰	局部/皮肤外用	C
H		
红霉素	口服给药	B
	肠道外给药	B
	局部/皮肤外用	B
红细胞生成素	肠道外给药	C
后马托品	眼部给药	C
华法林	口服给药	X
环孢素	口服给药	C
	肠道外给药	C
环吡酮	局部/皮肤外用	B
环丙沙星	眼部给药	C
	口服给药	C
	耳部给药	C
	肠道外给药	C
环磷酰胺	口服给药	D
	肠道外给药	D
环喷托酯	眼部给药	C

续表

药物通用名称	用药方式	妊娠期分级
环丝氨酸	口服给药	C
环戊噻嗪	口服给药	C；D 如用于妊娠高血压患者
黄酮哌酯	口服给药	B
磺胺醋酰	眼部给药	C
	局部/皮肤外用	C
磺胺甲噁唑	口服给药	C；D 如在临近分娩时用药
磺胺嘧啶	口服给药	C；D 如在临近分娩时用药
磺胺异噁唑	口服给药	C；D 如在临近分娩时用药
灰黄霉素	口服给药	C
J		
吉非贝齐	口服给药	C
吉非替尼	口服给药	D
吉西他滨	肠道外给药	D
己二烯雌酚	局部/皮肤外用	X
己酸羟孕酮	肠道外给药	D
己酮可可碱	口服给药	C
己烯雌酚	口服给药	X
加巴喷丁	口服给药	C
加兰他敏	口服给药	B
加尼瑞克	肠道外给药	X
加替沙星	眼部给药	C
甲氨蝶呤	口服给药	X
	肠道外给药	X
甲苯达唑	口服给药	C
甲苯磺丁脲	口服给药	C

续表

药物通用名称	用药方式	妊娠期分级
甲丙氨酯	口服给药	D
甲地孕酮	口服给药	X
甲芬那酸	口服给药	C；D 如在妊娠晚期或临近分娩时用药
甲氟喹	口服给药	C
甲睾酮	口服给药	X
甲磺酸苯扎托品	口服给药	C
甲磺酸黏菌素	肠道外给药	C
甲基多巴	口服给药	B
	肠道外给药	B
甲氯芬那酸	口服给药	B；D 如在妊娠晚期或临近分娩时用药
甲氯噻嗪	口服给药	B；D 如用于妊娠高血压患者
甲哌卡因	肠道外给药	C
甲泼尼龙	口服给药	C
	肠道外给药	C
甲羟孕酮	肠道外给药	X
甲巯咪唑	口服给药	D
甲炔诺酮	口服给药	X
甲硝唑	口服给药	B
	肠道外给药	B
	局部/皮肤外用	B
甲氧苄啶	口服给药	C
甲氧氯普胺	口服给药	B
	肠道外给药	B

药物通用名称	用药方式	妊娠期分级
甲氧沙林	口服给药	C
	局部/皮肤外用	C
甲状腺素	口服给药	A
间羟胺	肠道外给药	C
降钙素	鼻腔给药	C
	肠道外给药	C
金刚烷胺	口服给药	C
金硫丁二钠	口服给药	C
肼苯达嗪	口服给药	C
	肠道外给药	C
枸橼酸钾	口服给药	A
聚苯乙烯磺酸钙	口服给药	C
	直肠给药	C
聚苯乙烯磺酸钠	口服给药	C
	直肠给药	C
聚维酮碘	局部/皮肤外用	D
卷曲霉素	肠道外给药	C
K		
咖啡因	口服给药	B
卡巴胆碱	眼部给药	C
卡比多巴	口服给药	C
卡泊芬净	肠道外给药	C
卡泊三醇	局部/皮肤外用	C
卡铂	肠道外给药	D
卡马西平	口服给药	D

续表

药物通用名称	用药方式	妊娠期分级
卡麦角林	口服给药	B
卡尼汀	口服给药	B
	肠道外给药	B
卡培他滨	口服给药	D
卡前列腺素	肠道外给药	C
卡替洛尔	口服给药	C；D 如在妊娠中、晚期用药
卡托普利	口服给药	C；D 如在妊娠中、晚期用药
卡维地洛	口服给药	C；D 如在妊娠中、晚期用药
坎地沙坦	口服给药	C；D 如在妊娠中、晚期用药
抗环血酸	口服给药	A；C 如剂量超过美国每日推荐摄入量
抗凝血酶Ⅲ	肠道外给药	B
抗凝血抑制复合物	肠道外给药	C
考来替泊	口服给药	B
考来烯胺	口服给药	C
可待因	口服给药	C；D 如在临近分娩时长期、大量使用
	肠道外给药	C；D 如在临近分娩时长期、大量使用
可的松	口服给药	C；D 如在妊娠早期用药
	肠道外给药	C；D 如在妊娠早期用药
可乐定	硬膜外给药	C
	口服给药	C
	肠道外给药	C
	经皮给药	C

续表

药物通用名称	用药方式	妊娠期分级
克拉霉素	口服给药	C
	肠道外给药	C
克拉维酸	口服给药	B
克林霉素	口服给药	B
	肠道外给药	B
	局部/皮肤外用	B
	阴道给药	B
克罗米通	局部/皮肤外用	C
克霉唑	局部/皮肤外用	B
	阴道给药	B
奎尼丁	口服给药	C
	阴道给药	C
奎宁	口服给药	C
喹硫平	口服给药	C
L		
拉贝洛尔	口服给药	C；D 如在妊娠中、晚期用药
	肠道外给药	C；D 如在妊娠中、晚期用药
拉米夫定	口服给药	C
拉莫三嗪	口服给药	C
拉坦前列素	眼部给药	C
来氟米特	口服给药	X
来曲唑	口服给药	D
赖氨酸加压素	鼻腔给药	C
赖脯胰岛素	肠道外给药	B
赖诺普利	口服给药	C；D 如在妊娠中、晚期用药

续表

药物通用名称	用药方式	妊娠期分级
兰索拉唑	口服给药	B
莨菪碱	口服给药	C
劳拉西泮	口服给药	D
	肠道外给药	D
雷贝拉唑	口服给药	B
雷洛昔芬	口服给药	X
雷米普利	口服给药	C；D 如在妊娠中、晚期用药
雷尼替丁	口服给药	B
	肠道外给药	B
锂	口服给药	D
利巴韦林	吸入	X
	口服给药	X
	肠道外给药	X
利多卡因	肠道外给药	B
	局部/皮肤外用	B
利福布丁	口服给药	B
利福喷汀	口服给药	C
利福平	口服给药	C
	肠道外给药	C
利奈唑胺	口服给药	C
	肠道外给药	C
利培酮	口服给药	C
利塞膦酸	口服给药	C
利斯的明	口服给药	B

药物通用名称	用药方式	妊娠期分级
利托君	口服给药	B
	肠道外给药	B
利托那韦	口服给药	B
利妥昔单抗	肠道外给药	C
利血平	口服给药	C
利扎曲坦	口服给药	C
链激酶	肠道外给药	C
链霉素	肠道外给药	D
两性霉素 B	肠道外给药	B
	局部/皮肤外用	B
亮丙瑞林	肠道外给药	X
林可霉素	口服给药	B
	肠道外给药	B
磷霉素	口服给药	B
膦甲酸钠	肠道外给药	C
硫利达嗪	口服给药	C
硫鸟嘌呤	口服给药	D
硫喷妥钠	肠道外给药	C
	局部/皮肤外用	C
硫普罗宁	口服给药	C
硫酸镁	肠道外给药	B
硫酸鱼精蛋白	肠道外给药	C
硫糖铝	口服给药	B
硫唑嘌呤	口服给药	D
	肠道外给药	D

药物通用名称	用药方式	妊娠期分级
柳氮磺吡啶	口服给药	B；D 如在临近分娩时使用
	直肠给药	B；D 如在临近分娩时使用
六甲蜜胺	口服给药	D
六氯酚	局部/皮肤外用	C
氯䓬酸钾	口服给药	D
氯胺酮	肠道外给药	B
氯贝胆碱	口服给药	C
	肠道外给药	C
氯贝丁酯	口服给药	C
氯倍他索	局部/皮肤外用	C
氯苯那敏	口服给药	B
氯吡格雷	口服给药	B
氯丙嗪	口服给药	C
	肠道外给药	C
氯氮䓬	口服给药	D
	肠道外给药	D
氯氮平	口服给药	B
氯法齐明	口服给药	C
氯化铵	口服给药	B
氯化钙	肠道外给药	C
氯化琥珀胆碱	肠道外给药	C
氯化钾	口服给药	A
氯化筒箭毒碱	肠道外给药	C
氯磺丙脲	口服给药	C

药物通用名称	用药方式	妊娠期分级
氯己定	口腔咽喉给药	B
	牙周植入	C
氯唑	口服给药	C
	肠道外给药	C
氯雷他定	口服给药	B
氯马斯汀	口服给药	B
氯霉素	眼部给药	C
	耳部给药	C
	肠道外给药	C
氯米芬	口服给药	X
氯米帕明	口服给药	C
氯哌噻吨	口服给药	C
氯噻嗪	口服给药	C；D 如用于妊娠高血压患者
氯噻酮	口服给药	B；D 如用于妊娠高血压患者
氯沙坦	口服给药	C；D 如在妊娠中、晚期用药
氯替泼诺	眼部给药	C
氯烯雌醚	口服给药	X
氯硝西泮	口服给药	D
	肠道外给药	D
氯乙酰胆碱	眼部给药	C
氯唑沙宗	口服给药	C
氯唑西林	口服给药	B
罗非昔布	口服给药	C；D 如在妊娠晚期或临近分娩时用药
罗格列酮	口服给药	C

药物通用名称	用药方式	妊娠期分级
罗库溴铵	肠道外给药	C
罗匹尼罗	口服给药	C
螺内酯	口服给药	C；D 如用于妊娠高血压患者
螺旋霉素	口服给药	C
	肠道外给药	C
	直肠给药	C
洛度沙胺	眼部给药	B
洛伐他汀	口服给药	X
洛拉卡比	口服给药	B
洛美沙星	眼部给药	C
	口服给药	C；X 禁用于妊娠早期
洛莫司汀	口服给药	D
洛哌丁胺	口服给药	B
洛匹那韦	口服给药	C
洛沙平	口服给药	C
M		
麻黄素	口服给药	C
马普替林	口服给药	B
马吲哚	口服给药	C
吗啡	口服给药	C；D 如在临近分娩时长期、大量使用
	肠道外给药	C；D 如在临近分娩时长期、大量使用
吗茚酮	口服给药	C

续表

药物通用名称	用药方式	妊娠期分级
麦角胺	口含	X
	口服给药	X
	直肠给药	X
麦角新碱	肠道外给药	X
毛果芸香碱	眼部给药	C
	口服给药	C
毛花苷丙	口服给药	C
美雌醇	口服给药	X
美法仑	口服给药	D
	肠道外给药	D
美金刚	口服给药	B
美克洛嗪	口服给药	B
美罗培南	肠道外给药	B
美洛西林	肠道外给药	B
美洛昔康	口服给药	C；D 如在妊娠晚期或临近分娩时用药
美沙拉嗪	口服给药	B
	直肠给药	B
美沙酮	口服给药	C；D 如在临近分娩时长期、大量使用
	肠道外给药	C；D 如在临近分娩时长期、大量使用
美司钠	肠道外给药	B
美索巴莫	口服给药	C
美索比妥	肠道外给药	B
	直肠给药	B

续表

药物通用名称	用药方式	妊娠期分级
美索达嗪	口服给药	C
美托拉宗	口服给药	B；D 如用于妊娠高血压患者
美托洛尔	口服给药	C；D 如在妊娠中、晚期用药
	肠道外给药	C；D 如在妊娠中、晚期用药
美西律	口服给药	C
门冬酰胺酶	肠道外给药	C
门冬胰岛素	肠道外给药	B
孟鲁司特	口服给药	B
咪达唑仑	口服给药	D
	肠道外给药	D
咪康唑	局部/皮肤外用	C
	阴道给药	C
咪喹莫特	局部/皮肤外用	B
米氮平	口服给药	C
米多君	口服给药	C
米非司酮	口服给药	X
米力农	肠道外给药	C
米诺地尔	口服给药	C
米诺环素	牙科给药	D
	口服给药	D
	肠道外给药	D
米索前列醇	口服给药	X
米托蒽醌	肠道外给药	D
免疫球蛋白	肠道外给药	C
莫达非尼	口服给药	C

续表

药物通用名称	用药方式	妊娠期分级
莫米松	鼻腔给药	C
	局部/皮肤外用	C
莫匹罗星	鼻腔给药	B
	眼部给药	B
	局部/皮肤外用	B
莫西沙星	眼部给药	C
	口服给药	C
	肠道外给药	C
莫昔普利	眼部给药	C；D 如在妊娠中、晚期用药
N		
那格列奈	口服给药	C
那拉曲坦	口服给药	C
那屈肝素钙	肠道外给药	B
那他霉素	眼部给药	C
纳多洛尔	口服给药	C；D 如在妊娠中、晚期用药
纳洛酮	肠道外给药	B
纳曲酮	口服给药	C
奈多罗米	吸入	B
	眼部给药	B
奈非那韦	口服给药	B
奈替米星	肠道外给药	D
奈韦拉平	口服给药	B
萘丁美酮	口服给药	C；D 如在妊娠晚期或临近分娩时用药
萘啶酸	口服给药	C

续表

药物通用名称	用药方式	妊娠期分级
萘夫西林	肠道外给药	B
萘普生	口服给药	B；D 如在妊娠晚期或临近分娩时用药
尼古丁	口服给药	C
	经皮给药	D
尼卡地平	口服给药	C
尼鲁米特	口服给药	C
尼莫地平	口服给药	C
	肠道外给药	C
尼扎替丁	口服给药	B
尿促卵泡素	肠道外给药	X
尿促性素	肠道外给药	X
尿激酶	肠道外给药	B
凝血因子Ⅸ	肠道外给药	C
凝血因子Ⅷ	肠道外给药	C
诺氟沙星	眼部给药	C；妊娠妇女慎用，尤其是妊娠早期
	口服给药	C；妊娠妇女慎用，尤其是妊娠早期
诺龙	肠道外给药	X
P		
帕利珠单抗	肠道外给药	C
帕罗西汀	口服给药	D
帕米膦酸	肠道外给药	D
哌甲酯	口服给药	C
哌拉西林	肠道外给药	B

药物通用名称	用药方式	妊娠期分级
哌嗪	口服给药	B
哌替啶	口服给药	B；D 如在临近分娩时长期、大量使用
	肠道外给药	B；D 如在临近分娩时长期、大量使用
哌唑嗪	口服给药	C
泮库溴铵	口服给药	C
泮托拉唑	口服给药	B
	肠道外给药	B
培哚普利	口服给药	C；D 如在妊娠中、晚期用药
培高利特	口服给药	B
培美曲塞	肠道外给药	D
喷布洛尔	口服给药	C；D 如在妊娠中、晚期用药
喷他脒	吸入	C
	肠道外给药	C
喷他佐辛	口服给药	C；D 如在临近分娩时长期、大量使用
	肠道外给药	C；D 如在临近分娩时长期、大量使用
	直肠给药	C；D 如在临近分娩时长期、大量使用
喷昔洛韦	局部/皮肤外用	B
硼替佐米	肠道外给药	D
匹莫林	口服给药	B
匹莫齐特	口服给药	C
泼尼松	口服给药	C；D 如在妊娠早期用药

续表

药物通用名称	用药方式	妊娠期分级
泼尼松龙	眼部给药	C
	口服给药	C；D 如在妊娠早期用药
	肠道外给药	C；D 如在妊娠早期用药
扑米酮	口服给药	D
扑灭司林	局部/皮肤外用	B
葡萄糖酸钾	口服给药	A
葡萄糖酸钙	肠道外给药	C
普伐他汀	口服给药	X
普拉克索	口服给药	C
普鲁卡因胺	口服给药	C
	肠道外给药	C
普鲁卡因青霉素	肠道外给药	B
普罗布考	口服给药	B
普罗帕酮	口服给药	C
普罗瑞林	肠道外给药	C
普萘洛尔	口服给药	C；D 如在妊娠中、晚期用药
	肠道外给药	C；D 如在妊娠中、晚期用药
Q		
齐多夫定	口服给药	C
齐拉西酮	口服给药	C
前列地尔	肠道外给药	X
	尿道给药	C
羟保泰松	口服给药	C；D 如在妊娠晚期或临近分娩时用药
羟基脲	口服给药	D

续表

药物通用名称	用药方式	妊娠期分级
羟甲烯龙	口服给药	X
羟甲唑啉	鼻腔给药	C
	眼部给药	C
羟氯喹	口服给药	C
羟嗪	口服给药	C
青霉胺	口服给药	D
青霉素 V	口服给药	B
氢氟噻嗪	口服给药	C；D 如用于妊娠高血压患者
氢化可的松	眼部给药	C；D 如在妊娠早期用药
	口服给药	C；D 如在妊娠早期用药
	耳部给药	C；D 如在妊娠早期用药
	肠道外给药	C；D 如在妊娠早期用药
	局部/皮肤外用	C；D 如在妊娠早期用药
氢可酮	口服给药	C；D 如在临近分娩时长期、大量使用
氢氯噻嗪	口服给药	B；D 如用于妊娠高血压患者
氢吗啡酮	肠道外给药	C
氢溴酸依来曲坦	口服给药	C
氰钴胺	鼻腔给药	C
庆大霉素	眼部给药	C
	耳部给药	C
	肠道外给药	D
	局部/皮肤外用	C
秋水仙碱	口服给药	D
	肠道外给药	D

药物通用名称	用药方式	妊娠期分级
巯嘌呤	口服给药	D
曲安西龙	吸入	C
	鼻腔给药	C
	口服给药	C；D 如在妊娠早期用药
	肠道外给药	C；D 如在妊娠早期用药
	局部/皮肤外用	C
曲吡那敏	口服给药	B
曲伏前列素	眼部给药	C
曲氟尿苷	眼部给药	C
曲马多	口服给药	C
	肠道外给药	C
曲米帕明	口服给药	C
曲普利啶	口服给药	C
曲普瑞林	肠道外给药	X
曲妥珠单抗	肠道外给药	B
曲唑酮	口服给药	C
去氨加压素	鼻腔给药	B
	口服给药	B
	肠道外给药	B
去甲肾上腺素	肠道外给药	C
去甲替林	口服给药	C
去羟肌苷	口服给药	B
去羟米松	局部/皮肤外用	C
去铁胺	肠道外给药	C
去氧肾上腺素	口服给药	C

药物通用名称	用药方式	妊娠期分级
去乙酰毛花苷	口服给药	C
炔雌醇	口服给药	X
炔诺酮	口服给药	X
炔孕酮	口服给药	D
群多普利	口服给药	C；D 如在妊娠中、晚期用药
R		
人免疫球蛋白	肠道外给药	C
壬二酸	局部/皮肤外用	B
绒促性素	肠道外给药	X
绒促性素 α	肠道外给药	X
柔红霉素	肠道外给药	D
鞣酸加压素	肠道外给药	B
乳果糖	口服给药	B
乳酸钙	口服给药	C
瑞格列奈	口服给药	C
瑞舒伐他汀	口服给药	X
S		
塞来昔布	口服给药	C；D 如在妊娠晚期或临近分娩时用药
赛替派	肠道外给药	D
赛利洛尔	口服给药	B；D 如在妊娠中、晚期用药
噻氯匹定	口服给药	B
噻吗洛尔	眼部给药	C
	口服给药	C；D 如在妊娠中、晚期用药
噻托溴铵	吸入	C

药物通用名称	用药方式	妊娠期分级
赛庚啶	口服给药	B
赛克利嗪	口服给药	B
三氟拉嗪	口服给药	C
三甲曲沙	肠道外给药	D
三氯噻嗪	口服给药	C；D 如用于妊娠高血压患者
三唑仑	口服给药	X
色甘酸	吸入	B
沙丁胺醇	吸入	C
	口服给药	C
	肠道外给药	C
沙格司亭	肠道外给药	C
沙奎那韦	口服给药	B
沙利度胺	口服给药	X
沙美特罗	吸入	C
舍曲林	口服给药	C
肾上腺素	鼻腔给药	C
	眼部给药	C
	肠道外给药	C
生长激素	肠道外给药	B
生长抑素	肠道外给药	B
舒芬太尼	肠道外给药	C；D 如在临近分娩时长期、大量使用
舒林酸	口服给药	C；D 如在妊娠晚期或临近分娩时用药

续表

药物通用名称	用药方式	妊娠期分级
舒马曲坦	鼻腔给药	C
	口服给药	C
	肠道外给药	C
双硫仑	口服给药	C
双氯芬酸	眼部给药	C；D 如在妊娠晚期或临近分娩时用药
	口服给药	C；D 如在妊娠晚期或临近分娩时用药
	肠道外给药	C；D 如在妊娠晚期或临近分娩时用药
	局部/皮肤外用	C
双氯西林	口服给药	B
双嘧达莫	口服给药	B
双氢麦角胺	口服给药	X
双氢速甾醇	口服给药	A；D 如剂量超过美国每日推荐摄入量
双水杨酯	口服给药	C；D 如在妊娠晚期用药
水合氯醛	口服给药	C
	直肠给药	C
水杨酸铋	口服给药	C
顺铂	肠道外给药	D
司来吉兰	口服给药	C
司帕沙星	口服给药	C；X 禁用于妊娠早期
司坦唑醇	口服给药	X
司维拉姆	口服给药	C

续表

药物通用名称	用药方式	妊娠期分级
四环素	眼部给药	D
	口服给药	D
	局部/皮肤外用	B
羧苄西林	口服给药	B
缩宫素	肠道外给药	X
索他洛尔	口服给药	B；D 如在妊娠中、晚期用药
	肠道外给药	B；D 如在妊娠中、晚期用药
T		
他达拉非	口服给药	B
他克林	口服给药	C
他克莫司	口服给药	C
	肠道外给药	C
	局部/皮肤外用	C
他莫昔芬	口服给药	D
他扎罗汀	局部/皮肤外用	X
泰利霉素	口服给药	C
坦洛新	口服给药	B
碳酸钙	口服给药	C
碳酸氢钠	口服给药	C
特比萘芬	口服给药	B
	局部/皮肤外用	B
特布他林	吸入	B
	口服给药	B
	肠道外给药	B
特非那定	口服给药	C

续表

药物通用名称	用药方式	妊娠期分级
特康唑	阴道给药	C
特拉唑嗪	口服给药	C
特立帕肽	肠道外给药	C
替加色罗	口服给药	B
替卡西林	肠道外给药	B
替鲁膦酸	口服给药	C
替马西泮	口服给药	X
替米沙坦	口服给药	C；D 如在妊娠中、晚期用药
替莫唑胺	口服给药	D
替尼泊苷	肠道外给药	D
亭扎肝素钠	肠道外给药	B
酮康唑	口服给药	C
	局部/皮肤外用	C
酮咯酸	眼部给药	C
	口服给药	C；D 如在妊娠晚期或临近分娩时用药
	肠道外给药	C；D 如在妊娠晚期或临近分娩时用药
酮洛芬	口服给药	B；D 如在妊娠晚期或临近分娩时用药
酮替芬	眼部给药	C
头孢氨苄	口服给药	B
头孢吡肟	肠道外给药	B
头孢丙烯	口服给药	B
头孢泊肟	口服给药	B
头孢布烯	口服给药	B

药物通用名称	用药方式	妊娠期分级
头孢地尼	口服给药	B
头孢呋辛	口服给药	B
	肠道外给药	B
头孢克肟	口服给药	B
头孢拉定	口服给药	B
头孢硫脒	肠道外给药	B
头孢雷特	口服给药	B
头孢美唑	肠道外给药	B
头孢孟多	肠道外给药	B
头孢尼西	肠道外给药	B
头孢哌酮	肠道外给药	B
头孢匹林	肠道外给药	B
头孢羟氨苄	口服给药	B
头孢曲秦	口服给药	B
头孢曲松	肠道外给药	B
头孢噻酚	肠道外给药	B
头孢噻肟	肠道外给药	B
头孢他啶	肠道外给药	B
头孢替坦	肠道外给药	B
头孢托仑	口服给药	B
头孢西丁	肠道外给药	B
头孢唑林	肠道外给药	B
头孢唑肟	肠道外给药	B
土霉素	口服给药	D
托吡卡胺	眼部给药	C

药物通用名称	用药方式	妊娠期分级
托吡酯	口服给药	C
托卡朋	口服给药	C
托拉塞米	口服给药	B
	肠道外给药	B
托美汀	口服给药	C；D 如在妊娠晚期或临近分娩时用药
托莫西汀	口服给药	C
托瑞米芬	口服给药	D
托特罗定	口服给药	C
托西溴苄铵	肠道外给药	C
妥布霉素	吸入	D
	眼部给药	B
	肠道外给药	D
妥拉唑林	肠道外给药	C
拓泊替康	肠道外给药	D
W		
万古霉素	口服给药	B
	肠道外给药	C
维甲酸	口服给药	D；X 禁用于妊娠早期
	局部/皮肤外用	C
维库溴铵	肠道外给药	C
维拉帕米	口服给药	C
维生素 B_1	口服给药	A；C 如剂量超过美国每日推荐摄入量
维生素 B_2	口服给药	A；C 如剂量超过美国每日推荐摄入量

续表

药物通用名称	用药方式	妊娠期分级
维生素 B_6	口服给药	A；C 如剂量超过美国每日推荐摄入量
维生素 B_{12}	口服给药	A；C 如剂量超过美国每日推荐摄入量
维生素 C	口服给药	A；C 如剂量超过美国每日推荐摄入量
维生素 D	口服给药	A；C 如剂量超过美国每日推荐摄入量
维生素 D_2	口服给药	A；C 如剂量超过美国每日推荐摄入量
维生素 D_3	口服给药	A；C 如剂量超过美国每日推荐摄入量
维生素 E	口服给药	A；C 如剂量超过美国每日推荐摄入量
维生素 K_1	肠道外给药	A；C 如剂量超过美国每日推荐摄入量
维替泊芬	肠道外给药	C
伪麻黄碱	口服给药	C
文拉法辛	口服给药	C
乌洛托品	口服给药	C
戊巴比妥	肠道外给药	D
戊四硝酯	口服给药	C
X		
西地那非	口服给药	B
西多福韦	肠道外给药	C
西拉普利	口服给药	C；D 如在妊娠中、晚期用药

药物通用名称	用药方式	妊娠期分级
西立伐他汀钠	口服给药	X
西罗莫司	肠道外给药	C
西洛他唑	口服给药	C
西咪替丁	口服给药	B
	肠道外给药	B
西诺沙星	口服给药	C
西曲瑞克	肠道外给药	X
西沙必利	口服给药	C
西司他丁	肠道外给药	C
西酞普兰	口服给药	C
西替利嗪	口服给药	B
烯丙吗啡	肠道外给药	C
腺苷	肠道外给药	C
香豆素	口服给药	X
硝苯地平	口服给药	C
硝普钠	肠道外给药	C
硝酸甘油	舌下给药	C
	经皮给药	C
硝酸异山梨酯	舌下给药	C
	口服给药	C
	肠道外给药	C
	经皮给药	C
缬更昔洛韦	口服给药	C
缬沙坦	口服给药	C；D 如在妊娠中、晚期用药
辛伐他汀	口服给药	X

续表

药物通用名称	用药方式	妊娠期分级
新霉素	口服给药	C
新斯的明	口服给药	C
	肠道外给药	C
A 型肉毒毒素	肠道外给药	C
胸腺法新	肠道外给药	C
熊去氧胆酸	口服给药	B
溴苯那敏	口服给药	C
溴吡斯的明	口服给药	C
溴丙胺太林	口服给药	C
溴美喷酯	口服给药	C
溴莫尼定	眼部给药	B
溴隐亭	口服给药	B
血管加压素	肠道外给药	B
	Y	
亚胺培南	肠道外给药	C
亚叶酸钙	口服给药	C
	肠道外给药	C
烟醇	口服给药	C
烟酰胺	口服给药	A；C 如剂量超过美国每日推荐摄入量
盐酸阿洛司琼	口服给药	B
烟酸吡布特罗	吸入	C
盐酸萘法唑酮	口服给药	C
盐酸曲恩汀	口服给药	C
盐酸瑞芬太尼	肠道外给药	C

续表

药物通用名称	用药方式	妊娠期分级
盐酸罂粟碱	口服给药	C
洋地黄毒苷	口服给药	C
氧氟沙星	眼部给药	C；妊娠期慎用，尤其是妊娠早期
	口服给药	C；妊娠期慎用，尤其是妊娠早期
	耳部给药	C；妊娠期慎用，尤其是妊娠早期
	肠道外给药	C；妊娠期慎用，尤其是妊娠早期
氧烯洛尔	口服给药	C；D 如在妊娠中、晚期用药
叶酸	口服给药	A；C 如剂量超过美国每日推荐摄入量
伊班膦酸	口服给药	C
伊达比星	肠道外给药	D
伊拉地平	口服给药	C
伊立替康	肠道外给药	D
伊洛前列素	吸入	C
伊马替尼	口服给药	D
伊米苷酶	肠道外给药	C
伊曲康唑	口服给药	C
伊维菌素	口服给药	C
依法韦仑	口服给药	D
依法珠单抗	肠道外给药	C
依酚氯铵	肠道外给药	C
依美斯汀	口服给药	B
依那普利	口服给药	C；D 如在妊娠中、晚期用药
依诺肝素	肠道外给药	B
依诺沙星	口服给药	C

续表

药物通用名称	用药方式	妊娠期分级
依匹斯汀	眼部给药	C
依前列醇	肠道外给药	B
依他尼酸	口服给药	B；D 如用于妊娠高血压患者
	肠道外给药	B；D 如用于妊娠高血压患者
依他西普	肠道外给药	B
依替巴肽	肠道外给药	B
依托泊苷	肠道外给药	D
依托度酸	口服给药	C；D 如在妊娠晚期或临近分娩时用药
依托咪酯	肠道外给药	C
依西美坦	口服给药	D
依折麦布	口服给药	C
胰岛素	肠道外给药	B
胰脂肪酶	口服给药	C
乙胺丁醇	口服给药	B
乙胺嘧啶	口服给药	C
乙琥胺	口服给药	C
乙硫异烟胺	口服给药	C
乙酰半胱氨酸	吸入	B
	口服给药	B
	肠道外给药	B
乙酰唑胺	口服给药	C
	肠道外给药	C
异丙嗪	口服给药	C
	肠道外给药	C

续表

药物通用名称	用药方式	妊娠期分级
异丙肾上腺素	肠道外给药	C
异丙托溴铵	吸入	B
异环磷酰胺	肠道外给药	D
异克舒令	口服给药	C
异美汀	口服给药	C
异炔诺酮	口服给药	X
异维 A 酸	口服给药	X
异戊巴比妥	口服给药	D
异烟肼	口服给药	C
	肠道外给药	C
抑肽酶	肠道外给药	B
益康唑	局部/皮肤外用	C；不宜使用，尤其时妊娠早期
	阴道给药	C；不宜使用，尤其时妊娠早期
吲哚洛尔	口服给药	B；D 如在妊娠中、晚期用药
吲达帕胺	口服给药	B；D 如用于妊娠高血压患者
吲哚美辛	眼部给药	B；D 如如持续使用超过 48 小时，或在妊娠 34 周以后用药
	口服给药	B；D 如如持续使用超过 48 小时，或在妊娠 34 周以后用药
	肠道外给药	B；D 如如持续使用超过 48 小时，或在妊娠 34 周以后用药
	直肠给药	B；D 如如持续使用超过 48 小时，或在妊娠 34 周以后用药
茚地那韦	口服给药	C
英夫利昔单抗	肠道外给药	B

续表

药物通用名称	用药方式	妊娠期分级
荧光素	眼部给药	C
右芬氟拉明	口服给药	C
右氯苯那敏	口服给药	B
右美沙芬	口服给药	C
右美托咪定	肠道外给药	C
右溴苯那敏	口服给药	C
右旋糖酐	肠道外给药	C
右旋糖酐铁	肠道外给药	C
愈创甘油醚	口服给药	C
孕酮	口服给药	B
Z		
扎鲁司特	口服给药	B
扎那米韦	吸入	C
扎西他滨	口服给药	C
樟脑	局部/皮肤外用	C
制霉菌素	口腔咽喉给药	C
	口服给药	C
	局部/皮肤外用	C
	阴道给药	A
紫杉醇	肠道外给药	D
左布比卡因	肠道外给药	B
左甲状腺素钠	口服给药	A
左卡巴斯汀	眼部给药	C
左炔诺孕酮	口服给药	X
	皮下给药	X

药物通用名称	用药方式	妊娠期分级
左西替利嗪	口服给药	B
左旋多巴	口服给药	C
左旋咪唑	口服给药	C
左氧氟沙星	眼部给药	C；妊娠早期禁用
	口服给药	C；妊娠早期禁用
	肠道外给药	C；妊娠早期禁用
左乙拉西坦	口服给药	C
佐来曲坦	口服给药	C
唑吡坦	口服给药	B
唑来膦酸	口服给药	D

中文药名索引

（按汉语拼音字母排序）